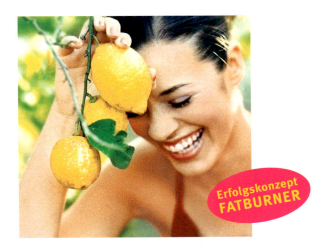

MARION GRILLPARZER

GLYX-DIÄT

ABNEHMEN MIT GLÜCKS-GEFÜHL

Inhalt

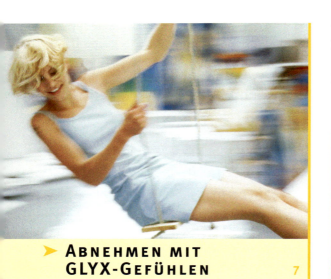

> **Abnehmen mit GLYX-Gefühlen**   7

Der Weg zum Erfolg ...	8
... führt über GLYX und Trampolin	8
Wie ist die GLYX-Diät aufgebaut?	9
Das Ende der Kohlenhydratmast	11
Glaubenskrieg der Ernährungspäpste	11
Und warum essen wir alle mehr?	14
Von Dick nach Dünn	16
Was ist dick?	16
Das wahre Übergewicht	17
Einer nimmt schnell ab, der andere nicht	18
Was macht uns eigentlich dick?	22
Und was macht uns dünn?	24
Unsere Essprogramme	26
Von wegen Glück – Angst essen Seele auf	26
Wie Neandertaler im Supermarkt	28
Die Sache mit dem GLYX	31

Welcher Esstyp sind Sie?	32
Der Stoffwechsel – das Rad des Lebens	34
Interview: Süßes macht so richtig dick	36

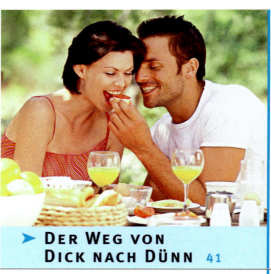

> **Der Weg von Dick nach Dünn**   41

Die Leichtigkeit des Seins	42
Nutzen Sie die Federkraft	43
Das Antistressprogramm	46
Trampolin und Fettverbrennung	47
Die Wahrheit über Fett	48
Warum es schlank und glücklich macht	48
Neues aus der Forschung	52
Fett-Fahrplan ins schlanke Glück	54
Die Fett-Tabelle	56
Für Kohlenhydrate gilt: Raus aus der GLYX-Falle	58
Blutzuckerspiegel und Heißhunger	59
Warum Insulin so dick macht	61

Warum drei Mahlzeiten (oft) genug sind	62
Die Ballaststoff-Medizin	63
Die GLYX-Formel für ein schlankes Leben	64
Nichts geht ohne Obst & Gemüse	66
Der Mann, der Bauch und der GLYX	68
GLYX-Fahrplan ins schlanke Glück	70
Die GLYX-Tabelle	73

Schlankstoff der Natur: Eiweiß — 76

Eiweiß ist ein Fatburner	77
Glück = Eiweiß + Kohlenhydrate	78
Vorsicht, Eiweißmangel!	79
Wertvolle Eiweißquellen (Tabelle)	80
Eiweiss-Fahrplan ins schlanke Glück	84
Fisch-Wissen	86
Interview: Keine Angst vor Fisch!	91

Noch mehr Fatburner — 96

… aus der Vitalstoffkiste	96
Schadstoffe? Nein danke!	100
Nahrungsergänzung – nötig oder unnötig?	102

Trinken ist Entschlacken — 105

Abnehmer müssen trinken	105
Kristall(-salz) der Gesundheit	108
Interview: Esstrainer im Trend	110

Schlank mit »Magie« — 114

Glaube versetzt (Fett-)Berge	114
Leicht zu leben macht Spaß	116
Warum Stress dick macht und Wohlbefinden schlank	118
Meditation – das Glück aus der eigenen Mitte	120
Die Kraft der Rituale	123
Tipps vom Zeitexperten: Der Weg zum Erfolg führt über das Ziel	128

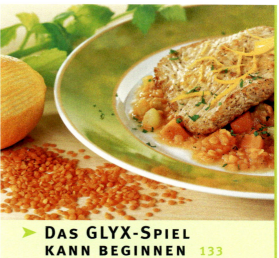

> ### DAS GLYX-SPIEL KANN BEGINNEN — 133

Das GLYX-Diätprogramm — 134

1. Stufe: Fatburner-Suppentage	134
2. Stufe: Fatburner-GLYX-Woche	135
3. Stufe: GLYX-Baukastensystem	136
Die 30 Spielregeln der GLYX-Diät	138

Das Trampolinprogramm — 144

Das Fatburner-Programm	146
Das Minitramp-Muskel-Workout	155
Das Problemzonenprogramm	157
Das Dehnprogramm	159

Die Fatburner-Rezepte — 162

Der ideale »Slim«-Vorrat	162
Die Fatburner-Suppen	167
Gute-Laune-Frühstück	170
Der schnelle Fatburner-Imbiss	174
Kleine Zwischendurch-Snacks	183
Lauter köstliche Hauptsachen	186
Plus: Nix basta mit Pasta	197

Und nach der Diät? — 201

Zum Nachschlagen — 202

Bücher und Adressen, die weiterhelfen	202
Register	204
Impressum	208

Abnehmen mit Glücksgefühlen

Was für ein Versprechen! Diät und Glück? Passt doch gar nicht zusammen. Kennt man doch ganz anders: Diät heißt Disziplin. Verzicht. Hunger. Frust. Enttäuschung. Abbrechen. Schlechtes Gewissen.

Diät heißt, aus dem Griechischen übersetzt, »Lebensweise«. Und die kann durchaus glücklich sein. Muss sie sogar. Mir schrieb kürzlich die Psychologin Christel Schewe-Bütefür aus Essen: »Ihre Bücher haben mich zu einer gesünderen Ernährung inspiriert. Ebenso meine Tochter, die mittlerweile neun Kilo abgenommen hat. Sie hat sich nicht nur äußerlich sehr zu ihrem Vorteil verändert, sondern auch psychisch: Sie ist fröhlicher, wacher, ausgeglichener und energievoller. Ich empfehle Ihre Bücher in meiner Praxis.« Darüber habe ich mich sehr gefreut. Denn es untermauert die Erfahrung, die ich mit den Menschen mache, die von mir Abnehm-Rat haben wollen. Das Wichtigste ist, wenn sie sagen: »Mir geht es viel besser. Ich bin nicht mehr müde. Ich hab' so richtig gute Laune …«

Essen und Trinken ist mehr …

Es geht nicht nur darum, überflüssige Pfunde zu verlieren. Essen und Trinken sind mehr als Füllstoff für Fettzellen. Essen ist mehr als Kalorien. Sie kennen es vielleicht: In dem Moment, wenn man die Gabel zum Mund führt und an diese Energiezähleinheit denkt, vergeht einem der Appetit. Das ist Essen nicht.

… es ist Vergnügen

Der weltweit anerkannte Ernährungspsychologe Paul Rozin sagt: »Essen ist von zentraler Bedeutung für unser Wohlbefinden, für viele Menschen wahrscheinlich ein noch wichtigeres Vergnügen als Sex.« Nur: »Es wird zunehmend zur Ursache für Stress und Schuldgefühle.« Das ist fatal. Das muss nicht sein. Essen – richtig verstanden – ist wirklich Vergnügen. Es ist Gemeinsamkeit, es ist Geselligkeit, es ist Kultur. Essen macht Spaß. Soll es auch. Essen ist aber noch mehr.

… es ist Leben und Fühlen

Essen und Trinken ist das, was Leben überhaupt möglich macht – Körperfunktionen genauso wie Gedanken, Gefühle, auch Glück. Da gibt es den immer wieder zitierten Spruch: »Der Mensch ist, was er isst.« Nur geht es nicht um dick oder dünn. Es geht um »fröhlicher, wacher, ausgeglichener, energievoller.« Um das zu werden, dürfen wir nicht nur unsere Geschmacksknospen zufrieden stellen oder unseren momentanen Seelenzustand – und schon gar nicht ständig auf Sparflamme essen. Sondern wir müssen uns um 70 Billionen Körperzellen kümmern. Denn sind diese zufrieden gestellt, klammert der Körper auch nicht mehr an seinen Pfunden. Im Gegenteil. Er braucht den Ballast Fett nicht mehr.

Man muss essen, um abzunehmen

Fehlen dem Körper Nährstoffe, drosselt er seinen Stoffwechsel. Er verbrennt einfach weniger Energie. Ein Schutzmechanismus, den wir unseren Neandertaler-Genen verdanken. Heute noch. Sie dürfen also keinen Hunger haben, wenn Sie abnehmen wollen. Denn dann passiert genau das Gegenteil von dem, was Sie wollen: Es gibt Frauen, die mit ständigem Diäthalten ihren Grundumsatz (den Energieverbrauch in Ruhe, auf dem Sofa) auf 600 Kalorien pro Tag runtergehungert haben. Sie verbrauchen einfach 800 Kalorien weniger als normal. Das macht das Abnehmen verdammt schwierig. Aber möglich ist es sogar dann. Nur das dauert. Sie müssen ihren Körper erst wieder daran gewöhnen, dass er nun bekommt, was er braucht. Und sie müssen ihren Stoffwechsel mit Bewegung ankurbeln. Erst dann gibt er auch wieder her, was er nicht braucht: Fett.

Und wie viel darf man essen?

Viel. Sie werden staunen, wie viel. Denn die Natur stellt für uns kleine Wunder bereit: Lebensmittel, die uns dabei helfen, Fett zu verbrennen. Sie machen schlank, während Sie essen. Sie heißen »Fatburner«. (Ein paar davon gibt's übrigens auch in der Apotheke in Kapselform, zum Beispiel Kohl, Artischocken, Vitamin C, Magnesium. Aber sie schmecken nicht so gut – und wirken in natürlicher Form auch besser.)

Wie viel darf man also essen? Manchem ist es sogar zu viel. In der Zeitschrift *Max* wurden von elf Teilnehmern Diäten getestet. Darunter »Fatburner«, das Vorläuferbuch von diesem. In *Max* stand: »Andreas Wilhelm war es ›sogar zu viel an Essen‹. Er hat, indem er die Anleitung des Gräfe-und-Unzer-Buchs exakt befolgte, von 91 auf 77 Kilo abgespeckt.«

Ein anderer Fatburner-Tester hat 56 Kilo in einem Jahr abgenommen, er rief im Verlag an, um sich zu bedanken: »Ich habe nichts vermisst und nicht einmal Hunger gehabt.« Das ist nur einer von vielen Lesern, die von ihren Erfolgen berichteten. Natürlich ist das Fatburner-Prinzip auch Basis dieses Buches.

GLYX-Diät heißt in erster Linie ...

... essen, ohne zu hungern, ohne Angst. Lebensmittel klug kombinieren, damit der Genuss bleibt und das Fett verschwindet. Dann ist Abnehmen ganz einfach, tut richtig gut. Und dann ist Abnehmen auch erfolgreich. Sie bleiben schlank. Das ganze Geheimnis, das hinter Diät-Erfolgen steckt, lautet: Man kann nur abnehmen, wenn man satt ist – und glücklich. Man muss im Grunde nur wissen, wie man der GLYX-Falle entkommt, mit welchen Lebensmitteln man im Körper

> **INFO**
>
> ### Was ist GLYX?
>
> ♦ GLYX ist die Abkürzung für den glykämischen Index, der besagt, wie stark ein Lebensmittel die Bauchspeicheldrüse anregt, Insulin auszuschütten. Insulin ist unser wichtigstes Speicherhormon. Es schickt das Fett in die Fettzellen und sperrt es dort ein. Solange Insulin im Blut schwimmt, können fettabbauende Enzyme und das Fastenhormon Glukagon ihre Wirkung nicht entfalten. Man kann gar nicht abnehmen (Seite 58).
> ♦ Es gibt Lebensmittel, die kein oder wenig Insulin locken, also einen niedrigen GLYX haben. Und es gibt stärke- und zuckerreiche Nahrungsmittel, die viel Insulin locken und einen hohen GLYX haben (Seite 64).
> ♦ Die Abkürzung GLYX ist mir in Anlehnung an DAX vor einigen Jahren für das Buch »Fatburner« eingefallen. Sie hat sich als »griffig« durchgesetzt – man findet sie mittlerweile in vielen Artikeln und Büchern. Mein stiller Wunsch: dass der GLYX künftig auf den Lebensmittelverpackungen steht.

die Fettverbrennung anregt – und spüren, wie gut das tut. Denn dann ist man auch bereit, im Leben etwas zu ändern.

Dazu braucht man noch eine kleine Portion Bewegung, die man leicht ins Leben einbauen kann. Und für den Sprung in die Leichtigkeit des Seins gibt es nichts Effektiveres, Fröhlicheres, Zeitsparenderes als das Trampolin. Wenn Sie in diesem Buch über das kleine Wunderspringtuch lesen, schließen Sie sich sicher meiner Meinung an: Es gehört wie die Zahnbürste in jeden Haushalt.

Ich wünsche Ihnen viel Erfolg und viel Vergnügen mit der GLYX-Diät!

Ihre Marion Grillparzer

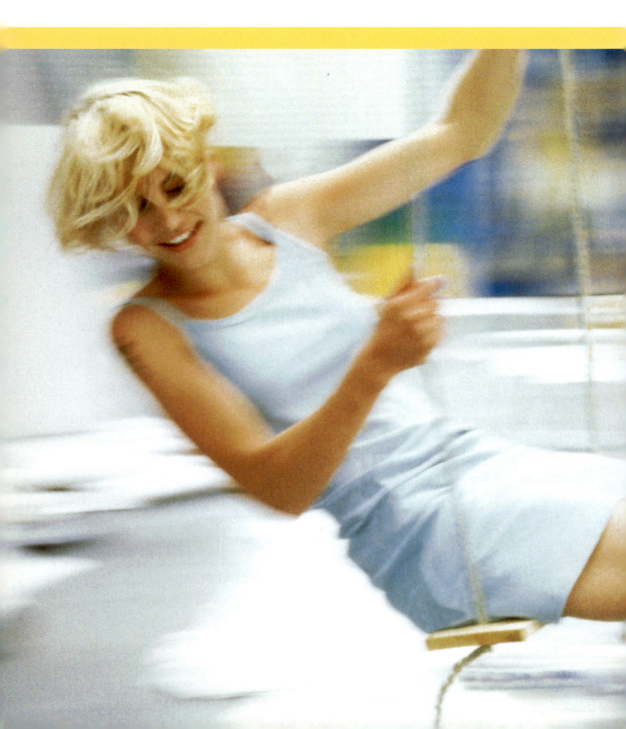

ABNEHMEN MIT GLYX-GEFÜHLEN

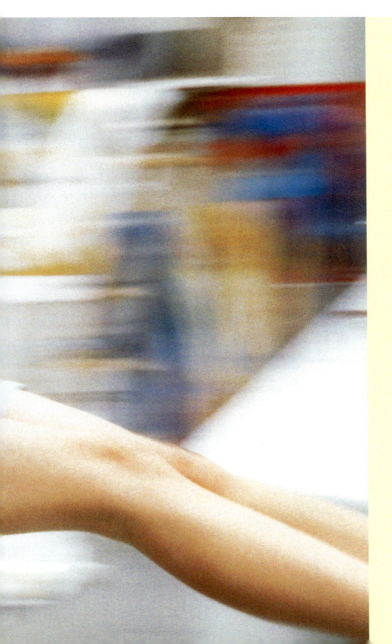

DIE GLYX-DIÄT IST DIE ANTWORT auf den 40 Jahre währenden Glaubenskrieg der Ernährungsexperten. Die einen sagen: Fett macht dick; die anderen: Kohlenhydrate. Sollen sie streiten. Hier lesen Sie, was wirklich dick macht – und was dünn. Warum wir als Neandertaler im Supermarkt wieder genießen lernen sollten. Wie der Stoffwechsel funktioniert. Welcher Esstyp Sie sind. Was ein Experte über die »Insulinmast« denkt. Und wie Sie mit dem Trampolin Fett verbrennen – und Glücksgefühle locken …

Der Weg zum Erfolg ...

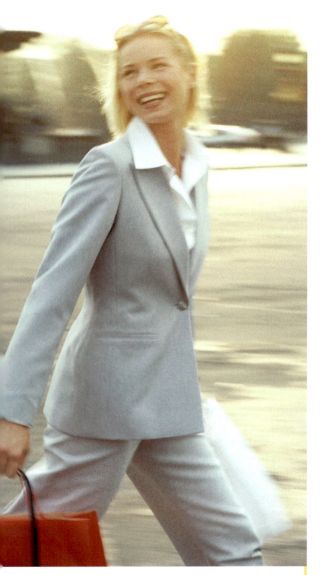

Nur ein bisschen Gas geben – und schon fliegt ein Lächeln ins Gesicht. Denn Bewegung macht glücklich.

... führt über GLYX und Trampolin

Das GLYX-Prinzip ist einfach: Durch die richtigen Lebensmittel wird die Insulinproduktion reguliert, Fett verbrannt statt gebunkert. Und Bewegung kurbelt die Fettverbrennung an.

GLYX und das Insulin

Insulin ist lebenswichtig. Stellt die Bauchspeicheldrüse die Produktion ein, leidet man an Diabetes, muss Insulin spritzen. Zu viel Insulin aber macht dick. Insulin heißt der Grund, warum Menschen sagen: »Ich esse doch kaum etwas, und nehme trotzdem zu.« Das ist wahr. Diese Menschen essen wenig, aber das Falsche. Lebensmittel mit hohem GLYX. Und wenn man alle zwei bis vier Stunden etwas mit hohem GLYX isst oder trinkt, steht den ganzen Tag der Wächter Insulin vor der Fettzelle, lässt die ungeliebten Moleküle nicht mehr raus – man kann nicht abnehmen. Und daraus entwickelt sich dann die Volkskrankheit: Insulinresistenz, die Vorstufe zu Diabetes (Seite 60). Schätzungsweise jeder vierte Deutsche ist davon betroffen – häufig, ohne dass er es weiß. Und wundert sich, warum er dicker und dicker wird. Unter Insulinresistenz und ihrer Folge Diabetes Typ 2, der so genannten Altersdiabetes, leiden heute schon Kinder.

Luftsprünge für die Seele

Dass Bewegung schlank macht, ist nicht neu. Dass man sich bewegen muss, um dauerhaft abzunehmen, auch nicht. Dass Bewegung glücklich macht, ist ebenfalls nicht neu. Das sehen Sie, wenn Kinder Fangen spielen. Das sehen Sie den Walkern, Skatern und Läufern im Park an. Glück kann man sogar unterm Mikroskop sehen: Es sind die Moleküle der Gefühle, der Chemiker nennt sie Serotonin und Endorphine. Die Botenstoffe der Fröhlichkeit durchfluten Ihren Körper, wenn Sie sich bewegen.

Warum bewegen sich dann so viele Menschen nicht?

Das Robert-Koch-Institut fand heraus, dass nur 13 Prozent der Deutschen die von der Weltgesundheitsorganisation empfohlenen 30 Minuten Zeit in die tägliche Fitness stecken. Warum so wenige? Ganz einfach: Sie glauben nicht, dass ihnen Bewegung gut tut. Sie trauen sich nicht in die Welt der Fitten und Schönen. Oder sie haben keine Zeit.
Nun: Diese Ausreden zählen, wenn Sie weiterlesen, nicht mehr.
Es gibt ein kleines Gerät, das jede Ausrede ad absurdum führt. Es heißt Trampolin. Das Sprungtuch mit einem Meter Durchmesser können Sie ins Schlafzimmer, neben den Schreibtisch oder vor den Fernseher stellen. Einfach zwischendurch Fett wegschmelzen, den Körper entgiften, Verspannungen abbauen, relaxen, Kondition tanken – und gute Laune. Wer darauf hüpft, startet munter in den Tag, tankt Kreativität und weckt das Kind in sich. Die Moleküle der Gefühle namens Endorphine und Serotonin locken Fröhlichkeit. Und die beste Nachricht: Zehn Minuten auf dem Trampolin wirken genau so effektiv wie 30 Minuten Joggen. Lesen Sie mehr ab Seite 42.

Wie ist die GLYX-Diät aufgebaut?

➤ Mit **drei Fatburner-Suppentagen** kommen Sie raus aus der GLYX-Falle, entschlacken den Körper, verlieren die ersten zwei motivierenden Kilos.
➤ Sie starten auch gleich mit dem **Fatburner-Programm** auf dem Trampolin.
➤ In der anschließenden **Fatburner-GLYX-Woche** schmilzt dann täglich mindestens ein Pfund Fett weg.
➤ Und dann tauchen Sie weitere 20 Tage ein in das **GLYX-Baukastensystem,** picken die Rezepte und Restaurant-Tipps raus, die Ihnen gut bekommen, verlieren weiter Kilo um Kilo und gewinnen ein Gefühl: das Gefühl, wie gut Ihnen Essen und Trinken und Bewegung tut, Ihrer Seele, Ihrem Körper. Das dauert vier Wochen. Doch das Gefühl bleibt Ihnen ein Leben lang. Die GLYX-Diät ist nämlich mehr. Eine Lebenseinstellung. Eine gute. Und das Leben ist immerhin das Wertvollste, was wir besitzen.

Und was brauchen Sie noch?

➤ **Ein Ziel.** Nichts motiviert mehr als ein individuelles Ziel. Wie Sie es formulieren und erreichen können, steht ab Seite 128.
➤ **Rituale:** Rituale haben die Kraft, alte Gewohnheiten zu brechen. Ein Ritual ist das bewusste Zelebrieren einer Tätigkeit, dessen, was einem wichtig ist. Sie sind wichtig. Ihre Gesundheit ist wichtig. Ihre schlanke Linie. Bauen Sie neue Rituale in Ihr Leben ein – welche sich lohnen, finden Sie ab Seite 123.
➤ **Antistressprogramm:** Stress ist einer der schlimmsten Dickmacher. Auf Seite 46 und 118 finden Sie Wege, ihn auszubremsen.
➤ **Expertenrat:** Professor Fritz Hoppichler erklärt, wie man den Stoffwechsel in Richtung schlank trimmt (Seite 36).

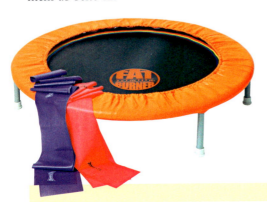

Der Weg zum Erfolg ...

♦ Das Interview mit dem Starkoch Kolja Kleeberg (Seite 91) macht Ihnen sicher Lust auf den idealen Fatburner. Er heißt Fisch.
♦ Der Esstrainer Holger Lynen erzählt von Genuss- und *Lebens*vermittlern, verrät Tricks aus seiner Arbeit an der Basis (Seite 110).
♦ Das Bewegungsprogramm für die GLYX-Diät entwickelte Sportwissenschaftler Simon von Stengel (ab Seite 144).
♦ Die Rezepte der Kochbuchautorin und Ökotrophologin Martina Kittler sorgen dafür, dass der Genuss nicht zu kurz kommt.
▶ **Zeit:** Zeitspartipps von Deutschlands führendem Experten Professor Lothar Seiwert finden Sie ab Seite 128. Das Trampolin schenkt Ihnen Zeit. Denn es macht Sie kreativ und fitter. Die Diätküche ist natürlich auch auf ein schmales Zeitbudget zugeschnitten – und bürotauglich. Und für zeitlose Leser gibt es »Fahrpläne« mit den wichtigsten To-do's.

▶ TIPP

Der Arzt, Ihr Freund und Abnehmhelfer

Ich möchte Ihnen ans Herz legen, Ihren Arzt mit in die Diät einzubeziehen. Er kann den Erfolg messen und kontrollieren, darauf achten, dass Sie keine Muskelmasse verlieren, sondern nur Fett. Er kann individuell auf Sie zugeschnitten die nötigen Vitamine, Mineralstoffe und Spurenelemente empfehlen. Vielleicht sogar nach einer Blutuntersuchung, welche hilft, die leeren Tanks aufzuspüren. Er kann Sie motivieren und beraten. Übergewicht ist leider nicht nur ein lästiges Schönheitsproblem, sondern lastet mitunter schwer auf der Gesundheit.

Die Hauptbotschaften der GLYX-Diät

▶ **Lernen Sie, Ihren Körper zu verstehen.** Wer seinen Körper kennt, weiß, was welche Nahrungs- oder Lebensmittel im Stoffwechsel auslösen und schützt sich vor der Flut falscher Ernährungsinformationen. Niemand kann einem mehr etwas vormachen.
▶ **Sie müssen Essen, um abzunehmen.** Denn mangelt es dem Körper an Nährstoffen, denkt er: Notsituation – und klammert an den Pfunden. Sie können gar nicht abnehmen.
▶ **Sie brauchen nur das Richtige zu essen.** Was ist das Richtige? Ein Gefühl dafür will ich Ihnen im Laufe dieses Buches vermitteln. Wissen, spüren tun es im Endeffekt nur Sie. Mehr darüber ab Seite 26.
▶ **Sie müssen trinken, um abzunehmen.** Denn mangelt es dem Organismus an seinem wichtigsten Lebenselixier Wasser, hält er es im Gewebe fest. Das schwemmt auf und macht einige Kilos aus, ist gar nicht gesund – und drosselt wiederum die Fettverbrennung. Lesen Sie Weiteres auf Seite 105.
▶ **Bewegen Sie sich, um abzunehmen!** Denn Bewegung heißt: Fett verbrennen und das auf höchster Flamme. Wenn Sie sich nicht bewegen, köchelt Ihr Stoffwechsel auf Sparflamme. Sie werden Ihr Fett einfach nicht los. Ab Seite 144 springen Sie in die Leichtigkeit des Seins.
▶ **Sie müssen Ihr Fett loswerden wollen.** Wollen heißt: sich selbst und Ihren Körper erst einmal akzeptieren. Sie stecken in einem Anzug aus mehr oder weniger Speck, der aus der Mode gekommen ist. Sie wollen ihn ausziehen (oder Ihr Arzt rät Ihnen dazu, das zu tun). Aber in diesem Anzug stecken Sie. Ein wertvoller Mensch in einem wertvollen Körper. Und solange negative Gedanken um Gewicht und Pfunde kreisen, werden Sie diese nicht los. Wie Sie gedanklich die Pfunde vertreiben, steht ab Seite 114.

Das Ende der Kohlenhydratmast

»Die haben in Amerika so viel Angst vor Kohlenhydraten wie vor den Kommunisten«, sagt die Schauspielerin Franka Potente, die in Hollywood für den Film »The Bourne Identity« einige Kilos abspecken musste. Was ist da denn los? Wir schwimmen doch noch auf der Low-Fat-Welle. Hierzulande wird seit Jahren von jeder Ernährungskanzel gepredigt: Meidet Fett, esst Kohlenhydrate. Dieser Tipp kam doch aus Amerika. Und mit ihm die ganzen Light-Produkte.

Der Glaubenskrieg der Ernährungspäpste

Was Diäten betrifft, haben wir einiges mitgemacht:

♦ In den 1960ern war die Kalorie der Feind. Ohne Tabelle traute sich keiner mehr ins Restaurant oder zum Einkaufen. Wir aßen nicht eine Praline, sondern 45 Kalorien. Bis Studien zeigten: Wer Kalorien zählt, wird dick. Die Disziplin verdirbt die Lust am Leben. Wer Kalorien spart, nimmt weniger Vitalstoffe auf. Es fehlen Arbeiter im Energiestoffwechsel, das Fett bleibt auf den Hüften.

♦ Dann quälten wir uns mit der Ananas-Diät, der Eier-Diät, der Brot-Diät, der Steak-Diät. Einzelne Lebensmittel versprachen Heilung von der Misere mit den Pfunden. Auch dafür musste der Körper bezahlen. Einseitige Crash-Diäten leeren die Vitalstofftanks – und der Körper schaltet auf sein Notprogramm, schraubt den Stoffwechsel runter. Man verbrennt weniger Energie. Die Pfunde kommen schneller wieder, als sie gegangen sind. Und mit Zuwachs.

♦ Der Feind der 70er hieß Kalorie plus Kohlenhydrate. FdH, friss die Hälfte, lautete die Parole, man diätete mit Wurst und Steak und ließ die Beilagen weg. Das wussten schon unsere Großmütter: Kartoffeln, Nudeln und Brot machen dick.

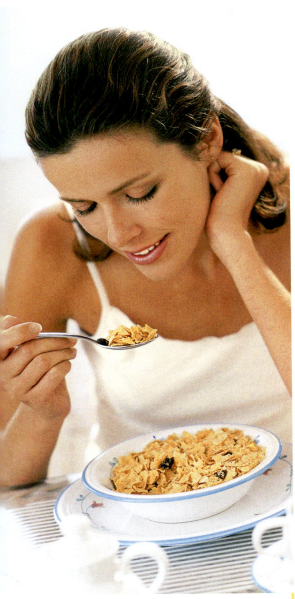

Schlank und fit mit Cornflakes? Ja, das glauben noch viele. Die beliebten Frühstücksflocken locken leider viel Insulin.

♦ Dann wurde Fett zum Feind. Zwanzig Jahre lang zählten wir die Fettaugen in der Suppe. Kratzten die Butter vom Brot, tupften das Öl vom Salat, zahlten für Luft im Quark. Kohlenhydrate, also Kartoffeln, Nudeln, Reis, Brot, Fruchtnektar und Softdrinks, so rieten uns die Ernährungsexperten, dürfe man, weil fettfrei, essen ohne Einschränkung, »ad libitum«.

Und was passierte? Nicht nur US-Amerikaner, auch Deutsche wurden dicker und dicker. Schlimmer noch. Immer mehr Menschen erkrankten an der Zuckerkrankheit, Diabetes Typ 2, dem Altersdiabetes. Heute spricht man in den USA von der »Kohlenhydratmast«.

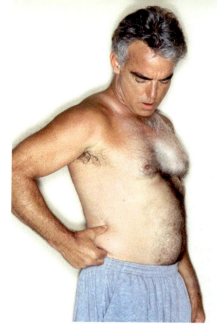

»Naja. Sieht nicht so toll aus. Das einzig Beruhigende: Die Röllchen trag' ich nicht allein.« 67 Prozent der Männer haben sie.

Fakten, Fakten, Fakten

»Der fette Planet« heißt ein Kapitel in der Studie des Zukunftsinstituts von Matthias Horx. Dort steht: »Die Anzahl der Übergewichtigen nimmt weltweit massiv zu. In einem epidemischen Ausmaß. Weltweit leiden 1,2 Milliarden Menschen an Hunger – aber inzwischen sind ebenso viele Menschen fettleibig.«

♦ Ein Megamarkt für Schönheitschirurgen. 400 000 Fettabsaugungen werden jährlich in den USA vorgenommen. 100 000 bei uns.

♦ »Für die Hersteller von Pharmaprodukten zur Gewichtsreduzierung brechen zwar goldene Zeiten an, aber auch riskante«, so das Zukunftsinstitut Horx. »Die neuen Wundermittel wie Olestra oder Xenikal haben teils massive Nebenwirkungen.«

♦ In Deutschland sind mittlerweile 67 Prozent der Männer, 52 Prozent der Frauen übergewichtig. Die Anzahl der übergewichtigen Kinder hat sich in den letzten 20 Jahren verdoppelt. In Deutschland leidet jedes dritte Kind an Kummer mit den Pfunden. Ein Drittel der Pfunde kann man auf Veranlagung zurückführen, den Löwenanteil aber auf falsches Essverhalten. Und 80 Prozent dieser Kinder, so schätzen Experten, werden dicke Erwachsene. Erkranken mit hoher Wahrscheinlichkeit an Stoffwechsel- oder Herz-Kreislauf-Störungen. Private Krankenkassen denken bereits über Risikozuschläge für übergewichtige Kinder nach.

♦ 183 000 Menschen sterben pro Jahr in Deutschland am Herzinfarkt – durch Messer und Gabel. Das Robert-Koch-Institut schätzt, obwohl die Bevölkerungsentwicklung rückläufig ist: Bis ins Jahr 2050 steigt die Zahl der neuen jährlichen Herzinfarkte bei Männern um 64,4 Prozent, bei Frauen sogar um 75,3 Prozent.

♦ Jedes Jahr hören 300 000 Deutsche die Diagnose: Diabetes Typ 2. Sechs Millionen leiden bereits unter der Alterszuckerkrankheit – darunter immer häufiger Kinder.

♦ Syndrom X: Übergewicht, erhöhter Blutzucker, Bluthochdruck und Störungen im Fettstoffwechsel sind die vier Risikofaktoren, die zu Herzinfarkt und Schlaganfall führen. Treten drei davon auf, sprechen Mediziner vom metabolischen Syndrom oder

»Syndrom X«. Jeder vierte Deutsche leidet darunter – und jeder zweite über 50. Die Ursachen: Bewegungsmangel und GLYX-hoch-Ernährung.

Warum sind wir eigentlich immer hinten dran?

In Deutschland warnt das Verbrauchermagazin der Stiftung Warentest Anfang 2002 vor Fatburner-Büchern: Finger weg. Zu wenig Kohlenhydrate. Mit so viel Fett (exzessiver Genuss von Salatsauce!) könne man nicht abnehmen. Zur gleichen Zeit stellt die »New York Times« die Fett-Frage: »Was, wenn das alles eine dicke, fette Lüge war?« Ja, was dann?

In Übersee jedenfalls nehmen immer mehr Wissenschaftler die Fett-Theorie ernst. Die lautet: Fett ist harmlos, Kohlenhydrate machen uns dick und krank, verkürzen unser Leben. Allen voran: Walter Willet, Chef des Department of Nutrition (Fachbereich Ernährung) an der Harvard-Universität. Er leitet die weltweit größte Studie mit rund 300 000 Testpersonen. Daten aus dieser Studie widerlegen, dass Fett schlecht für den Menschen ist. Im Gegenteil: Willet ist der Meinung, dass die Low-Fat-Ratschläge zur Fettsucht-Epidemie beigetragen haben.

Hatte Atkins doch recht?

Plötzlich wird in den USA wieder über Dr. Robert C. Atkins nachgedacht. Vor 30 Jahren wurde er als Quacksalber an denn Pranger gestellt, weil sein Bestseller »Die Diät-Revolution« alle bestehenden Ernährungsrichtlinien auf den Kopf stellte. Er verordnete Fett und Eiweiß. Von Steak, Butter, Wurst, Sahne und Quark könne man so viel essen, wie man wolle – nur auf Brot, Nudeln, Kartoffeln und Reis müsse man verzichten. Die Diät wirkte, man wurde ihrer aber sehr schnell überdrüssig. Und gesund kann man sie nicht unbedingt nennen.

Nun, aktuelle Studien bestätigen Atkins' Empfehlungen zumindest im Ansatz: Sie belegen, dass das genetische Programm des Menschen eingestellt ist auf wenig Kohlenhydrate, mehr Fett und Eiweiß mit vielen Früchten und stärkearmem Gemüse. Alles andere macht krank und dick.

Belege für US-Kohlenhydratmast

♦ Die Fett-Epidemie begann Anfang der 80er Jahre – mit dem Low-Fat-Dogma. Der Fettkonsum sank von mehr als 40 Prozent auf 34 Prozent der Gesamtkalorien, gleichzeitig stieg die Zahl der Übergewichtigen und der Diabetes-Typ-2-Erkrankungen an.

♦ Die Anzahl der Fettleibigen blieb während der 60er und 70er Jahre relativ konstant bei 13 bis 14 Prozent. Mit Beginn der 80er schoss diese Zahl auf 22 Prozent, 8 Prozent mehr. Ende der 80er war einer von vier Amerikanern dick. Heute ist jeder zweite US-Bürger und jeder zweite Deutsche übergewichtig. Die Zahl der Dicken hat sich also in einem Jahrzehnt verdoppelt. Die Anzahl der fettleibigen Kinder hat sich zwischenzeitlich beinahe verdreifacht.

♦ Die Menschen in den 80ern bewegten sich genauso viel wie in den 90ern, wurden aber trotzdem dicker.

♦ Jeder Hormonforscher (Endokrinologe) weiß: Nicht Faulheit und Fett machen dick, sondern die Mast mit Kohlenhydraten. Bei etwa 30 bis 40 Prozent der Bevölkerung sind Diäten mit wenig Fett kontraproduktiv – sie nehmen sogar zu.

♦ Das genetische Programm: Die Low-Fat-Theorie ist erst 25 Jahre alt. In der Geschichte der Menschheit gab es nie eine stärkereiche Ernährungsweise.

♦ Null Beweise: Es gibt keine klinische Studie, die zeigt, dass man mit Low-Fat-Diäten langfristig abnehmen kann.

♦ Auch das Herz leidet: Amerikaner essen zwar seit zwei Jahrzehnten immer weniger Fett, haben niedrigere Cholesterinspiegel, rauchen weniger – aber die Herzinfarktrate ist nicht gesunken. Zu viele Kohlenhydrate sorgen dafür, dass die Blutfettwerte steigen und damit das Herzinfarktrisiko.

♦ Seit Ende der 70er Jahre ist der Getreideverzehr um etwa 60 Prozent gestiegen, der Glukosesirupverzehr (steckt in Getränken und Fertigprodukten) um etwa 30 Prozent. Gleichzeitig stieg die Nahrungsaufnahme um 400 Kalorien pro Tag – seit dem Tag, an dem Fett der Stempel »ungesund« aufgedrückt wurde.

> **INFO**

Kalorie ist nicht gleich Kalorie

Täglich 400 Kalorien mehr – das hieße, man hätte in 17 1/2 Tagen ein Kilo Fett mehr auf den Hüften (ein Kilo Körperfett = 7 000 kcal). Theoretisch. Denn der Körper reagiert nicht wie der Ofen, in dem die Chemiker Lebensmittel verbrennen, um ihre Kalorienwerte zu bestimmen. Der Körper hat seine ganz eigenen Gesetze: Die eine Kalorie, die er kriegt, nutzt er mehr aus, die andere weniger. Mixt man Zucker oder Stärke mit Fett, schlagen sich die Kalorien fast **doppelt** nieder. Und manche Kalorien machen schlank. In ein Blatt Kohl steckt der Körper so viel Verdauungsenergie, dass man schlank wird vom Essen. Nun, die 400 Kalorien mehr, die wir im Durchschnitt zu uns nehmen, **kommen nicht vom Kohl, sondern von Zucker und Weißmehl. Von Glukosesirup und Stärke.**

Was bedeutet »55 Prozent Kohlenhydrate«?

Ernährungsexperten rieten bislang: Wir sollten 55 Prozent unserer täglichen Kalorien in Form von Kohlenhydraten aufnehmen. Dazu zählen Zucker und Stärke. Man könnte die wertvollen Ballaststoffe (Pflanzenfasern) noch dazu rechnen. Tut man aber nicht, weil sie ja keine Energie liefern. Sie werden nicht verdaut. 55 heißt de facto: Bei einem Tagesbedarf von 2 200 kcal wären das 1 210 kcal. Da ein Gramm Kohlenhydrate 4 kcal hat, müssten wir 302 Gramm Kohlenhydrate aufnehmen. Das Gehirn ist als einziges Organ darauf angewiesen, braucht aber nur 100 Gramm am Tag. Die stecken beispielsweise in: 7 Scheiben Toast, 25 Tomaten, 0,75 Liter Fruchtnektar, 6 Äpfeln. Würden wir unter Kohlenhydrate Obst und Gemüse verstehen, wäre die Empfehlung ja gar nicht so schlecht – nur leider völlig unrealistisch, weil wir kiloweise davon essen müssten. Ansonsten sind Kohlenhydrate für den Körper wertlos. Sie liefern nur schnelle Energie. Sind aber kein Baustoff (Seite 60).

Und warum essen wir alle mehr?

Weil Insulin Hunger macht

Das ist eigentlich nichts Neues, das weiß die Wissenschaft seit Jahrzehnten: Fett und Eiweiß schützen davor, zu viel zu essen, weil sie sättigen. Erst heute beantworten Hormonforscher die Frage, warum wir eigentlich so viel mehr essen als in den 60er Jahren: Weil wir immer hungriger werden, sagen die Endokrinologen. Der Schuldige heißt Insulin.

Kohlenhydrate locken Insulin. Insulin macht hungrig. Und je dicker wir werden, desto mehr Insulin schüttet der Körper aus. Schon der Franzose Anthelme Brillat-Savarin (1755–1826), der eine berühmte Theorie der Tafelfreuden schrieb, erkannte in Brot, Reis und Kartoffeln die Dickmacher. Der glykämische Index (heute: GLYX) tauchte bereits in den späten 70ern auf. Dr. David Jenkins, Professor für Ernährungswissenschaften an der Universität Toronto, entwickelte das Konzept. Er gab Lebensmitteln eine Zahl zwischen 1 und 100 – je nachdem, wie viel Insulin sie locken. Eine hohe Zahl heißt: viel Insulin, eine niedrige: wenig. Dann empfahl er seinen Patienten, nur die Lebensmittel mit einer Zahl unter 50 zu essen. Und siehe da: Sie nahmen schnell ab.

Dr. Jenkins' Konzept wurde allerdings wegen der streitenden Ernährungsexperten nicht in die offiziellen Ernährungsempfehlungen aufgenommen. Erst zwei Jahrzehnte später griffen die australische Forscherin Professor Jennie Brand-Miller von der Universität Sidney und Kollegen vom Prince of Wales Hospital in New South Wales das Jenkins-Konzept auf. Bewerteten in mühevoller Kleinarbeit hunderte von Lebensmitteln nach ihrem glykämischen Index und schrieben ein Buch darüber, »The Glukose Revolution«. Mehr über den GLYX ab Seite 58.

David gegen Goliath

In Harvard an der Kinderklinik verschreibt der Arzt David Ludwig diabeteskranken und fettleibigen Kindern die GLYX-niedrig-Diät, und das schon seit fünf Jahren. Er ersetzt raffinierte Stärke, Zucker, durch Obst, Gemüse und Säfte. Die Warteliste für einen Therapieplatz in seiner Klinik ist lang. Seine ersten drei Anträge auf Forschungsgelder wurden abgewiesen, daher stammen die meisten Studien zum GLYX aus Kanada und Australien. Schließlich bekam er 1,2 Millionen Dollar …

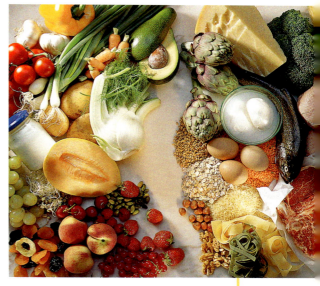

Die Natur kennt kaum Lebensmittel mit GLYX über 50. Alles Slimfood: Obst, Gemüse, Joghurt, Getreide, Nudeln, Käse, Eier, Fisch, Fleisch.

Wir denken um

Jetzt, ganz langsam, traut man sich auch in Deutschland nicht mehr daran vorbei. Immer mehr Ärzte gehen dazu über, Menschen mit Blutzuckerproblemen den GLYX zu empfehlen – und auch Menschen mit krankhaftem Übergewicht (Adipositas).

Warum hat man an der Kohlenhydratmast so lange nicht gerüttelt? Könnte es vielleicht auch ökonomische Gründe haben? Kohlenhydrate sind billig zu produzieren, Brot, Zucker, Kartoffeln, Kekse, Süßwaren, Getränke ein gigantischer Absatzmarkt. Und Low-Fat-Produktvielfalt brachte schließlich auch ziemlich viel Profit.

Nun, ein Paradigmenwechsel kündigt sich an. Nur: »Was macht man mit den Low-Fat-Geschädigten? Sich entschuldigen?« Mit dieser Frage schließt der Wissenschaftsjournalist Gary Taubes seinen New-York-Times-Artikel über die »Fettlüge« ab.

Von Dick nach Dünn

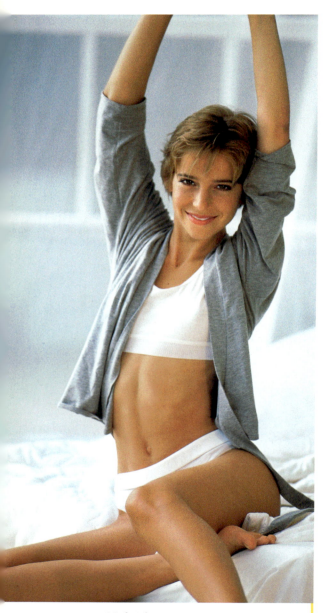

Maße à la Kate Moss. Da träumen Sie von? Hören Sie auf. Viel schöner: mehr Figur, weniger Knochen. Und essen, was gut tut.

Was ist dick?

Was ist eigentlich dick? Als »Titanic«-Star Kate Winslet die Pressekritik an ihrem Gewicht satt hatte, sagte sie: »Ich finde mich verdammt noch mal nicht fett.« Bewundernswert, wenn eine Frau zu ihrem Gewicht steht, auch wenn das gängige Schönheitsideal weniger Speck auf den Rippen hat. Drei von vier Frauen sind mit ihrer Figur unzufrieden. Sogar dann, wenn sie Kleidergröße 38 tragen, hungern sie nach Mager-Model-Maßen à la Kate Moss.

Männer sehen das meistens anders: Britische Forscher legten jungen Männern Fotos von »Playboy«-Models vor. Das erstaunliche Ergebnis: Sie fanden die Frauen am attraktivsten, die mehr Figur und weniger Knochen zeigten – à la Top-Model Laetitia Casta (90–60–88), viel Rundung auf 171 cm.

Gutes Maß: der Body-Mass-Index

Deutschland speckt zu. Das Nationalgewicht hat sich in den letzten zehn Jahren um 85 000 Tonnen erhöht. Jeder zweite Deutsche hat Übergewicht. Als Maßeinheit für gewichtigen Überfluss dient den XXL-Experten der Body-Mass-Index:

$$BMI = \frac{\text{Körpergewicht (kg)}}{\text{Körpergröße (m)}^2}$$

Beispiel: Für eine 1,70 m große und 65 kg schwere Frau beträgt der BMI: $65 : (1{,}7 \cdot 1{,}7) = 22{,}5$

So bewerten Mediziner den BMI

unter 19	Untergewicht
19 bis 25	idealer Bereich
25 bis 30	leichtes Übergewicht
über 31	starkes Übergewicht

Rund 41 Millionen Deutsche sind übergewichtig. Mehr als 50 Prozent der Erwachsenen haben einen BMI über 25. Davon liegen 22 Prozent zwischen 30 und 40 und 3 Prozent sogar über 40.

Auch ein Maß: der dicke Nacken

Wissenschaftler fanden kürzlich heraus, dass sich auch der Nackenumfang dazu eignet, Übergewicht festzustellen. Hat eine Frauen mehr als 34 Zentimeter oder ein Mann mehr als 37 Zentimeter Halsumfang, besteht mit großer Wahrscheinlichkeit Übergewicht.

Der »Waist to Hip Ratio« misst Ihr Risiko

Pölsterchen sind nicht immer gefährlich, es kommt darauf an, wo sie sitzen. Neben dem BMI spielt deshalb die Fettverteilung eine Rolle: der »Waist to Hip Ratio (WHR)«. Er zeigt den Apfel- oder Birnentyp.
Bei Frauen findet man häufiger den Birnentyp mit Fettdepots an den Hüften und Oberschenkeln. Unter Männern ist eher der Apfeltyp verbreitet (aber auch Frauen haben immer häufiger einen Stressbauch à la Apfeltyp). Er speichert seine Energiereserven rund um den Bauch.
Gefährlich ist das Übergewicht des Apfeltyps. Es gilt als Risikofaktor für Schlaganfall und Herzinfarkt. Berechnen Sie Ihr Risiko:

$$WHR = \frac{Taillenumfang}{Hüftumfang}$$

Idealerweise ist der WHR bei Frauen nicht größer als 0,85 und bei Männern kleiner als 1,0.

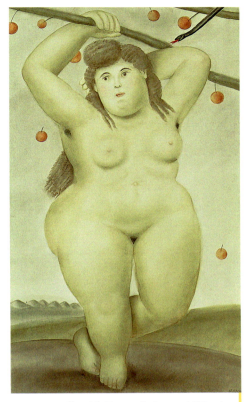

So stellte sich Fernando Botero 1932 seine Eva vor. Schon immer malten Künstler Frauen gern in üppiger, sinnlicher Leibesfülle.

Das wahre Übergewicht

Das sehen Sie erst nicht, das zeigt die Waage erst nicht an. Es heißt: Fett im Körper. Bis zum Alter von 16 sind wir ziemlich aktiv. Dann stellt sich Trägheit ein. Wir sitzen im Hörsaal, im Büro, im Auto, vor dem Fernseher. Wir verbrauchen weniger Kalorien, benutzen unsere Muskeln nicht mehr. Muskeln schwinden. Dafür lagert sich Fett ein. Das merkt man nicht. Denn Muskeln sind schwerer als Fett. Erst wenn keine Muskeln mehr übrig sind, die Platz für Fett machen, lagert sich das Fett sichtbar im Unterhautfettgewebe ein. Dann ist man schon längst überfettet.
Beispiel: Eine Frau mit 22 wiegt 60 Kilo. Ihr Fettanteil liegt idealerweise bei 22 Prozent.

Sie hat also 13 Kilo Fett im Körper und 47 Kilo magere Körpermasse. Mit 30 hat sie nur zwei Waagen-Kilo zugenommen, aber: Weil sie sich nicht bewegt, hat sie 19 Kilo Fett im Körper und 43 Kilo Magermasse. 4 Kilo weniger Masse, die Fett verbrennt. Denn das tun die Muskeln.

Nun möchte sie die 2 Kilo wieder los werden. Macht eine Diät – ohne Bewegungsprogramm. Und verliert 2 Kilo. Eines davon ist Fett, das andere Muskelmasse. Sie hat ein weiteres Kilo ihrer wertvollen Fettverbrennungsöfchen verloren. Und den Fettanteil in ihrem Körper von 22 Prozent auf 30 Prozent gesteigert.

Dann wird's schwierig. Denn um den idealen Ausgangswert von 22 Prozent wiederherzustellen, müsste sie sich auf 53 Kilo runterhungern. Die bessere Lösung: Muskeln wieder aufbauen auf dem Trampolin und gleichzeitig Fett abbauen.

> **TIPP**

Die Fettwaage

Es gibt Waagen, die messen über Leichtstrom (Bio-Impedanz-Analyse) den Fettanteil und den Anteil an Magermasse im Körper. Diese Waagen gibt es zum Draufstellen und zum In-die-Hand-Nehmen. Sie sind zwar nicht supergenau, können aber dabei helfen, den Diäterfolg zu kontrollieren. Sicher, am besten sind die ausgeklügelten Bio-Impedanz-Messgeräte beim Arzt.

Der eine nimmt schnell ab, der andere nicht

Die einen schaffen locker ein Kilo am Tag. Andere brauchen dafür eine Woche. Woran kann das liegen?

♦ **Sportlichkeit.** Ein Mensch, der viel Ausdauersport betreibt, hat auch viele fettverbrennende Enzyme. Das kann man übrigens beim Arzt messen lassen: mit der Spiroergometrie. Sie strampeln auf dem Fahrradergometer, und eine Maske misst den Sauerstoff, den Sie einatmen, das Kohlendioxyd, dass Sie ausatmen. Daraus errechnet der Arzt, wie viel Fett Sie verbrennen. Stellt ein sportlicher Übergewichtiger die Ernährung auf GLYX-niedrig um, nimmt er ganz schnell ab.

♦ **Wasserspeicher.** Wer sich ungesund ernährt, übersäuert seinen Körper. Es bilden sich Schlackenstoffe (saure Ablagerungen), und diese machen müde, stören die Durchblutung, lösen Rheuma, Gicht und Arthrose aus. Und der Körper speichert Unmengen Wasser, um die sauren Stoffe zu neutralisieren. Wer nun den Körper entgiftet, nimmt schnell ab. Allerdings ist das zum Großteil Wasser. Aber das will man ja auch loswerden. Wer sieht schon gern aufgedunsen aus?

♦ **Alter des Gewichts.** Der US-Schauspieler Tom Hanks hat für seinen Robinson-Film »Cast away« 30 Kilo zugespeckt und gleich wieder abgespeckt. Ging schnell. Was schnell raufkommt, geht auch schnell wieder runter. Wer schon lange unter Übergewicht leidet, braucht auch etwas länger, diese Kilos wieder zu verlieren.

♦ **Jo-Jo-Effekt.** Wer sein Gewicht über viele, viele Hungerkuren nach oben schaukelte, muss auch eine Portion Geduld mitbringen, um es wieder zu verlieren. Denn er hat sicher den Stoffwechsel runtergeschraubt. Der Körper ist auf Notzeiten programmiert und verbrennt möglichst wenig Kalorien.

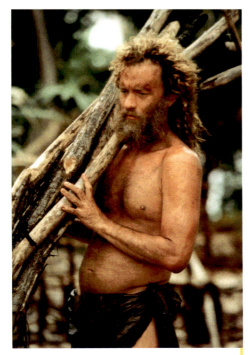

Tom Hanks in »Cast away«. Das Bäuchlein hatte er sich extra angefuttert. Und war's im Handumdrehn wieder los.

Zwei Fälle, zwei Extreme

Der eine nimmt schnell ab, der andere langsam. Der Mensch ist eben wunderbar individuell. Zwei Erlebnisberichte:

Olivia – Kilos flossen nur so weg

Als Olivias Vater starb, nahm sie binnen zwei Jahren 15 Kilo zu. Betäubte ihren Kummer mit vielen Süßigkeiten. Sie hatte keinen Job, Probleme mit ihrem Kinderwunsch, war unglücklich. Nach sechs Wochen GLYX-Diät war sie 15 Kilo leichter, zwei Monate später arbeitete sie als gefragte Stylistin für Fotoproduktionen bekannter Magazine. Und ein Jahr später kam das größte Glück. Olivias Geschichte:

»Ich war müde. Traurig. Und furchtbar hungrig auf Süßes. Und mein Gewicht drückte mich immer weiter hinunter. Bis eine gute Freundin sagte: ›Komm, ich fahr mit dir nach Mallorca. Dort coache ich dich eine Woche, und du testest mein Buch.‹ Wir gingen jeden Tag 30 Minuten laufen. Ich saß vor riesigen Tellern voll Pasta mit Olivenöl und Garnelen. Aß das für Mallorca so typische Brot mit Olivenöl und Tomaten. Machte mir riesige Schüsseln Salat, löffelte Joghurt mit Obst. Und trank Wasser, Wasser, Wasser. Jeden Tag floss ein Kilo weg. Man konnte richtig zusehen.

In diesen Tagen hab' ich die Grundlagen verstanden: Man muss essen, um abzunehmen. Nur eben das Richtige. Und das Schönste an dem Ganzen war: Dass das auch noch schmeckt.

Wieder zu Hause kaufte ich mir ein Trampolin, für Schmuddelwetter. Und ging weiter laufen. Nach sechs Wochen war ich meinen ganzen Kummerpanzer los. Und mit ihm meine Traurigkeit. Ich hatte unbändige Energie, bekam sofort einen Traumjob als Stylistin. Konnte mich bald nicht mehr retten vor Aufträgen.

Aber das größte Wunder passierte ein Jahr später: Matheo kam auf die Welt. Die Hoffnung auf ein Kind hatte ich schon fast aufgegeben.

Und da ich jetzt nicht so viel joggen kann, tanke ich Gesundheit und gute Laune auf dem Trampolin. Und: Der ›Babyspeck‹ ist auch schon weg.«

Sabine – immer langsam mit den Kilos

Sabine ist ein unglaublich hübsches, attraktives Mädchen. Mit einen Stressjob als Werbetexterin. Ihr Gewicht ist das Ergebnis vie-

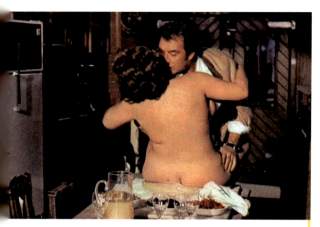

Was anderen schwer auf die Seele schlägt, tun manche schier freiwillig: Andréa Ferréol nahm für »Das große Fressen« 20 kg zu.

ler Diäten. Davon hatte sie genug. Sie wollte ihre Ernährung umstellen, langsam abnehmen, sich mehr bewegen, aber nicht auf die Laufpiste … Ihr Bericht:

»Als diätgeprüfte Endzwanzigerin, nach Trennkost, Brigitte-Diät, Fastenkuren und so weiter möchte ich das lästige Übergewicht endlich loswerden. Doch was hat ein Trampolin mit Diät zu tun? Egal, ich will einfach nur meine Ernährung umstellen, abnehmen – und das geht nur mit Bewegung. Hab' genug von Diäten. Vom Runter und Rauf des Gewichtes. Vielmehr vom Rauf, Rauf, Rauf. Und überlege noch, ob ich das Fatburner-Trampolin tatsächlich kaufen soll. Doch als ich während meiner Wochenendwanderung an einer Berghütte ankomme, steht dort ein überdimensionales Trampolin zur Entspannung für die Wanderer – wenn das kein Zeichen ist …

Nach zwei Tagen morgendlichen Hüpfens vor dem Frühstück steht fest: Trampolinspringen macht Spaß, und ich komm' ganz schön ins Schwitzen. 20-minütiges Springen vor dem Fernseher regt die Fettverbrennung an. Aber besser noch ist die Lebensfreude, die ich dabei für den Tag ergattere.

Pasta, Wein und Schokolade

Auf dem Plan steht: zur tägliche Bewegung viel Eiweiß, Vitamine, das richtige Fett und wenig schnelle Kohlenhydrate. Es fällt mir schwer, nicht an das Wort Diät zu denken, weil ich mein halbes Leben mit Diäten verbracht habe. Glücklicherweise gibt es leckere Rezepte; sogar meine geliebte Pasta und das Glas Rotwein am Abend sind erlaubt.

Das freut auch meinen Freund, der sich leider als (sorry) Weißwurst-und-Kartoffelknödel-und-Schweinebraten-liebender Bayer mit dem neuen Obst- und Gemüsekonsum bei uns zu Hause nicht so richtig anfreunden möchte.

Buttermilch, Joghurt, Kefir mit Obst zum Frühstück finde ich gut. Was das andere betrifft, muss ich mich schon anstrengen: Denn gesunde frische Gerichte wollen zubereitet werden – schnelles Tüten- und Dosenessen oder die bestellte Pizza sind tabu. Aber irgendwie macht das auch Freude, und man investiert gern ein bisschen mehr Zeit, wenn man das Gefühl hat: Ich tu was für meinen Körper, für meine Seele. Und so viel Zeit kostet das auch nicht. Mal hilft die Tiefkühltruhe. Mal beschleunigt die Barbra-Streisand-CD das Schnipseln.

Schokolade mit 70-prozentigem Kakaoanteil ist erlaubt, und ich übe das kleine Einmaleins des Schokolade-Essens, dass die dünnen Menschen schon draufhaben: Stück für Stück. Da bin ich ziemlich stolz, weil es mir relativ leicht fällt. Alles eine Frage der Umstellung … Aber was tut man nicht alles, um sich weniger träge, gesünder und tatsächlich nach zwei Wochen 1,5 Kilo leichter zu fühlen?

In diesen beiden Wochen lag ein Frankreichbesuch, bei dem ich alle Regeln der Diät vergaß. Und ein Weinfestabend … Und eine beträchtliche Anzahl an Komplimenten. Denn bevor man selbst etwas sieht, sehen es die anderen. Aber ich glaube, sie sehen eher die strahlenden Augen. Das Wohlfühlen. Das neue Selbstwertgefühl, das langsame Reinsteigen in einen neuen Körper.

Entgiftet und entpanikt
Es gibt auch Überraschungen: Als ich nach einer Woche viele kleine Pickel in meinem Gesicht entdecke, bin ich doch ziemlich beunruhigt. Nach einer weiteren Woche sind sie verschwunden, wie sie gekommen sind. So ist das also, wenn der Körper sich entgiftet. Das Trampolin regt den Lymphfluss an. Die Ernährungsumstellung unterstützt die Entgiftung.
Jetzt weiß ich, warum man keine Angst vor dem Essen haben darf. Plötzlich verstehe ich Essen als Lustprinzip. Indem ich das Richtige esse und nicht unbedingt weniger. Auch meine sozialen Kontakte müssen in diesem ›neuen‹ Leben nicht brachliegen; ich gehe weiterhin ins Restaurant (zum Beispiel zum Italiener, Fisch mit Gemüse) und lade weiterhin meine Freunde nach Hause ein – die müssen dann mitmachen, merken nichts und freuen sich über Putencurry mit Vollkornreis und Salat. Mein Gewissen besteht, wenn überhaupt, nur noch aus Meister-Proper-Genen, nicht mehr aus Fettaugensuchern. Ich zähle keine Kalorien und esse Obst und Gemüse, zum Beispiel auch dann, wenn ich am Nachmittag im Büro Hunger bekomme. ›Keine Zeit!‹ zählt nicht mehr. Wer will, findet das Richtige in der Kantine, im Feinkostladen am Eck oder an der Salattheke im Supermarkt. Auf dem Schreibtisch steht eine Flasche Tomatensaft. Und auch der Sauerkrautsaft abends hat einiges in Bewegung gesetzt.

Nach vier Wochen stelle ich mich auf die Waage. Ich habe tatsächlich vier Kilo abgenommen. Essend. Nichts vermissend. Nicht hungernd. Mich wohl fühlend. Das kannte ich nicht. Und das Beste daran: Ich hab' Fett verloren, denn die Muskelmasse hat zugenommen. Und Muskeln sind schwerer als Fett. Alles ist straffer. Auch mein Freund hat am Bauch abgespeckt, er ist mir aber nicht böse …
Wenn ich rechne: pro Woche ein Kilo. Dann macht das in nur vier Monaten die Kilos aus, die ich loswerden will. Im Frühjahr bin ich …
Das Ergebnis beflügelt. Ich will weitermachen, in einem Körper ankommen, in dem ich mich wohl fühle, wieder Klamotten anziehen können, die ich vor fünf Jahren getragen habe, und mich nicht mehr im Schwimmbad genieren. Sollte der Kauf des Trampolins ein Sprung in eine neue, bessere Zukunft gewesen sein? Ja. Ich glaube daran. Übrigens habe ich alle Kleider in Größe 44 verschenkt.«

> **TIPP**

Nur noch Kalorien im Kopf?

Jeder zehnte Deutsche leidet unter einer Essstörung. Es könnte sein, dass Sie, der/die Sie dieses Buch gerade in der Hand halten, unter Esssucht, Magersucht oder Bulimie leiden. Die Themen »Essen«, »Figur«, »Abnehmen«, »Kalorien« kreisen in Ihrem Kopf, kreisen, kreisen, kreisen und lassen Sie nicht mehr los. Irgendetwas in Ihrem Innersten hat Ihr Glück, Ihr Leben von dem abhängig gemacht, was auf dem Teller liegt. Lassen Sie das nicht zu. Sie brauchen mehr als dieses Buch. Informationen im Internet: www.essprobleme.de, www.cinderella-rat-bei-essstoerungen.de, www.magersucht.de; Adresse Seite 203.

Von Dick nach Dünn

Die SCHWERGEWICHTE

Was macht uns eigentlich dick?

▶ Angst

Wer Angst vor dem Essen hat, kontrolliert ständig, was er isst. Diese Kontrolle führt nicht nur zu einseitigem Essen, sondern außerdem noch zu einem ständig schlechten Gewissen. Und beides macht dick.

▶ Hunger

Jedes Hungergefühl aktiviert unser Eiszeit-Genprogramm: Bunkern, jede Kalorie in Form von Fett anlegen! Diese Einrichtung der Natur hat den Menschen früher das Überleben garantiert. Heute garantiert sie das vorzeitige Ableben. Durch Fettansetzen, Schlaganfall oder Herzinfarkt. Nur wer satt ist, nimmt ab.

▶ TIPP

Es sind noch viel mehr Gene …

Rund 500 Gene steuern in Richtung dick oder dünn. Pharmafirmen träumen davon, irgendwann einen Blutstropfen auf einen Gen-Chip zu legen, die aktuelle Stoffwechsellage zu bestimmen und daraus individuelle Medizin- und Ernährungstipps für den Tag zu gewinnen. Sollen sie träumen. Im Grunde muss man kein Blut lassen, sondern nur auf seinen Körper hören – der ist ziemlich intelligent. Wie Sie die Intelligenz wecken? Durch Bewegung und vier Wochen GLYX-Diät. Denn dann spüren Sie, was Ihnen gut tut.

▶ Die Thrifty-Gene

Aus der Eiszeit haben viele unter uns noch Thrifty-Gene, so richtige Geiz-Gene. Denn eine höhere Überlebenschance hatte, wer viel und rasch Fett speichern konnte. Auch unter uns tummeln sich noch gute Futterverwerter. Mit aktiven Thrifty-Genen. Sie sind von der Natur mit einer Extraportion Insulin ausgestattet. Sie bunkern ihr Fett, geben es ungern wieder her. Als Ausrede taugen diese Gene aber nicht. Dick wird nur, wer übermäßig isst. Die Gene kann man austricksen. Mit der GLYX-Diät und dem Trampolin.

▶ Fernseher

US-Forscher haben festgestellt: Das Gewicht wächst mit der Zahl der vor dem Fernseher verbrachten Stunden. Künftig nicht mehr. Davor steht das Trampolin.

▶ Hoher GLYX

Stärke- und zuckerreiche Nahrungsmittel und Getränke haben einen hohen glykämischen Index (GLYX). Sie locken viel Insulin. Und das macht Heißhunger – und dick. Insulin ist unser Speicherhormon. Es bunkert das Fett auf den Hüften. Die Lösung: Greifen Sie zu Lebensmitteln mit niedrigem GLYX. Leicht-, Mittel- und Schwergewichte finden Sie in der Tabelle auf Seite 73.

▶ Die Kalorie

Studien zeigen: Wer akribisch Kalorien zählt, nimmt zu. Denn Kaloriensparmaßnahmen führen unweigerlich zu Vitalstoffmangel und dieser führt zu Übergewicht. Halten Sie sich künftig an die GLYX-Tabelle. Bekommen Sie ein Gefühl für die Lebensmittel, die Ihnen gut tun. Dann lässt der Körper auch von seinen Pfunden.

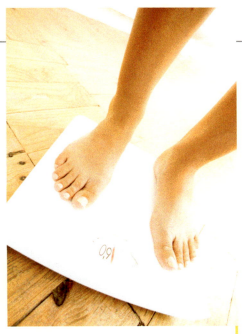

Die normale Waage ist eine schlechte Beraterin, denn Muskeln wiegen mehr als Fett. Besser: Die Bio-Impedanz-Methode misst Fett.

▶ Die Waage

Sie ist für viele ein Folterinstrument, das schnell die Laune verdirbt. Und Frust macht dick. Der Waagenzeiger zeigt nämlich nicht nur Fett an, sondern Hormonschwankungen, ein gesalzenes Abendessen – oder Muskelaufbau. Muskeln sind schwerer als Fett. Fühlen Sie lieber in sich hinein. Wie geht es mir? Mit jedem Tag, den Sie sich schlanker fühlen, nehmen Sie auch leichter ab. Wiegen Sie sich einmal die Woche, am besten auf einer Körperfettwaage (Bio-Impedanz-Methode). Sie bestimmt Fett und Muskelmasse. Sie wollen ja keine Muskeln verlieren, sondern Fett. Am sichersten geht, wer es in der Abnehmphase beim Arzt mit einem guten Gerät kontrollieren lässt. Übrigens: Wie schnell man abnimmt, ist individuell verschieden. Einer schafft ein Kilo pro Tag, der andere braucht dafür eine Woche. Warum? Das stand auf Seite 18.

▶ Kurzfristige Diäten

Diät heißt »Lebensweise«, nicht »Verzicht« oder Ähnliches. Sie sollte für ein ganzes Leben taugen. Wer an seiner Ernährung, an seiner Liebe zu seinem Körper nichts dauerhaft ändert, der wird nur zum Opfer des Jo-Jo-Effekts. Nach dem Abwärts der Pfunde kommt ein Aufwärts.

▶ Stress

Einer der stärksten Dickmacher, die wir kennen. Stress greift in unseren Hormonhaushalt und in den Stoffwechsel ein – steuert in Richtung dick. Wie Sie der Stressfalle entkommen, steht auf Seite 46 und 118.

▶ Trägheit

Aus der Schule kennen Sie den Energieerhaltungssatz. Energie vergeht nicht einfach. Und jedes Kilo Fett ist eine Ansammlung von Energie. Genau: 7 000 Kalorien. Und die müssen Sie verbrennen. Durch die richtigen Lebensmittel – und Bewegung.

▶ Nährstoffmangel

Fehlen dem Körper gewisse Nährstoffe, fehlen ihm Zahnräder im Getriebe namens Stoffwechsel. Er kann kein Fett verbrennen, keine Energie gewinnen. Lesen Sie weiter über die Fatburner der Natur ab Seite 48.

▶ Träge Fette

Sollen sich die Wissenschaftler ruhig weiterstreiten, ob nun Fett oder Kohlenhydrate dick machen. Sie wollen doch nur Recht haben. Halbrecht haben beide Fraktionen: Die falschen Fette machen dick, in Kombination mit den falschen Kohlenhydraten. Was sind die falschen Fette? Tierische Fette aus der Wurst, dem Braten. Gefährliche Fette aus dem Fertigprodukt (Trans-Fettsäuren) – aber auch ein Zuviel an mehrfach ungesättigten pflanzlichen Ölen. Mehr über Dick- und Schlank-Fette ab Seite 48.

Schwergewichte

Die LEICHTGEWICHTE

Und was macht uns dünn?

▶ Niedriger GLYX

Lebensmittel mit niedrigem GLYX halten den Blutzucker konstant, das beugt Heißhungerattacken vor, hält fit, bei Laune, leistungsfähig – und gesund. Die Bauchspeicheldrüse schüttet weniger Insulin aus. Das Schlankhormon Glukagon hat freie Bahn und kann die Fettmoleküle von Hüfte und Po wegschaufeln. Lebensmittel mit niedrigem GLYX finden Sie in der GLYX-Tabelle (Seite 73 und im GLYX-Guide) – mit diesem Symbol gekennzeichnet:

▶ Fatburner

Die Natur hält Lebensmittel parat, die Sie schlank machen, während Sie essen. Sie enthalten Vitalstoffe, die den Stoffwechsel aufrechterhalten, Eiweiß und/oder pflanzliche Faserstoffe. Um diese Lebensmittel zu verdauen oder in Körpersubstanz umzuwandeln, schießt der Körper Energie zu. Er bedient sich aus den Fettdepots. Verbrennt also Fett (siehe »Kleines Fatburner-ABC« im beiliegenden GLYX-Guide). Sogar Fett macht schlank. Bestimmte essenzielle Fettsäuren regen die Thermogenese an: Kalorien verpuffen als Wärme über die Haut (siehe Fett-Tabelle ab Seite 56 und im GLYX-Guide).

▶ Eiweiss

Die einzigen Diäten, die wirklich funktionieren, sind die, die auf ausreichend Proteinzufuhr achten. Die Gründe: Eiweiß macht satt. Und es verhindert, dass der Körper beim Abnehmen seine Muskeln angreift. Mit jedem Gramm weniger Muskeln verbrennt man auch weniger Fett. Und die so genannte spezifische dynamische Wirkung von Eiweiß bedeutet: Der Umbau von Nahrungseiweiß in Körpereiweiß verschlingt Kalorien. Das heißt: Sie bauen Ihr Immunsystem, Ihre Muskeln, Ihre Blutkörperchen auf, während das Fettdepot schmilzt.

▶ Serotonin

In Ihrem Gehirn, genauer, im synaptischen Spalt zwischen den Nervenzellen, tummeln sich unter anderem kleine Moleküle namens Serotonin, Botenstoffe des Glücks. Zumindest sollten sie sich da tummeln, denn dann geht es Ihnen gut. Serotonin bremst den Appetit aus, macht gute Laune. Und gute Laune macht schlank. Viele chemische Appetitzügler tun übrigens auch nichts anderes, als auf den Serotonin-Haushalt im Gehirn einzuwirken. Brauchen Sie nicht. Sie machen Ihr Serotonin selbst. Auf dem Trampolin. Indem Sie Licht tanken. Und das Richtige essen.

▶ Ein Ziel

Alle Menschen, die wirklich Erfolg haben, wissen ziemlich genau, was sie wollen, setzen sich ein konkretes Ziel und verfolgen es unbeirrt. Der Modezar Karl Lagerfeld wollte binnen einem Jahr seinen Speckmantel ablegen, um die Mode junger Männer tragen zu können – und nahm 42 Kilo ab. Auf Seite 128 finden Sie den Weg, wie Sie Ihr Ziel zur Wunschfigur bringt.

▶ Das Trampolin

Um abzunehmen, sollten Sie sich jeden Tag bewegen. Jeden Tag Ihre Fettverbrennungsöfchen anfeuern. Nicht die Intensität ist wichtig, sondern die Regelmäßigkeit. Bewegung kurbelt den Stoffwechsel an, Sie verbrennen mehr Kalorien, den ganzen Tag über. Bewegung macht die Körperzellen sensibler für Insulin, holt Sie aus der GLYX-Falle. Natürlich können Sie Joggen, Walken, Inlineskaten, Schwimmen. Machen Sie Ihren Sport auf alle Fälle weiter. Nur: Manchmal spielt das Wetter nicht mit, manchmal die Zeit. Der Anblick eines Trampolins zu Hause vernichtet jede Ausrede. Wie Sie hüpfend Ihr Fett wegschmelzen, lesen Sie ab Seite 42 und 144.

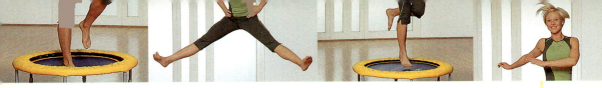

»Glücksen« Sie die Pfunde auf dem Trampolin fort: Bewegung sperrt die Fettzelle auf …

▶ RITUALE

Heute versteht man unter einem Ritual das Zelebrieren einer Tätigkeit, die einem wichtig ist. Rituale verankern Sinnvolles im Tag, vermitteln Freude und Sicherheit, entspannen, laden unsere Batterie auf. Ein Ritual ruft eine Verwandlung hervor – macht Sie zum schlankeren, gesünderen, bewussteren Menschen. Rituale sind dazu da, zur Be-Sinnung zu kommen, Handlungen mit allen Sinnen zu genießen. Rituale haben die Kraft, Gewohnheiten zu brechen. Rituale bringen Glück in Ihren Diätalltag – und halten Sie bei der Stange. Mehr auf Seite 123.

▶ SAUERSTOFF

Wie bringen Sie ein Feuer zum Lodern? Mit Sauerstoff. Genauso entfachen Sie das Feuer in Ihren Fettverbrennungsöfchen, den Mitochondrien in den Muskelzellen. Mit Sauerstoff verbrennt mehr Fett. Und wie bringen Sie mehr Sauerstoff in Ihren Körper? Mit dem Sonnenatem von Seite 119. Und dem Trampolin.

▶ ENTSPANNUNG

Stresshormone schicken Zucker aus der Leber ins Blut, damit sofort Energie da ist: für Kampf oder Flucht. Sie kämpfen nicht, Sie flüchten nicht – Sie bleiben sitzen. Steigt der Blutzucker schnell an, fällt er auch schnell. Noch mehr Stresshormone sorgen für Zuckernachschub. Gegen Stress helfen Süßigkeiten. Sie verhindern den Abbau von Zucker in der Leber und damit die Ausschüttung weiterer Stresshormone. Leider nur kurzfristig, denn: Hoher Blutzucker sinkt schnell wieder, Sie brauchen noch mehr Süßes. Darum macht Stress dick. Gut für die Linie: Das Entspannungsprogramm ab Seite 118.

▶ BIOSTOFFE

Fehlen dem Körper Chrom, Jod, Magnesium, Vitamin C und andere Biostoffe, die im Stoffwechsel eine Rolle spielen, dann bleibt das Fett auf den Hüften liegen. Die wichtigsten Fatburner aus dem Reich der Vitalstoffe finden Sie ab Seite 96.

▶ TRINKEN

Der Basisschritt in Ihr neues, schlankes Leben: Sie müssen (ich mag kein »müssen«, aber das ist wirklich wichtig) in jeder Stunde ein Glas Wasser trinken. Sie müssen trinken, um abzunehmen. Sehen Sie Wasser als einen klaren Bach, der alle Schlackenstoffe und Gifte aus Ihrem Körper spült und ihm dabei hilft, von seinem Fett zu lassen. Mehr über Entgiftung lesen Sie auf Seite 105.

▶ SCHLANKFETTE

Fett macht fett? Und warum sind die Kreter nicht dick? Sie trinken doch schon morgens ein Schnapsgläschen Olivenöl; Gemüse und Fisch schwimmen in Öl. Ganz einfach: Olivenöl ist ein Schlankfett. Wir brauchen es für unsere Gesundheit, unsere gute Laune. Und warum sind die alten Eskimos, die Inuits, nicht kugelrund? Ihre Kalorien bestehen zu 40 Prozent aus Fett. Das Schlankgeheimnis heißt Omega-3-Fette. Sie locken gute Eicos: die Superhormone in unserem Körper, die uns auf fit, schlank, gesund und fröhlich einstellen. Zudem regen manche Fette auch die Thermogenese an – Kalorien verpuffen als Wärme über die Haut. Und man braucht sie zur Bildung von Schlankhormonen. Fett kann also schlank machen. Mehr darüber ab Seite 48.

▶ ZEIT

Wenn Sie wieder mehr Zeit in Ihr Essen stecken, lernen Sie auch, es mit allen Sinnen zu genießen. Und Sie gehen einen Garantievertrag mit Ihrem Körper ein. Zeit ins Essen zu stecken heißt: auf Qualität und Frische zu achten – auf das Mehr an Nährstoffen, die Ihr Körper braucht, um von seinem Ballast, seinem Fett zu lassen. Wie Sie Zeit sparen, um diese ins Essen zu investieren, lesen Sie auf Seite 128.

Leichtgewichte

Unsere Essprogramme

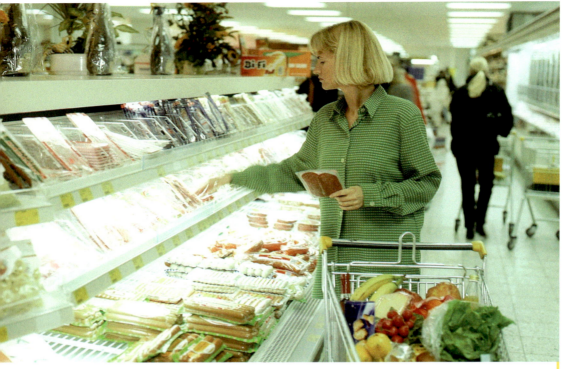

Wir sind nichts anderes als Neandertaler im Supermarkt. Unser genetisches Programm ist Millionen Jahre alt, Fertigprodukte gibt's seit einem Jahrhundert. »Super!«, sagt die Fettzelle und schluckt.

Von wegen Glück – Angst essen Seele auf

Viele Menschen, die mir ihre Sorgen mit den Pfunden anvertrauen, haben Angst vor dem Essen. Vor allem die, die schon länger Probleme mit ihrem Gewicht haben.
Wenn sie vor einem Teller voller Pasta mit Garnelen sitzen, fragen sie ungläubig »Darf ich das wirklich alles essen?« und sind erst beruhigt, wenn ich ihnen genau erkläre, warum sie essen müssen, um abzunehmen. Wenn ich sage: »Du magst Äpfel? Dann iss ruhig fünf am Tag.« Kommt die Frage: »Darf ich dann überhaupt noch etwas anderes essen?« Ich sage: »Du darfst nicht nur, du musst.« Oder sie fragen: »Wie viel Olivenöl darf ich denn in meinen Salat tun?« Und ich antworte: »So viel, wie du magst.« Verblüfft wandern die Augenbrauen hoch: »Das ist doch Fett!« »Na und? Auch Fett macht schlank – das Richtige.«

Was die Darf-ich-Fragen zeigen

Darf-ich-Fragen sind Kinderfragen. Und die Darf-ich-das-*wirklich*-Fragen zeigen die kindliche Unsicherheit, mit der wir heutzutage mit der natürlichsten Sache der Welt umgehen: mit unserem Essen.

Woran liegt das? An vielen Dingen. Aber der Hauptgrund ist: Wir stehen als zeitlose Neandertaler im modernen Schlaraffenland – die Gene, unsere instinktive Esslust, das Stoffwechselprogramm sind Jahrmillionen alt, und um uns herum lockt Hightech-Konsum. Zu 70 Prozent ernährt uns die Industrie mit ihren E-Nummern-gewürzten Nahrungsmitteln vom Fließband. Von der Werbung angepriesen als Seelentröster, Freundemacher, Kinderglück, Partnerfänger, Schlankmacher, Energiespender ..., als einfach alles, was sich das Herz so wünscht. Nur eines verschweigt die Werbung: Für industrielle Fertigprodukte haben wir kein genetisches Programm. Die künstlichen und denaturierten Zutaten kennt unser Naturbauplan einfach nicht, denn er ist vor Millionen Jahren kodiert worden.

Für Fertigprodukte haben wir kein genetisches Programm

Wir greifen ins Supermarktregal, die fröhliche Verpackung mit Keksen, Saucen, Tacos, Chips, Schokoriegeln, Fruchtnektar, Toast, Schlemmermenüs, Fertigsaucen, Instantsuppen füllen den Einkaufswagen. Auf der bunten Packung steht, wenn man sie umdreht und eine Lupe in die Hand nimmt: Konservierungsstoffe, Glukosesirup, technische Hilfsmittel, ellenlange E-Nummern-Listen ... »Sie heißen Fertigprodukte, weil sie in der Fabrik fertig gemacht worden sind – und uns fertig machen«, sagt der Kölner Gesundheitstrainer Holger Lynen (siehe Interview Seite 110). Diese *Nahrungs*mittel (*Leben* ist etwas anderes) mögen uns sättigen und unsere Geschmackspapillen auf der Zunge fröhlich stimmen. Kurzfristig. Unsere 70 Billionen Körperzellen haben nichts davon. Und schon gar keine gute Laune. Wir essen nicht mehr das, was die Natur für uns geschaffen hat – und das macht uns Probleme. Es macht unsere Sinne kaputt. Unsere Laune. Unsere gute Figur. Unsere Gesundheit. Unser instinktives Gefühl für den Treibstoff Essen und Trinken.

Die einzigen, die zufrieden sind: 20 Milliarden Fettzellen

Essen macht glücklich. Zufrieden. Fit. Wenn man das Richtige isst. Hungern macht nicht glücklich – das kennen Sie vielleicht sogar. Doch, so unglaublich es klingen mag, mit Fertigprodukten verhungern wir. Auch dann, wenn wir die den Nahrungsmitteln fehlenden Nährstoffe aus der Apotheke holen. Und, ganz fatal: Während 70 Billionen Körperzellen hungern, saugen sich 20 Milliarden voll. Die Fettzellen. Sie können sich um das Tausendfache ausdehnen. Das Ergebnis ist Ihr gewichtiger Kummer auf den Rippen.

Paradox: Wir haben Angst vor etwas, das glücklich macht

Essen ist lebenswichtig. Und Essen gehört zu den schönsten Dingen des Lebens. Essen ist Kommunikation, Geselligkeit, Kultur. Essen ist Baustoff für die Gesundheit. Essen ist Treibstoff – das, was unser Körper braucht, um zu funktionieren. Essen ist das, was die Seele braucht, um Fröhlichkeit überhaupt empfinden zu können. Dass ein Apfel glücklich macht, sehen Sie an den Augen eines kleinen Kindes, das an dem Apfelschnitz

Unsere Essprogramme

rumknabbert und strahlt. Das funktioniert leider meist nur so lange, bis das Kind die Smarties- oder Fruchtzwerge-Werbung gesehen hat. Meine Nichte Lina schleppt mit ihren zwei Jahren die bunten Plastikpäckchen exakt nach Drehbuch herum. Warum ich da nicht eingreife? Nicht nötig. Lina liebt auch Paprikaschoten, Möhren, Fisch … Ganz instinktiv lässt sie nicht nur die Industrie an ihren kleinen, zarten Körper ran. Sondern tankt Lebensfreude und Energie aus der Natur.

Wie Neandertaler im Supermarkt

Vor vier Millionen Jahren schlich *Australopithecus* durch die Steppen Afrikas. Er hatte einen Kiefer wie ein Gorilla. Mit dem zermalmte er Wurzeln, Samen und Blätter. Und er hatte ein kleines Hirn. Zwei Millionen Jahre später schritt *Homo erectus* etwas aufrechter durch die Welt. Mit einem kleineren Kiefer – und einem größeren Hirn. Und etwa 400 000 Jahre ist es her, dass unser direkter Vorfahre *Homo sapiens* die Welt betrat – mit einem kleinen Kiefer und einem stetig wachsenden Hirn. Als Jäger und Sammler aß er mehr Fleisch und Fisch, zerkleinerte nicht mehr so viele Pflanzen und Samen, die Mahlzähne bildeten sich zurück, und die Stirn wuchs. Fleisch und Fisch enthalten zwei Fettsäuren, die in Pflanzen nicht stecken, für die Entwicklung des Gehirns aber eine große Rolle spielen.

Unser genetisches Programm hat sich nicht verändert

Noch heute gibt es Jäger-und-Sammler-Gesellschaften. 229 davon untersuchte eine Gruppe US-Wissenschaftler um Professor Loren Cordain an der Colorado State University. Und sie fanden Erstaunliches heraus: Sie essen mehr Fett, mehr Eiweiß, weniger Kohlenhydrate als zivilisierte Völker. Und kennen kein Übergewicht, keinen Herzinfarkt. Zurück zur Steinzeitkost, raten die

> ### ➤ TIPP
>
> *Zeichen der Angst*
>
> Wenn mich jemand bittet, ihm beim Abnehmen zu helfen, dann bitte ich ihn, erst ein paar Tage lang aufzuschreiben, was er isst und trinkt. Und zwar: ohne sich darüber Gedanken zu machen, ohne etwas wegzulassen. Daraus kann man unglaublich viel lesen. Und meist: Angst. Namens »ständige Kontrolle«. Da gibt es die kontrollierten Immer-das-Gleiche-Esser. Die sich hauptsächlich von vermeintlichen Schlankmachern ernähren: Knäckebrot, Müsliriegel, Karotten, Light-Produkte. Die Abend-Esser, die sich tagsüber mit Wenigem unter Kontrolle halten – und abends ausgehungert eine Pizza bestellen. Und dann, wenn wir die Liste gemeinsam durchgehen, sagen: »Ich weiß schon, da hab' ich gesündigt.« Es gibt die Kleine-Portiönchen-Esser. Hier ein halbes Brötchen. Dort ein Riegel. Hier ein Keks. Immer wenig. Zu wenig. Doch genug, um ständig in die GLYX-Falle zu tappen. Bei den meisten isst das Gewissen mit. Ein Appetitverderber – der dick macht.
>
> ➤ Schreiben Sie doch auch einfach mal vier Tage lang auf, was Sie essen und trinken. Und schreiben Sie Ihre Gefühle daneben. Sie werden erstaunt sein, was dabei herauskommt.

> **INFO**

Wer isst was?

Jäger & Sammler
Protein: 19–35 Prozent
Kohlenhydrate: 22–40 Prozent
Fett: 28–47 Prozent

Wir zivilisierten Menschen
Protein: 15 Prozent
Kohlenhydrate: 49 Prozent
Fett: 34 Prozent

Wissenschaftler – und es gäbe keine Zivilisationskrankheiten mehr. 99,5 Prozent unserer Entwicklungsgeschichte haben wir als Jäger und Sammler gelebt, uns ernährt von Fleisch und Fisch, Eiern, Früchten, Wurzeln, Beeren und Samen. Und unser genetisches Programm hat sich seither kaum verändert.

Wie die Jäger und Sammler der Steinzeit

Vor etwa 400 000 Jahren wurde unserem Körper ein optimaler Speiseplan einprogrammiert. Wir haben also das Steinzeitprogramm der Jäger und Sammler. Aus dieser Zeit stammen beispielsweise so schützende Einrichtungen wie: dass es einer Schwangeren in den ersten drei Monaten übel ist. Schützend für den Fötus. Denn in dieser Zeit aß die werdende Mutter nichts, was auch nur annähernd verdorben sein und ihrem Kind schaden könnte.

Die Jäger und Sammler aßen Fleisch vom Wild, sammelten Gemüse und Früchte. Sie ernährten sich ziemlich abwechslungsreich, wesentlich besser als ihre sesshaften Nachkommen, die vor 10 000 Jahren mit Viehzucht und Ackerbau begannen. Der Beweis: Die Jäger und Sammler waren viel größer, hatten kräftigere Knochen und kein Karies, Säuglinge und Kinder starben nicht so häufig – und der Gesundheitszustand war insgesamt viel besser. Der Ernährungshistoriker Kenneth F. Kiple schreibt in *GEO-Wissen:* »Paradoxerweise führte eine ausreichende Nahrungsmittelproduktion zu Mangelerscheinungen, und die ›landwirtschaftliche Revolution‹, die im Allgemeinen als der wichtigste Entwicklungsschritt der Menschheitsgeschichte gilt, zu einem Rückschritt der Gesundheit.« Aha. Da klingelt es doch – oder? Ersetzen Sie das Wörtchen »landwirtschaftliche« durch »industrielle«, und dann wissen Sie, warum wir Neandertaler im Supermarkt verhungern.

Was war damals für die Sesshaften neu?

Vor 10 000 Jahren kamen also verschiedene Lebensmittel auf den Speiseplan, die unserem genetischen Programm fremd waren.

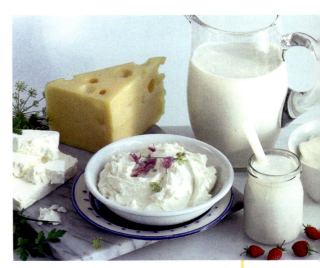

Milchprodukte gibt's erst seit 10 000 Jahren. Verträgt so mancher heute noch nicht.

Unsere Essprogramme

♦ **Milch.** Gibt's seit 6 000 Jahren. Wir haben ein paar tausend Jahre gebraucht, um uns daran zu gewöhnen, um uns genetisch anzupassen. Nicht jeder hat es geschafft. Die Laktose-(Milchzucker-)Unverträglichkeit ist nicht selten. Und Kinder reagieren auf Kuhmilch häufiger allergisch.

♦ **Getreide.** Steht seit etwa 10 000 Jahren auf unserem Speiseplan. Da uns Getreide schmeckte und satt machte, gaben wir das Nomadenleben auf und ließen uns am Getreidefeld nieder. Doch optimal, was die Nährstoffversorgung betrifft, war Getreide nicht: Es lieferte zu wenig Eisen, zu wenig Eiweiß. Gluten, das Klebereiweiß von Weizen, Roggen, Gerste und Hafer, vertragen noch heute manche Menschen nicht. Zöliakie, die Allergie auf Gluten in Weizen, ist mitunter genetisch bedingt. Dass Getreide zum Hauptnahrungsmittel wurde, liegt nur daran, dass es billig war und in rauen Mengen verfügbar.

♦ **Salz.** Steht uns etwa seit 1 000 Jahren zur Verfügung. Kein anderes Wesen auf unserem Planeten würde sich seine Lebensmittel mit Natriumchlorid konservieren, es in den Kochtopf schütten und dann noch am Tisch nachsalzen. Nun, unser Stoffwechsel hat sich da wenigstens ein bisschen angepasst. Wir entsalzen teilweise über den Schweiß und den Urin. Kann ein Afroamerikaner nicht. Viel Salz in Form von Natriumchlorid ist Gift für seinen Körper.

♦ **Kalorienbomben.** Unsere Nahrung enthält dreimal so viele Kalorien wie die der Jäger und Sammler. Wir haben aber noch die Eiszeit-Geiz-Gene: Wer nach der Jagd die Keule am effektivsten als Fett speichern konnte, hatte die größte Überlebenschance. Leider haben wir keine Bewegungsdrang-Gene. Darum werden wir dick und dicker.

Was können wir daraus lernen? Der Mensch hat also tausende von Jahren gebraucht, sich an Grundnahrungsmittel wie Getreide, Salz,

> **TIPP**

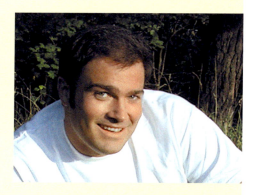

Werfen Sie es einfach ins Wasser

Der Münchner Pop-Tenor Gregor Prächt hat mir mal seinen Trick verraten, wie er dreißig Kilo abgenommen hat. Er sagte: »Ich stelle mir in Gedanken immer ganz genau vor, wie ich das, was ich gerade essen will, in eine Badewanne mit klarem Wasser schmeiße. Und was in der Wanne schwimmt. Den Apfel ess' ich dann, die Pizza nicht.«

Tun Sie das künftig auch. Werfen Sie in Gedanken die Torte, auf die Sie gerade Lust haben, ins klare Wasser. Tun Sie das mit den Chips, dem Schlemmermenü aus der Packung, dem Butterbrot mit Marmelade, der Currywurst mit Pommes. Wetten, dass der Appetit darauf immer kleiner wird?

Milch zu gewöhnen. Seit 150 Jahren kennen wir Zucker, industriell gefertigtes Mehl. Und jährlich kommen neue E-Nummern dazu. Die da heißen: Antioxidationsmittel, Backtriebmittel, Emulgatoren, Farbstoffe, Füllstoffe, Geschmacksverstärker, Schaumstabilisatoren, Säureregulatoren ... In ein paar tausend Jahren werden wir die sicherlich auch vertragen. Zwar nicht alle, aber viele.

Die Sache mit dem GLYX

Was der Körper nicht kennt, hortet er

Wir sind also Neandertaler im Supermarkt. Und greifen ins Regal, holen uns schönes Weißbrot raus. Das toasten wir, tun Butter und Marmelade drauf, beißen rein – und stopfen die Fettzellen voll. Wieso? Weißmehl und perfekt aromatisierte, gezuckerte Industrie-Marmelade kennt unser Stoffwechsel im Grunde nicht. Dafür haben wir kein genetisches Programm.

In der Geschichte der Menschheit gab es nie eine Stärke-Zucker-reiche Ernährungsweise. Das meiste auf dem Teller oder im Glas, was unser Körper nicht kennt, hat einen hohen GLYX – und ein hoher GLYX macht dick. Wissenschaftlich unumstößliche Tatsache.

GLYX-niedrig macht schlank und gesund

Die GLYX-Formel ist relativ einfach: Meiden Sie Lebensmittel mit hohem GLYX, das sind solche, die viel Zucker und Stärke enthalten, und Sie werden schlank. Denn Sie handeln im Sinne Ihres genetischen Programms. Die Fettzellen schrumpfen und schrumpfen und schrumpfen.

Wie die GLYX-Diät genau funktioniert, können Sie ab Seite 134 nachlesen.

Sie leben automatisch gesünder, wenn Sie nach dem GLYX-Prinzip essen. Sie bekommen alle Nährstoffe, die Ihr Körper braucht. Fühlen sich jünger, frischer, geistig fitter, körperlich leistungsfähiger – und glücklicher. Sie beugen dem Syndrom X (Seite 12) vor, kriegen keinen Diabetes, keinen Schlaganfall und keinen Herzinfarkt.

Übrigens: Die gesunde Mittelmeerküche mit viel Fisch, Gemüse und Olivenöl entspricht genau dem GLYX-Prinzip.

Die 70/30-Regel

Natürlich können wir uns nicht mehr wie der Neandertaler ernähren: durch die Gegend kriechen und Wurzeln sammeln; das Mammut jagen und die Keule über dem offenen Feuer braten. Das wäre nicht unbedingt zeitgemäß.

Aber: Wir können das Verhältnis umkehren. Noch nie gab es so eine große Auswahl an gesundem, köstlichem Essen. Ernähren Sie sich künftig zu 70 Prozent von Lebensmitteln der Natur (die gibt's übrigens auch von der Lebensmittelindustrie, zum Beispiel Vollkornbrot ohne Konservierungsstoffe, Obst, Gemüse und Fisch aus der Tiefkühltruhe ...). Dann können Ihnen die 30 Prozent Nahrungsmittel vom Fließband nicht wirklich schaden. Unser Körper ist unglaublich gutmütig.

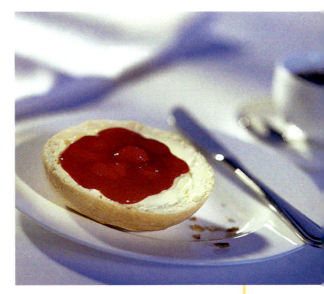

Morgendliche GLYX-Falle: Butterbrötchen mit Marmelade. Reinbeißen – und den ganzen Tag jubilieren die unersättlichen Fettzellen.

Kleine TYPOLOGIE

WELCHER ESSTYP SIND SIE?

Der eine isst immer, wenn er Hunger hat. Ein anderer, wenn der Chef brüllt. Der nächste knabbert brav an Möhrchen – bis er sich abends die Jumbo-Pizza reinzieht …
Es gibt die verschiedensten Esstypen. Wem man so alles in der Kantine, im Restaurant, am Schnellimbiss begegnet:

Der Ich-bin-nicht-dick-Typ

Dieser Typ isst wahnsinnig gerne. Er isst, was auf den Tisch kommt. Freut sich über alles. Legt jedes Jahr ein kleines Ringlein um den Bauch an. Guckt gemütlich dabei zu. Und fällt aus allen Wolken, wenn der Arzt sagt: »Sie müssen dringend abnehmen. Ihre Blutfettwerte sind zu hoch, Sie neigen zu Diabetes …« Zu dieser Spezies gehören meistens Männer.
▶ **Abhilfe:** Hier hilft nur Wissen. Der Arzt hat ja schon über die Gefahren aufgeklärt, nun muss Mann nur noch wissen, wie er seine Jahresringe mit guter Laune langfristig wieder los wird. Zum Beispiel mit der GLYX-Diät.

Der Ich-bin-zu-dick-Typ

Aus seinem Mund kommt häufig: »Ich ess' doch gar nichts.« Er macht viele Diäten. Sucht dann wieder Trost im Essen. Wiegt mal mehr, mal weniger. Das schaukelt sich per Jo-Jo-Effekt stetig nach oben. Er isst mal zu viel, mal zu wenig. Das einzige, was dieser Typ konstant tut: Er jammert über sein Gewicht. Das ist leider typisch Frau.
▶ **Abhilfe:** Jammern verbrennt keine Kalorien. Und ständiger Pfundsfrust erst recht nicht. Sie müssen lernen, loszulassen. Loszulassen von negativen Gedanken. Und: Regelmäßig das Richtige essen. Dann schwinden auch die Pfunde. Anleitung finden Sie in diesem Buch.

Der Mir-ist-alles-egal-Typ

Man sieht Vertreter diesen Typs in der Warteschlange mit einer Tüte Chips in der Hand. Sie essen, wo sie gehen und stehen. Können an keinem Bäcker, keinem Imbiss vorbeigehen. Sie spüren die Signale des Körpers nicht mehr, kennen kein Magenknurren, kein Sattsein. Und tun so, als wäre ihnen ihr Gewicht egal. Schaut man unter die dicke Haut, stellt sich heraus, dass dort viel Kummer wohnt.
▶ **Abhilfe:** Diese Menschen brauchen viel Verständnis von anderen, oft hilft auch eine Psychotherapie – und manchmal das Schicksal. Man verliebt sich. Und die Pfunde schwinden wie von selbst. So stark ist Serotonin. Vielleicht lohnt es sich, mit dem Trampolin zu beginnen. Auch das lockt Serotonin. Hüpfen Sie mit ab Seite 42.

Der Ich-brauch-Süßes-Typ

Auch Chocoholic genannt. Sie beginnen den Tag süß und fallen mit dem Schokobetthupferl ins Bett. Beim Bäcker sind sie Stammkunde. In der Schreibtischschublade liegt ein Riegelvorrat. In der Tiefkühltruhe der Familienbecher Häagen-Dazs-Eiscreme. Auf dem Couchtisch die Schachtel Praline. Süßes ist stärker als ihr Wille. Denn es lockt nicht nur den Glücksbotenstoff Serotonin, sondern auch Insulin. Das schaufelt schnell den Zucker aus dem Blut, macht Heißhunger auf die nächste süße Portion. In der Regel wird alle zwei Stunden etwas Süßes oder Stärkereiches gegessen oder getrunken. Sie tappen ständig in die GLYX-Falle. Das Fett bleibt auf der Hüfte eingesperrt.
▶ **Abhilfe:** Raus aus der GLYX-Falle mit der – Vier-Wochen-Diät ab Seite 134. Und Serotonin anders locken. Mit Licht. Mit den richtigen Lebensmitteln, mit dem Trampolin.

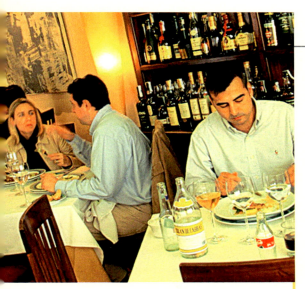

Ein Sieben-Gänge-Genuss schlägt weniger auf die Hüften als ein Hamburger im Stehen.

Der Ich-hab-Hunger-Typ

Es gibt Menschen, die haben einfach ständig Hunger. Kriegen ganz, ganz schlechte Laune, wenn dann nicht sofort das »Tischlein-deck-dich« stattfindet. Und dann essen sie ganz schnell, ganz viel. Auch das schlägt sich auf den Hüften nieder.

➤ **Abhilfe:** Haben Sie immer eine unserer magischen Suppen (ab Seite 167) in der Thermoskanne dabei – für den ersten Hunger. In der Tabelle auf Seite 73 finden Sie »Leichtgewichte«, Lebensmittel, von denen Sie so viel essen können, wie Sie wollen. Sie machen nicht dick.

Der Genuss-Typ

Mit Kochen und Einkaufen kann er sich gar nicht genug beschäftigen. Genuss-Typen sprechen gerne übers Essen, über Qualität, über die Tintenfisch-Mousse aus dem letzten Siebeck-Artikel. Sie gehen im Urlaub auf Märkte, erkunden seltsame Kohlarten, süße Kirschpaprika und regionale Wurstspezialitäten. Im spanischen Hochland kann sie ein Käse, der »lebt«, nicht schocken. Sie wissen: Käsemaden-Tradition. Sie probieren gerne Neues aus, laden Freunde zum Essen ein und freuen sich auch über sieben Gänge der Gourmetküche. Sie sind wählerisch, essen nicht alles, was auf den Tisch kommt. Essen ist ihre Leidenschaft. Und die wird leider am Bauch sichtbar.

➤ **Abhilfe:** Tun Sie ja nichts an Ihrer Fähigkeit zu genießen. Das ist ein Geschenk. Bauen Sie einfach mehr Bewegung in Ihr Leben ein. Machen Sie nach dem Gourmettempel-Besuch einen Fatburner-Suppentag. Achten Sie tagsüber auf »Leichtgewichte«, auf GLYX-niedrig (Tabelle Seite 73). Und Ihr Sieben-Gänge-Menü gestalten Sie mit viel Obst und Gemüse.

Der Kontroll-Typ

Essen ist für diesen Typ ein heikles Thema. Das Essverhalten hat er sich mit Disziplin anerzogen. Diese Typen lesen gerne Diät-Tipps und halten sich daran. Und sie essen pünktlich. Sie machen Sport, weil es sein muss, weil nur so die Fettpolster schwinden. Aber wirklich gerne, aus Spaß tun sie das nicht. Trotzdem fühlen sie sich gut, weil sie das Gewicht halten. Aber wehe, es tritt etwas ein, mit dem sie nicht so leicht fertig werden. Liebeskummer, Ärger mit dem Chef, die verlorene Scheckkarte. Sie kaufen sich einen Schokoriegel, einen Big Mac, einen Familienbecher Eis, das tut gut, tröstet mit dem Molekül der Gefühle. Mit Serotonin. Dauert der Ärger an, dann bleibt das Trostpflaster »Frustessen« kleben. Und sie nehmen zu.

➤ **Abhilfe:** Versuchen Sie, Essen und Frustgefühle zu trennen. Wenn negative Gedanken Sie quälen, holen Sie sich andere Streicheleinheiten für die Seele. Schauen Sie ein Video an, schenken Sie sich einen Röschenstrauß, springen Sie auf dem Trampolin – auch das lockt die Moleküle der guten Gefühle. Und: Machen Sie die Übungen zu »schlanken Gedanken« (Seite 115).

Welcher Esstyp sind Sie?

Der Stoffwechsel – das Rad des Lebens

Was ist Stoffwechsel? Ganz einfach: Die Verwandlung der Nährstoffe vom Teller in Energie, Muskeln, Hormone, Gefühle – in Sie. Machen Sie doch erst eine kleine Reise durch Ihren Körper. Und erfahren Sie dann alles über das, was auf Ihrem Teller liegt.

Reise durch den Körper

Riechzellen nehmen den Braten war. Orten Röststoffe, Majoran & Co. Locken die Säfte in den Mund. Machen Lust auf die erste Gabel. Im Hypothalamus im Gehirn sitzt die Appetitzentrale, die alles steuert. Ihm schickt das Blut Informationen, wie hoch der Blutzucker ist, die Fettzelle, ob sie Nachschub will. Dort sitzt die somatische Intelligenz. Das Urwissen des Körpers, der weiß, was er braucht. Nun, das schläft bei den meisten von uns. Eigentlich sollte es Hunger, Sattsein und Gelüste koordinieren: Wir bewegen uns viel, dann brauchen wir viele Kalorien. Der Hypothalamus befiehlt über eine Heerschar von Hunger-Satt-Hormonen (schier wöchentlich taucht in der Wissenschaft ein neues auf): »Iss mehr!« Oder wir sitzen müßig rum: Der Hypothalamus schaltet auf Energiesparprogramm – man ist schneller satt. Das Urwissen sollte uns plagen mit Gelüsten auf Zitrone, wenn das Immunsystem eine Vitamin-C-Spritze braucht, mit Lust auf Käse, wenn die Knochen Kalzium wünschen. Nur: Dieses Urwissen haben wir erstickt. Weil wir nicht mehr essen, wenn wir Hunger haben, sondern wenn es uns die Zeit diktiert. Weil wir nicht mehr essen, was der Körper braucht, sondern leere Kalorien, mit Aromen aufgepeppt. Der Kopf sagt: »Ich will eine Apfeltasche.« Das sagt der Körper nicht. Die tut ihm nämlich nicht gut. Der möchte den Apfel pur. Das steht in seinem genetischen Programm, das passt dem Stoffwechsel.

Der Hypothalamus im Gehirn, Ihr Appetit-Zentrum, registriert also, wie viel Fett in den Fettzellen ist, wie viel Zucker im Blut. Und fehlt ihm was, macht er Hunger.

Das Wunder Verdauung

Sie essen Pasta mit Gemüse und Garnelen. Der Chemiker sagt: Kohlenhydrate, Ballaststoffe, Vitamine, Mineralien, Fett und Eiweiß. Schon im Mund schließt der Speichel mit seinen Enzymen die Kohlenhydrate auf. Je länger Sie kauen, desto süßer schmeckt die Nudel. Die langen Kohlenhydratketten werden in kleinste Zuckermoleküle gespalten. Kauend verkleinert man die Lebensmittel, vergrößert die Angriffsfläche für die Verdauungswerkzeuge des Körpers.
In der zweiten Verdauungskammer, dem Magen, zersetzen Salzsäure, Chlor und Wasserstoff-Ionen die Pasta mit Gemüse und Garnelen. Öffnen die Zellen der Pflanzen, damit sie ihre Vitamine freigeben. Der Magen kontrahiert sich, vermischt das Ganze. Rund 50 Tonnen Nahrung und Getränke passieren ihn im Laufe eines Lebens. Ein Milchshake bleibt etwa eine Stunde drin, ein Gänsebraten einige Stunden. Die Enzyme im Magen leisten Schwerstarbeit. Zerlegen lange Eiweißketten (zum Beispiel aus der Garnele) in kürzere (Peptide) und die kleinsten Eiweißbausteine, die Aminosäuren.

Die Hungerbremsen

Ist der Magen voll, rückt das Ich-bin-satt-Hormon Cholezystokinin im Hypothalamus an: »Essen einstellen!« Und sobald Sie etwas essen, produziert das Fettgewebe Leptin. Das Hormon dringt über das Blut zum Gehirn durch und sagt: »Genug Energie da!« Nur bei Übergewichtigen funktioniert das nicht. Zwar ist Leptin da, das Gehirn hört aber nicht drauf.

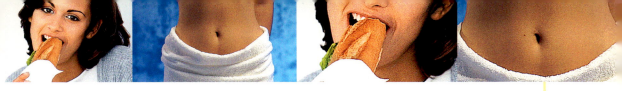

Stoffwechsel heißt: Was durch den Bauch wandert, verwandelt sich in Energie – oder raubt sie.

Nach zwei Stunden macht der Ringmuskel am Ende des Magens auf, schickt einen dünnen Brei in den Dünndarm. Dort wird entschieden, was ins Blut darf.

So kommt Fett auf die Hüften

Kaum kommt der Nahrungsbrei, schickt die Galle ihren sauren Saft. Gallensalze umlagern die Fettkügelchen. Machen sie bereit für die Spaltarbeit der Enzyme aus der Bauchspeicheldrüse. Lipasen schneiden aus den Fettmolekülen die Fettsäuren raus. In den Darmzellen wird das Fett eingepackt in Transportmoleküle, so genannte Chylomikronen. Sie schleppen das Fett durchs Blut, machen es milchig weiß. In den Blutgefäßen sitzen Enzyme, die nur auf diese Energiefracht warten: Lipoproteinlipasen. Sie saugen das Fett aus dem Eiweißpäckchen, schicken es in den Muskel zur Verbrennung, zum Verjüngen der Zellwände – oder zum Speichern ins Fettdepot. Im Schnitt haben wir 20 Milliarden Fettzellen. Sie können sich aber zu unserem Leidwesen vermehren. Nicht nur im Kindesalter, sondern, so neue Studien, auch im Erwachsenenalter. Und sie können sich auf das tausendfache ausdehnen: als würde ein Stecknadelkopf zum Golfball.

Was mit Zucker, Eiweiß und Vitalstoffen passiert

Im Dünndarm spalten Enzyme Stärke und Zucker klein zu Fruktose und Glukose. Zuckertransporter bringen sie rüber ins Blut. Feine Sensoren messen den Blutzuckerspiegel und geben die Daten ans Gehirn weiter. Das mobilisiert die Bauchspeicheldrüse, Insulin zu produzieren, das den überschüssigen Zucker in die Zellen dirigiert.
Ferner isoliert der Dünndarm Vitamine, Mineralstoffe und Spurenelemente und schickt sie ins Blut. Von dort aus kommen sie zu ihrem Bestimmungsort in die einzelnen Zellen. Kalzium stärkt den Knochen, Eisen bringt Farbe ins Blut, Jod wandert für die Hormonbildung in die Schilddrüse.
Auch das Eiweiß wird von Enzymen weiter gespalten. Spezielle Transporter bringen die Aminosäuren und Eiweißbruchstücke ins Blut. Im Körper werden sie dann in körpereigene Proteine verknüpft. In Hormone, Abwehrkräfte, Haut, Haare. Jede der 70 Billionen Körperzellen wird mit dem Eiweiß aus dem Essen neu aufgebaut oder repariert.
Nicht alle Eiweiße dürfen die Darmschranke passieren: Fremdeiweiße müssen draußen bleiben. Nur: Manche dringen trotzdem in den Körper ein, lösen Asthma und Hautekzeme aus. Warum das so ist, weiß keiner genau, daran wird viel geforscht. Fest steht: Der Darm ist unser größtes Immunsystem. Und das muss gehegt und gepflegt werden. Mit Nahrung, die der Körper kennt.

Endstation Dickdarm

Zwei Dinge wandern weiter in den Dickdarm: ein Teil des Wassers und unverdauliche Fasern von Gemüse und Getreide. Im Schlepptau: Gifte und Cholesterin für die Kanalisation. Der Dickdarm dickt alles noch mal ein, indem er das Wasser entzieht. Und ist selbst ein gigantisches Ökosystem. In einem Tropfen Darmflüssigkeit tummeln sich Milliarden Bakterien. Sie machen sich über die unverdaulichen Faserwände her, versorgen den Dickdarm mit Fettsäuren und legen Abwehrwaffen gegen Krebs frei: zum Beispiel Flavonoide aus den Faserstoffen. Und sie produzieren beim Abbau der Fasern die wohl bekannten Gase. Die Ballaststoffe verkürzen die Verweildauer der Reste im Darm. Sie drängen uns zur täglichen Sitzung. Und so findet der Rest ein natürliches Ende.

Das INTERVIEW

Bitter: Süsses macht so richtig dick

Studien aus den USA zeigen: Nicht Fett macht fett, sondern der übermäßige Konsum von Zucker und Stärke. Wer den süßen Verführer nur als Gewürz verwendet, raffinierte Produkte meidet, nimmt automatisch ab – und beugt Zivilisationskrankheiten wie Herzinfarkt und Diabetes vor. Ein Gespräch mit dem Stoffwechselexperten Professor Fritz Hoppichler, Vorstand der Abteilung für innere Medizin am Krankenhaus der Barmherzigen Brüder in Salzburg.

Nicht Fette sind schuld an Übergewicht, Diabetes, Krebs und Herz-Kreislauf-Erkrankungen, sondern Zucker und Weissmehl – wie Professor Walter Willet von der Harvard-Universität, Boston, in Studien bewies. Warum?

Prof. Fritz Hoppichler: Weil wir mit dem Stoffwechsel eines Steinzeitmenschen in einer colaisierten Gesellschaft leben.

Was heisst das?

Stoffwechsel ist der Umbau von Nahrungsmitteln in Körpersubstanz, Energie, gute Laune, Leistung. Auf jeden Nahrungsbaustein – Fett, Eiweiß oder Kohlenhydrat – reagiert der Körper mit der Produktion von Hormonen, die dafür sorgen, dass Fett eingelagert oder verbrannt wird, Kohlenhydrate munter machen oder müde, Nahrungseiweiß in Muskeln oder ins Immunsystem investiert wird. Dieser Stoffwechsel wird gelenkt durch unsere Gene. Und diese haben sich seit der Steinzeit nicht geändert.

Also statt Schokoriegel sollten wir besser Mammutkeule essen?

So ungefähr. Vor zwölf Millionen Jahren saß der Urmensch auf dem Baum und ernährte sich von Blättern. Vor vier Millionen Jahren richtete er sich auf, sammelte Beeren und Wurzeln, und irgendwann begann er zu jagen. Er aß zu 80 Prozent Kohlenhydrate und zu 20 Prozent Fleisch – zum Beispiel Mammutkeule.

Fleisch macht nicht dick?

Nicht, solange Sie es in Maßen essen. Es liefert wertvolles tierisches Eiweiß. Besser als rotes Fleisch ist weißes: mageres Geflügel- und Kalbfleisch. Fisch können Sie gar nicht häufig genug essen. Er darf ruhig fett sein. Seefische wie Lachs, Makrele, Hering enthalten Omega-3-Fettsäuren – lebenswichtig wie ein Vitamin.

Fett macht also nicht fett?

Nicht, wenn Sie das richtige Fett wählen. Man sollte tierische Fette aus Wurst, Käse, Fleisch, Sahne, Butter minimieren, indem man beispielsweise zu mageren Sorten greift. Und dafür Olivenöl und Rapsöl häufiger auf den Speiseplan setzen. Studien beweisen: So schützen Sie Ihr Herz und leben länger.

Zucker ist ein Kohlenhydrat …

Ja, aber eines, für das wir in höheren Dosen kein genetisches Programm haben. Zucker gibt es erst seit 150 Jahren. Damals war Zucker ein seltenes Luxusgewürz für Reiche. Er wurde grammweise in der Apotheke verkauft.

Heute essen wir im Schnitt 34 Kilo Zucker pro Jahr. Wie reagiert der Körper auf die süsse Flut?

Immer, wenn Zucker oder Weißmehl, das im Grunde noch schlimmer ist, vom Darm ins Blut dringt, produziert die Bauchspeicheldrüse eine Menge ihres Hormons Insulin, um die unnatürliche Flut von Glukosemolekülen schnell aus dem Blut zu schaufeln, weil sie dem Körper sonst gefährlich werden.

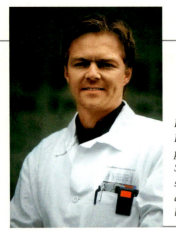

Professor Fritz Hoppichler, Stoffwechselexperte aus Salzburg

Was ist Glukose?

Das ist der kleinste Kohlenhydratbaustein. Vollkornprodukte und Gemüse bestehen aus einer langen Kette von Glukosemolekülen. Diese Ketten werden von Verdauungsenzymen in einzelne Glukosemoleküle gespalten. Nur diese kleinen Partikel kann der Stoffwechsel verwerten.

Der Muskel verbrennt Glukose, der Mensch erntet Energie.

Ja. Sie können in Ihrem Körper etwa 1 Pfund Glukose speichern – in der Leber und in den Muskeln. Der Muskel verbrennt Glukose, wenn Sie ganz schnell einen Energieschub brauchen: etwa vor dem Feind fliehen müssen, Tennis spielen oder squashen. Dann kommt nicht genügend Sauerstoff in die Zellen, deshalb können die Muskeln kein Fett verbrennen, um Energie zu gewinnen, sondern nur Kohlenhydrate. Deswegen machen nur Ausdauersportarten wie Joggen und Walken schlank. Und natürlich das Springen auf dem Trampolin. Nur wer sich nicht übermäßig anstrengt, verbrennt Fett.

Auch das Gehirn braucht Zucker.

Damit dem Gehirn der Zucker nicht ausgeht, haben wir einen Seismographen im Körper eingebaut: den Blutzuckerspiegel. Wenn er sinkt, können Sie sich kaum noch konzentrieren und kriegen Appetit auf etwas Süßes. Fällt er noch weiter, werden Sie ohnmächtig.

Also ist Glukose lebenswichtig.

Im Grunde ja. Sie müssen täglich die Glykogen-Speicher in Leber und Muskeln auffüllen, damit das Gehirn ausreichend Zucker bekommt. Nur eben nicht mit schnellen Zuckern.

Was versteht man unter schnell?

Schnelle Zucker – Weißmehlprodukte, Kartoffeln, Bier, süße Getränke und Süßwaren – dringen vom Darm schnell ins Blut, erhöhen den Blutzucker drastisch und locken deshalb viel Insulin – sie haben einen hohen glykämischen Index, GLYX. Im Gegensatz zu langsamen Zuckern aus Früchten, Gemüse, Vollkornprodukten.

Warum sind Vollkornbrot und Apfel langsam?

Diese natürlichen Kohlenhydrate müssen im Darm erst in kleine Stücke zerlegt oder wie Fruchtzucker in der Leber umgebaut werden. Solche gesunden Kohlenhydrate erhöhen den Blutzuckerspiegel ganz langsam und kontinuierlich, locken nur wenig Insulin ins Blut, haben einen niedrigen GLYX. Und machen nicht dick.

Das heisst, Naschkatzen horten vor allem Fett?

Und wie. Wer schon morgens ein Weißbrot mit Marmelade isst und einen Kaffee mit Zucker dazu trinkt, sorgt dafür, dass der Blutzuckerspiegel hochschnellt.

Auf wie viel?

Nüchtern hat der gesunde Mensch einen Spiegel von 70 bis 100 mg/dl. Mit schnellen Kohlenhydraten schießt der Blutzuckerspiegel hoch. Dann kommt besonders viel Insulin, baut den Zucker ein, bis der Blutzucker wieder sinkt.

Bitter: Süßes macht so richtig dick

Das INTERVIEW

Binnen ein bis zwei Stunden schwindet die geistige Leistungskraft – der Körper warnt mit Appetit und Hunger.

UND MAN FINDET SICHER EINE TAFEL SCHOKOLADE ...

Genau so ist es. Man kommt den ganzen Tag aus dem Insulin-Teufelskreis nicht mehr heraus. Ständig lockt man das Hormon mit schnellen Kohlenhydraten – hier eine Cola, da ein Keks, dort ein Stück Torte.

WER ABNEHMEN WILL, MUSS ALSO NUR ZUCKER UND WEISSMEHL MEIDEN?

Zugegeben, das ist schwierig – aber unglaublich effektiv. Zucker steckt leider überall drin: nicht nur in Limonaden, Fruchtnektaren, Schokolade, Keksen, auch in Senf und sauren Gurken. Ketchup besteht zu einem Drittel aus Zucker. Es gibt kaum ein Fertigprodukt, das nicht mit Zucker konserviert wird. Auch Weißmehl, der zweite Hauptdickmacher, steckt nicht nur im Baguette, in Nudeln, Kuchen und Keksen, es bindet ebenso Saucen im Restaurant oder in Fertigprodukten.

ES HEISST: AUCH KARTOFFELN TAUGEN ZUR MAST.

Vor allem in Form von Pommes und Chips. Sie liefern gleich das nötige Fett mit – das wirkt sich doppelt schlecht auf die Linie aus.

US-FORSCHER IN INDIANA FANDEN HERAUS, DASS DER FETTANTEIL, DEN DER KÖRPER AUS EINER MAHLZEIT AUFNIMMT, UM BIS ZU 60 PROZENT HÖHER IST, WENN SIE ZUGLEICH ZUCKER ENTHÄLT.

Ja. Richtig dick macht die Kombination: schlechte Kohlenhydrate mit viel tierischem Fett. Beispiel: Schweinebraten mit Knödel, Nudeln mit Sahnesauce, weißer Reis mit Gulasch.

Butterbrot mit Marmelade. Weil das Insulin das gleichzeitig ankommende Fett sofort in die Fettzellen schickt und einsperrt.

WAS RATEN SIE?

Alle Fertigprodukte meiden. Zurück zur Natur. Wer Vollkornprodukte, also Naturreis, Schrotbrot, Vollkornnudeln oder auch Pasta aus Hartweizengrieß isst, viel Gemüse, Obst, Fisch, mageres Fleisch und Milchprodukte, nimmt schnell wieder ab. Mit Süßem sollte man sein Leben nur »würzen« – wie man das vor hundert Jahren tat.

DAS SCHLIMMSTE AM STÄNDIGEN ZUCKERGENUSS: NACH GEWISSER ZEIT WIRKT INSULIN NICHT MEHR.

Ja, dicke Menschen haben zu viel Insulin, aber es wirkt nicht mehr – außer, dass es immer dicker und dicker macht. Die Muskelzellen werden nach gewisser Zeit resistent gegen den ständigen Insulinreiz. Der Zucker bleibt im Blut. Und startet sein giftiges Werk – man leidet unter der so genannten Altersdiabetes.

KANN MAN ALTERSDIABETES AUCH SCHON MIT 20 KRIEGEN?

Natürlich. Er taucht heute schon bei Kindern auf. Wer sich, ständig Süßes oder Chips essend, ein starkes Übergewicht anfuttert, kann auch früh Altersdiabetes bekommen. Adipöse (fettleibige) Menschen haben ein 30fach erhöhtes Diabetesrisiko.

WARUM SCHADET VIEL ZUCKER IM BLUT DEM KÖRPER?

Hyperinsulinämie – also das ständige Produzieren von Insulin – ist die Wurzel des metabolischen Syndroms. Darunter versteht man: Bluthochdruck, Nierenschäden, Arteriosklerose, Fettstoffwechselstörungen – das Thromboserisiko steigt, Schlaganfall und Herzinfarkt nehmen drastisch zu.

> **INFO**

Entscheidend: der langfristige Blutzuckerspiegel

Wie es um Ihren Blutzucker steht, verraten nicht nur die Zuckerwerte im Blut. Es gibt einen viel wichtigeren, einen viel aussagekräftigeren Wert. Das Blut hat ein Gedächtnis. Es heißt: HbA1C und berichtet über das Blutzuckerniveau der letzten drei Monate. Hb steht für Hämoglobin, ein Eiweiß, das Sauerstoff im Blut transportiert. Zucker benutzt auch dieses Transportmittel – er lässt sich angelagert an dieses Bluteiweiß durch den Körper chauffieren. Der HbA1C-Wert gibt an, wieviel »süßes« Hämoglobin im Blut schwimmt. Beim Gesunden sind es 5 Prozent. HbA1C-Werte über 6,5 Prozent zeigen einen akuten Diabetes an. Übrigens: Wenn Sie 10 Kilos verlieren, sinkt das HbA1C um 1 Prozent.

WAS IST SO GEFÄHRLICH AM ZUCKER?

Der viele Zucker führt dazu, dass die Bauchspeicheldrüse immer mehr Insulin produziert. Insulin erhöht den Blutdruck, verdickt den linken Herzmuskel – wir sprechen von linksventrikulärer Hypertrophie. Das Herz wird durch die Verdickung schlechter mit Blut versorgt, das bedeutet hohes Infarktrisiko, der Muskel pumpt nicht mehr optimal, das führt zu Herzschwäche. Außerdem stört das viele Insulin auch den Fettstoffwechsel.

DAS FÜHRT ZU ARTERIOSKLEROSE.

Stimmt. Die Lipoproteinlipase, das Enzym, das große Fettpartikel in kleine zerlegt, wirkt beim Dicken mit Insulin-Resistenz nicht mehr. Die Fettpartikel bleiben in der Blutbahn, lagern sich in den Gefäßwänden ab. Hinzu kommt: Die Zuckerstoffe werden oxidiert, lagern sich auch ab, machen das Blut dickflüssig. Dann verkalken die Gefäße wie ein Wasserrohr: Arteriosklerose. Und diese führt bekanntlich zu Herzinfarkt und Schlaganfall.

WANN ERKENNT MAN EIGENTLICH, DASS MAN UNTER DIABETES LEIDET?

Die Diagnose wird meist sieben bis 15 Jahre zu spät gestellt. Denn ein Blutzuckerspiegel von 126 tut nicht weh, man kann jahrelang damit leben – ohne etwas zu spüren. Auch die uncharakteristischen Symptome zeigen sich spät: Man ist müde, hat trockene Haut, Wunden heilen schlecht. Bis zu 20 Prozent der Menschen, die erfahren, dass sie unter Diabetes leiden, haben bereits Spätfolgen: Veränderungen im Augenhintergrund oder Eiweißausscheidungen im Urin. Rund 40 Prozent der Patienten leiden bei Diagnosestellung bereits an Herzerkrankungen und 35 Prozent an Gefäßerkrankungen.

NERVEN REAGIEREN BESONDERS EMPFINDLICH AUF ZUCKER.

Ja, Nerven tolerieren hohen Blutzucker nicht – er zerstört sie wie Gift. Es entstehen Polyneuropathien. Die Beine kribbeln erst unangenehm, dann stirbt Gewebe ab. Und weil auch die Nerven im Herz taub sind, haben Diabetiker häufig stumme Herzinfarkte. Sie spüren nichts.

DIE ZAHL DER DIABETIKER SOLL DRASTISCH ZUNEHMEN.

Die Schätzung geht dahin, dass sich bis zum Jahr 2025 die Zahl der Diabetiker verdoppelt – auf 300 Millionen weltweit.

WIE KANN MAN VORBEUGEN?

Wer Probleme mit dem Gewicht hat, sollte jedes Jahr den Blutzuckerspiegel messen lassen. Und nicht, wie viele Ärzte noch meinen, erst ab 126 mg/dl etwas tun. Ein Blutzucker von 110 mg/dl ist bereits gefährlich!

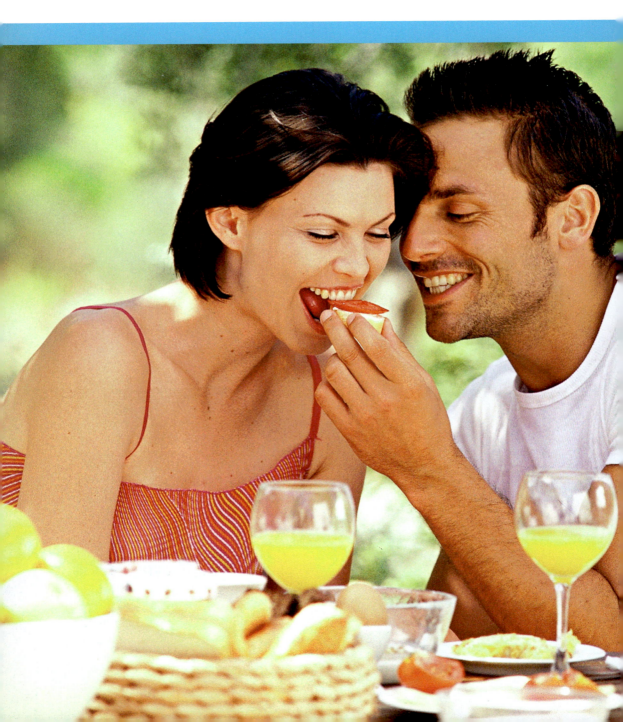

Der Weg von Dick nach Dünn

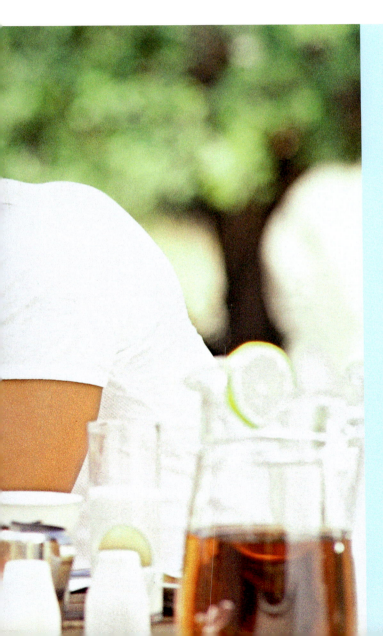

... IST NICHT STEINIG, im Gegenteil: Fröhlich wippend kurbeln Sie die Fettverbrennung an, entschlacken den Körper und tanken Kondition, Gesundheit und gute Laune – mit dem Trampolin. Und vorbei sind die mageren Zeiten, Sie dürfen sich satt essen: mit den richtigen Lebensmitteln, clever kombiniert. Auf dem Weg zur Wunschfigur helfen Ihnen auch: die neuesten Erkenntnisse über Ernährung, ein bisschen Magie, Entspannung, Zeitgewinn, die Formulierung Ihres Ziels sowie Rituale, die Sie mit alten dicken Gewohnheiten brechen lassen.

Die Leichtigkeit des Seins

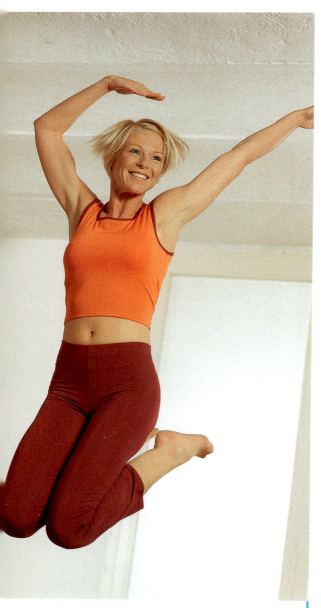

Warten Sie nicht auf ein Wunder. Springen Sie direkt hinein. Das Trampolin verjüngt, macht schlank, gesund, kreativ – und glücklich.

Glück kann so leicht sein. Ein bisschen der Erdanziehung entfliehen, ein bisschen schweben – und schon beginnt der Tag mit Fröhlichkeit. Und Sie ernten unglaublich viel: Sie springen fit und frisch in den Morgen. Verjüngen jede Ihrer 70 Billionen Körperzellen. Treiben Ihren 20 Milliarden Fettzellen die ungeliebten Moleküle aus. Entgiften den Körper, da der Lymphfluss angekurbelt wird. Sie stärken Ihre Knochen, straffen den Body und ernten mehr Muskulatur, während das ganze Fett verbrennt. Das Springen macht kreativ und lockt Gute-Laune-Hormone.

Sie wollen wirklich etwas in Ihrem Leben ändern? Trägheit in Leichtigkeit verwandeln? Endlich Ihr Fett verbrennen? Dann müssen Sie sich bewegen. Und zwar täglich. Sie können täglich joggen, Rad fahren oder walken – jede Form der Bewegung, die Ihnen Spaß macht, ist gut. Das sollten Sie auch unbedingt beibehalten. Es muss allerdings täglich sein. Denn sonst köcheln Ihre Fettverbrennungsöfchen namens Mitochondrien auf Sparflamme. Täglich joggen, täglich walken? Das wollen Sie nicht, das können Sie nicht? Dann fliegen Sie doch!

➤ Springen Sie jeden Tag 30 Minuten auf dem Trampolin. Keine Zeit? Doch, die haben Sie: morgens 20 Minuten. Warum nicht vor dem Frühstücksfernsehen? Und abends 10 Minuten beim Nachrichtengucken.

Einfach abheben ...

Dank einem französischen Artisten namens *du Trampoline* konnten sich die Menschen im Mittelalter zum ersten Mal das Gefühl von Schwerelosigkeit verschaffen. Durch ein Sprunggerät, das erste Trampolin. Aber so richtig Einzug in unsere Gemüter und Wohnzimmer fand es erst im 20. Jahrhundert. Natürlich hat es auch einen neudeutschen Namen: Rebounder (englisch: *to re-*

> **TIPP**

Dafür ist es nie zu spät

Sie haben einen Blankoscheck für Kondition, Kraft, Leistungsfähigkeit mit auf die Welt bekommen. Den einzulösen ist es nie zu spät. Auch wenn Sie lange unbeweglich waren, können Sie Ihre Muskeln wieder zum Leben erwecken. Auch wenn Sie viele Jahre keinen Sport getrieben haben, ist es für den Spaß an der Bewegung nie zu spät. Sie starten einfach mit 5 Minuten – und hängen jeden Tag eine Minute an. Lesen Sie mehr ab Seite 144 Und sprechen Sie doch einfach mal mit Ihrem Arzt.

bound, zurückfedern). Wir bleiben hier bei dem hübschen Namen Trampolin.
Übrigens: Langsam sprechen sich die Wunderwirkungen des Trampolins herum. Fitnessstudios rüsten schon damit auf. Und: Es gehört seit Sydney 2000 zu den olympischen Disziplinen. Aber Sie müssen keine olympischen Rekorde brechen. Sie wollen ja nur Ihr Fett los werden.

Die NASA-Studie: Was wirkt besser, Laufen oder Trampolin?

1980 untersuchten US-Wissenschaftler, wie sich Laufen auf dem Laufband und Springen auf dem Trampolin auswirken. Die NASA wollte wissen, wie sie ihre Astronauten am besten wieder fit macht. Durch den Aufenthalt in der Schwerelosigkeit im All bauen sich nämlich Muskeln und Knochen ab.
Das Ergebnis: Der Trainingseffekt des Trampolins liegt um 68 Prozent höher als beim Laufen. Das bedeutet: Sie tanken in der gleichen Zeit um zwei Drittel mehr Kondition, verbrennen zwei Drittel mehr Fett, ernten zwei Drittel mehr Muskeln. Oder: Sie müssen nur ein Drittel der Zeit trainieren.

Nutzen Sie die Federkraft

Das Trampolinprinzip ist einfach: Wenn Sie in das Tuch springen, wandelt sich Ihre Gewichtskraft in Spannungsenergie um. Dadurch schnellen Sie ohne Kraftaufwand wieder in die Höhe. Das ist das physikalische Prinzip der Impulsumkehr. Es sorgt für Leichtigkeit, Dynamik, Spaß und dafür, dass die Pfunde auch ohne große Anstrengung purzeln. Und die Seele federt mit: Egal wie sehr die Pfunde drücken, egal wie schwer man ist, man fühlt sich federleicht.

Es gilt das Prinzip: Je größer die Schwerkraft, desto stärker wird jeder Muskel trainiert. Training auf dem Trampolin kombiniert die Erdanziehung mit der Beschleunigung und Verlangsamung des Körpers. Dadurch entsteht eine Gravitationskraft, die wesentlich größer ist als jene, an die wir gewöhnt sind. Springen, Aufkommen, sanftes Abbremsen. Diese Kraft addiert sich zum Gewicht. Jeder Teil des Körpers wird trainiert. Ob Gesichtsmuskeln, Bindegewebe oder Organe. Jede Zelle wird massiert. Denn beim Richtungswechsel muss auch jede Zelle die Richtung wechseln. Ist der Körper im freien Fall, hat er kein Gewicht. Dann entspannen sich die Muskeln, die Zellen dehnen sich aus. Und das hat viele Vorteile (siehe Kasten Seite 44).

Eine Verjüngungskur, die fit macht

Auf dem Trampolin wachen Sie auf – und werden jeden Tag jünger. Der Clou am Minitramp ist der rhythmische Wechsel zwischen Anspannung und Entspannung, während Sie in das Tuch springen und nach oben federn. In der Luft fühlen Sie sich schwerelos, Ihre Muskeln können richtig entspannen, Verspannungen lösen sich. Das Auf und Nieder fördert die Durchblutung der Muskulatur und der inneren Organe.

Die Leichtigkeit des Seins

> **INFO**

Was Ihnen das Trampolintraining alles bringt

- Fett schmilzt weg.
- Es bilden sich Fettverbrennungsenzyme.
- Muskeln wachsen.
- Das Bindegewebe strafft sich.
- Lymphfluss und Durchblutung werden angeregt.
- Die Organe funktionieren besser.
- Der Ruhepuls sinkt – das schont den Lebensmotor Herz.
- Bluthochdruck normalisiert sich.
- Blutfette normalisieren sich.
- Der Blutzuckerspiegel sinkt.
- Insulinresistenz wird abgebaut.
- Das Immunsystem wird gestärkt.
- Sie beugen Krebs vor.
- Diabetes hat keine Chance.
- Sie stärken Knochen und Gelenke.
- Das Osteoporoserisiko sinkt.
- Sie bekommen mehr Kondition.
- Sie schulen Gleichgewichtssinn und Bewegungskoordination.
- Sie entwickeln größere Stressresistenz.
- Das Selbstbewusstsein steigt und die Kreativität auch.
- Sie fühlen sich einfach fit und fröhlich.

Mit dem Blut werden Sauerstoff und wichtige Nährstoffe in die Organe gepumpt. Und das macht sie fit. Nach dem Workout fühlen Sie sich frisch, wach und voller Tatendrang. Das Trampolin ist eine Verjüngungskur – ohne teure Pillen und Präparate.
Auch die Flüssigkeit zwischen den Organen und Zellen setzt sich in Bewegung. Der Wechsel von Anspannung und Entspannung trainiert die Zellwände. Das Trampolin trainiert so jede einzelne Ihrer 70 Billionen Körperzellen. Das strafft das Bindegewebe, verbessert die Funktion der Organe.

Eine wunderbare Lymphdrainage

Ich habe einen dicken Stoß Briefe einsehen dürfen bei einem deutschen Trampolinhersteller. Alles Briefe von Menschen, die von Krankheiten berichteten, schweren Hautleiden, Rheuma, chronische Schmerzen, Bandscheibenbeschwerden, Bluthochdruck, Arthrose, Migräne. Diese Menschen erzählen, wie sie durch das Trampolin wieder gesund wurden. Keine Zauberei. Es ist ja nichts Neues, dass Sport das Immunsystem stärkt, die Killerzellen viel aggressiver gegen die Feinde macht. Das Trampolin tut aber noch mehr. Es entgiftet den Körper. Etwa 85 Prozent Ihrer Körperflüssigkeit macht die Lymphe aus, das körpereigene Abwassersystem. Alle Stoffe, die von Zelle zu Blut fließen und umgekehrt, passieren immer zuerst die Lymphflüssigkeit. Sie nimmt Abfallprodukte aus dem Stoffwechsel auf und befreit den Körper von Umweltgiften und Schlacken. Die Lymphe hat im Gegensatz zum Blut keinen Motor, der sie durch die Lymphbahnen pumpt. Weil die Lymphe nur durch Muskelkontraktionen und Atmen in Bewegung bleibt, ist Bewegung der beste Weg, den Lymphfluss anzuregen – und so den Körper von Schadstoffen zu befreien. Bewegen wir uns nicht, erlahmt unser Lymphsystem. Das Wasser wird nicht mehr mit all den Giften weggeleitet, sondern lässt unsere Zellen aufquellen – wir ersaufen an uns selbst. In einer ziemlich schmutzigen Kanalisation. Manche Menschen fühlen sich deshalb ein bis drei Tage unwohl, wenn sie mit dem Trampolintraining beginnen. Weil so viele Gifte freigesetzt werden. Aber das gibt sich, da muss man nur durch. Viel Trinken! Jede Stunde ein Glas Wasser.
Wer die Lymphe zum Fließen bringt, regt also auch Heilungsprozesse an. Am effektivsten funktioniert das auf dem Trampolin. Am obersten Punkt der Hüpfbewegung ist

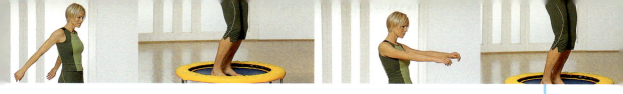

Der Antistress-Spurt von Seite 46: Leicht auf- und abschwingen – das entspannt optimal.

man gewichtslos, dann dehnen sich die Zellen und nehmen Gewebsflüssigkeit auf. Beim landen werden die Zellen zusammengedrückt, überschüssige Flüssigkeit wird aus den Zellen in das Lymphsystem gepresst.

Der Lymphatisator-Trick

➤ Wenn Sie sich matt fühlen, ein wenig kränkeln, keine Energie haben, dann gehen Sie drei Minuten aufs Trampolin:
1 Wippen Sie, ohne den Kontakt zum Tuch zu verlieren.
2 Geben Sie Ihrem körpereigenen Abwassersystem geistige Unterstützung: Beim Ausatmen denken Sie »Alte Gifte raus« und beim Einatmen »Neue Kräfte rein«.

Ein Krafttraining der leichten Art – das Muskeln und Knochen stärkt

Während Sie auf dem Trampolin beim Nach-oben-Federn die scheinbare Schwerelosigkeit genießen, wird Ihr Körper, wenn Sie sanft in das Tuch federn, mit einer höheren Kraft als der Gewichtskraft belastet. Sie machen sozusagen ein Krafttraining – ohne Hanteln zu stemmen, ohne Beinpresse. Und jeder weiß: Ein Krafttraining lässt die Muskulatur wachsen, stabilisiert die Knochen und kurbelt die Fettverbrennung an. Das Beste daran: Sie trainieren jeden Muskel, von der Fußspitze bis zum Gesicht.
Gott hat die Schwerkraft nicht erfunden, um einem das Leben schwer zu machen. Im Gegenteil: Wenn sich ein Astronaut länger im Weltraum aufhält, verliert er rapide an Muskulatur und Knochenmasse. Weil der Körper in der Schwerelosigkeit kaum beansprucht wird. Das hat schwere gesundheitliche Folgen, weil auch der Herzmuskel abbaut. Den gegenteiligen Effekt kennt jeder Sportler, der Gewichte gegen die Schwerkraft stemmt oder Kniebeugen macht. Die Muskulatur wächst und wird kräftiger, die Bewegung gegen die Schwerkraft pumpt die Knochen mit Kalzium voll. Gewichtstraining ist ein wirksames Mittel gegen Osteoporose. Zahlreiche Studien belegen: Bei Frauen mit leichter Osteoporose nimmt durch das Gewichtstraining die Knochenmasse sogar wieder zu. Die Knochen werden dichter, stärker und stabiler.

Saft für Gelenke und Bandscheiben

Wer seine Glieder regt, versorgt Bänder, Sehnen, Knorpel und Gelenke mit Nährstoffen. Hält sie elastisch und jung. Wer mit Übergewicht joggen geht, riskiert aber eine Überlastung der Gelenke – jeder Schritt belastet sie mit einem Stoß in Höhe des dreifachen Körpergewichtes. Das Minitramp hingegen federt das Körpergewicht sanft ab, und die Gelenke von den Zehen bis zum Nacken werden mit Nährstoffen versorgt.
Immer mehr Physiotherapeuten oder Sportmediziner raten auch bei Rückenschmerzen: »Wippen Sie täglich auf einem Trampolin.« Das sanfte Wippen auf dem Trampolin kräftigt die gesamte Wirbelsäule. Die Bandscheiben, die elastischen Stoßdämpfer zwischen den Wirbeln, werden nicht über Blutgefäße versorgt, sondern über die Lymphe. Und die tut, wenn Sie sitzen, nichts. Trampolinspringen kurbelt das Lymphsystem an, hält die Bandscheiben elastisch und wappnet sie gegen Verletzungen.
Verstärken können Sie die Wirkung durch ein Theraband (Flexband), das zusätzlich Arm- und Rückenmuskulatur kräftigt.
Haben Sie einige Pfunde auf dem Minitramp weggeschmolzen und eine gute Portion Kondition getankt, dann können Sie immer noch Ihre Laufschuhe schnüren.

Die Leichtigkeit des Seins

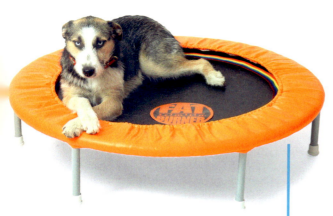

»Du wirst doch jetzt nicht …? Och nöö. Bau deinen Stress anders ab. Iss lieber einen Schokoriegel. Haste früher doch auch so gemacht. Och nööö. Ich lieg grad so gut.«

Das Antistressprogramm

Stress blockiert den Kopf – und macht dick. Weil wir irgendwann gelernt haben, dass Süßes Stress lindert. Tut es wirklich. Über unseren Hormonhaushalt. Aber leider nur kurzfristig. Kalorienfreie Stressbremse: das Trampolin. Immer wenn der Stress zupackt, sollten Sie ihm auf dem Trampolin davonspringen (siehe Übung unten). Sie haben einen Stressjob? Warum schaffen Sie sich nicht gemeinsam mit Kollegen ein Trampolin an? Vielleicht zahlt der Chef sogar mit.

... das im Blut aufräumt

Das Trampolinspringen senkt stressbedingten hohen Blutdruck. Es macht die Gefäßwände elastischer. Regelmäßige Bewegung sorgt dafür, dass das schlechte Cholesterin (LDL) sinkt und der gute HDL-Wert ansteigt, dass Blutfettwerte sinken und Blutplättchen nicht mehr so leicht verklumpen. Das beugt Arteriosklerose und Thrombosen vor und damit Herzinfarkt und Schlaganfall. Und: Bewegung züchtet auch wieder (durch viel Stress-Schokolade reduzierte) Insulinrezeptoren. Diese Schlüssellöcher an den Zellen sorgen dafür, dass nicht so viel Insulin nötig ist. Es beugt also Diabetes vor.

Koordination auf allen Ebenen

Astronauten schulen Orientierungssinn und Bewegungssteuerung für die Schwerelosigkeit auf dem Trampolin. Auch wenn Sie mit beiden Beinen fest auf dem Boden bleiben wollen – regelmäßiges Training verbessert Ihr Gleichgewichtsvermögen. Sie werden geschickter, Ihre Bewegungen geschmeidiger.

Das Springen auf dem Trampolin lehrt erwiesenermaßen auch beide Hirnhälften, besser zu kooperieren. Sie haben ein linkes und ein rechtes Gehirn. Im linken sitzt die Logik, das analytische, mathematische Denken, die Ordnung, die Disziplin. Im rechten speichern wir Bilder, Emotionen und Gesichter. Dort sitzt die Intuition und die Fähigkeit zum Träumen. Aus dem Miteinander dieser beiden Gehirnhälften entspringt Kreativität. Ein Trampolin sollte eigentlich in jedem Büro stehen. Bleiben die Ideen aus: Kurz springen und schon fliegen die Gedanken. Übrigens: Regelmäßige Bewegung lässt auch neue Datenautobahnen im Kopf wachsen, verbessert die Hirnleistung.

Der Antistress-Spurt

▶ Diese Übung entspannt Sie sofort. Drei Minuten wippen reichen – und schon verschwinden die Stresshormone.

1 Leicht auf- und abschwingen, dabei mit beiden Füßen auf der Matte bleiben. Schulter und Arme locker lassen. Der ganze Körper schwingt mit (Fotos Seite 45).

2 Spüren Sie in sich hinein, wie Nacken- und Schultermuskeln, Bauch, Herz mitschwingen.

... das selbstbewusst und glücklich macht

Ich höre immer wieder von Trampolinfans: Seit ich hüpfe, bin ich viel besser drauf. Viele Studien zeigen, dass Menschen, die anfangen sich zu bewegen, emotional stabiler werden, selbstsicherer, entspannter, lockerer. Dass sie in allen Bereichen des Lebens mehr Aktivität entfalten. Menschen mit Depressionen und Angstattacken wird Laufen, Walken und neuerdings immer öfter das Trampolinspringen empfohlen. Probieren Sie es einfach aus. Tanken Sie Glück pur. Gewinnen Sie Selbstbewusstsein und neue Energie. Und Sie werden sehen: Jeder Sprung bringt Sie auch im Leben ein Stückchen weiter.

... als Sprungbrett in den Flow

Die Wahrnehmung des eigenen Körpers – das Spiel der Muskeln, der gleichmäßige Rhythmus des Auf und Ab, der tiefe, regelmäßige Atem – verdrängt jede Sorge. Zugleich öffnen sich die Sinne. Sie werden wacher, konzentrierter. Sie grübeln nicht im Gestern, fürchten nicht das Morgen. Die Zeit verwandelt sich in Gegenwart. Sie gehen auf in dem, was Sie tun. Der ungarisch-amerikanische Forscher M. Csikszentmihaly bezeichnete diesen Glückszustand als *Flow* (englisch: Fließen). Das Verschwinden allen Gedankenballasts löst Euphorie aus. Leichtigkeit pur. Ein Strahlen der Seele.

Das Trampolin und die Fettverbrennung

Sie hüpfen. Atmen tief und regelmäßig. Der Kreislauf kommt auf Touren, die Sauerstoffversorgung der Zellen in Schwung. Sauerstoff, den die Zelle dringend braucht, um aerob zu stoffwechseln: um Fett abzubauen und nicht aus Zucker anaerob (ohne Sauerstoff) Milchsäure zu produzieren.

Wenn Sie mit dem richtigen Puls trainieren (Seite 146), also fröhlich federnd, hüpfend, laufend, ohne dass Ihren Muskeln der Sauerstoff ausgeht, verbrennen Sie Fett. Jeden Tag. Effektiver, als wenn Sie joggen gehen. Das Trampolin ist eine der effektivsten Fettschmelzen, die es gibt. Denn darüber sind sich Experten einig: Wer abnehmen will, muss möglichst viele Muskeln gleichzeitig arbeiten lassen. Und durch die Überwindung der Schwerkraft arbeiten alle Muskeln – von den Zehen bis zur Stirn. Setzen Sie zusätzlich Ihre Arme ein, mit einem Flexband, dann verbrennt Fett noch effektiver.

Jeden Tag verbrennen Sie mehr

Trainieren Sie täglich 20 bis 30 Minuten – das reicht. Aber bleiben Sie unbedingt dran. Denn je öfter Sie federn, desto besser verbrennen Ihre Muskeln Fett. Und das muss der Körper oft erst wieder lernen. Am Anfang verbrennt er hauptsächlich Zucker. Doch mit jedem Tag, den Sie auf dem Trampolin trainieren, züchten Sie sich mehr Fettverbrennungsenzyme. Die Mitochondrien, die Fettverbrennungsöfen in den Muskeln, wachsen. Die Fettzellen geben Fette zur Verbrennung frei. Der ganze Fettstoffwechsel läuft auf Hochtouren. Der Grundumsatz steigt: Sie verbrennen mehr Kalorien in Ruhe. Auch wenn Sie dem Nichtstun frönen. Mit dem Trampolin krempeln Sie Ihre gesamte Biochemie um, werden zum »Fettverbrenner«. Ihre Fettpölsterchen schwinden, Ihre Muskulatur wächst. Mit den Muskeln wächst Ihre Dynamik, Kraft, Jugend und Gesundheit. Mit den Fetten verschwinden Trägheit, Mattheit und Schwäche. Das ist doch was – oder? Das Trampolinprogramm startet auf Seite 146. Und eine Bestelladresse finden Sie auf Seite 203.

Die Wahrheit über Fett

Warum Fett schlank und glücklich macht

Fett. Mir fällt dazu goldenes Olivenöl ein – auf ein Stück Brot geträufelt unter Tomaten. Ein wunderbares Stück Peyrigoux-Käse zu einem Glas Rotwein. Oder Avocado löffelnd in den siebten Gourmethimmel aufsteigen, oder mit einem Teller Spaghetti aglio e olio. Was fällt Ihnen ein? Pizza und schlechtes Gewissen? Bauchröllchen und Schinkenrand? Muss man »streichen«, »reduzieren«, »ersetzen« – oder gar »absaugen«? Nein, nein. Fett ist Gourmetfreude, Schlankstoff und Medizin. Sie müssen nur wissen, welches! Welches den Salat krönt, welches das Steak bräunt, welches schlank macht, während Sie essen.

Moppel-Fett und Fit-Fett

♦ **Moppel-Fett** ist träge und chemisch gesehen unseren eigenen Fettpolstern sehr ähnlich. Es besteht vorwiegend aus gesättigten Fettsäuren. Und es wandert vom Teller direkt auf die Hüften – in eine unserer 20 Milliarden Fettzellen. Dazu zählt der Braten, die Wurst, das Fertigprodukt. Tierische Fette und Kokosfett.

♦ **Fit-Fett** ist aktiv und übernimmt Aufgaben im Körper, ist so genanntes Funktionsfett, aus vorwiegend ungesättigten Fettsäuren. Es kommt vor allem in Pflanzenölen, Nüssen und Fisch vor. Der Körper baut sich aus diesen Fetten Nervenstrukturen (Sphingolipide), die ermöglichen, dass Nervenreize ungebremst von einer Synapse zur anderen springen können – damit Sie denken, fühlen, riechen, sehen können, aktiv und dynamisch sind. Die Fit-Fette stabilisieren Zellwände, machen sie geschmeidig und schützen sie vor dem Altern. Die Fit-Fette liefern das Zellschutz-Vitamin E, das als

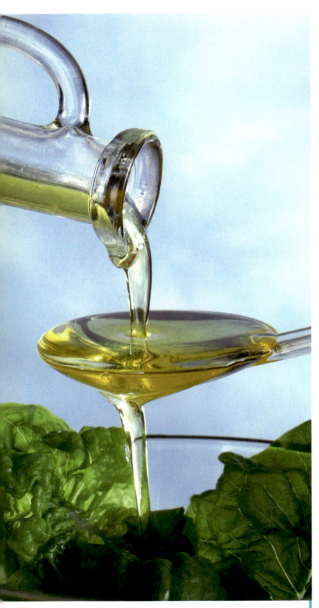

Fett macht dick? Nicht jedes. Edle Pflanzenöle mischen sich aktiv in den Stoffwechsel ein, locken Schlankhormone und sind Medizin pur.

> **INFO**

Fit-Fett macht schlank

Fett aus Oliven-, Lein- und Rapsöl, Nüssen und Fisch ...
- erhöht den Energieverbrauch, die Thermogenese. Kalorien verpuffen als Wärme.
- steigert Fettabbau und -verbrennung
- hemmt den Fettaufbau (Lipogenese)
- normalisiert das Satt-Hormon Leptin
- lockt schlank machende Eicosanoide
- senkt dick machendes Insulin
- schützt vor Insulinresistenz und Diabetes

Bodyguard jede Zelle vor den Angriffen freier Radikale schützt. Es hindert wildgewordenen Sauerstoff daran, unser Körperfett ranzig werden zu lassen. Und: Fit-Fette regulieren, was und wie viel wir essen, und beeinflussen andere Mitspieler beim Fettauf- und -abbau an Bauch und Po. Wie tun sie das? Sie senken den Insulinspiegel. Sie locken gute Eicos, Gewebshormone, die den ganzen Menschen auf gesund trimmen, normalisieren das Appetithormon Leptin und stimulieren Hormone und Enzyme, die den Fettstoffwechsel anregen. Sie essen also einen Salat mit Thunfisch, Walnüssen, Oliven- oder Rapsöl und verbrennen das Fett auf der Hüfte. So einfach ist das.

Fit-Fett lässt die Polster schmelzen

Wenn Fett auf Ihre Hüften wandert und sich dort vermehrt und vermehrt, spricht der Chemiker von Lipogenese. Das ungeliebte Phänomen verhindern Omega-3-Fettsäuren aus Leinöl, Nüssen und Fisch. Denn sie blockieren die Enzyme, die am Fettaufbau beteiligt sind. Zudem regen die Fit-Fette die Thermogenese an. Wenn Sie ausreichend davon aufnehmen, verpuffen Kalorien als Wärme über die Haut.

Die Fit-Fette aus Pflanzenölen beschleunigen den Fettabbau im Gewebe und die Fettverbrennung in der Muskulatur. Das heißt, wenn Sie Sport treiben, wenn Sie trampolinspringen, schnappt sich der Muskel zur Energiegewinnung nicht nur die schnellen Kohlenhydrate, den Zucker im Blut, sondern auch die Fette.

Olivenöl und Rapsöl machen die Zellen hellhörig für das Hormon Insulin, und das hält schlank. In den beiden Pflanzenölen stecken viele einfach ungesättigte Fette (Ölsäure). In einer Studie, die 2001 in der Fachzeitschrift *Diabetologia* erschien, beobachteten Wissenschaftler die Ernährung von Testpersonen über elf Jahre hinweg. Diejenigen, die mediterrane Kost liebten und weniger tierische Fette aßen, hatten aufmerksamere Zellen. Sie reagierten besser auf Insulin, es verweilt kürzer in den Adern und blockiert nicht so lange den Fettabbau.

Wer also einen Ölwechsel vornimmt – mehr Pflanzenfett und Fisch isst –, der hat keine Gewichtsprobleme mehr. Diese Fette werden nicht deponiert, sondern verbrannt.

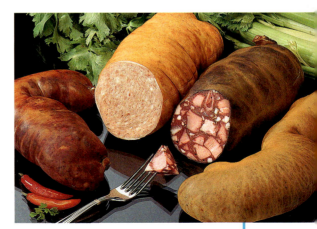

Zeit für einen Ölwechsel. Wurstfett ist nicht das Wahre für den Lebensmotor.

Omega-3-Fette machen satt – und gute Laune

Der Eskimo isst 40 Prozent Fett. Warum ist er nicht dick? Kaltwasserfisch (Makrele, Hering, Lachs, Thunfisch, Hai) liefert ihm Omega-3-Fettsäuren. Und die machen nicht nur schlank, sondern auch satt, und zwar über Leptin, eines der Lieblingshormone der Ernährungswissenschaftler.

Leptin und der Hunger

Leptin entsteht in den Fettzellen. Das heißt also: Je mehr Fettzellen sich zum Schwimmreifen um den Bauch gruppieren, desto mehr Leptin findet sich im Blut. Dicke Menschen haben also hohe und dünne Menschen niedrige Leptinwerte.

Das Hormon übermittelt ans Gehirn eine Botschaft: »Keine Sorge, Überleben gesichert, genügend Energiereservoire (Fett) vorhanden, keine Nahrungsaufnahme erforderlich.«

Sinkt der Leptinspiegel, kommt Hunger auf. Demnach müssten dicke Menschen durch diesen Mechanismus wieder dünn werden, weil der Körper ja viel Leptin produziert. Das Problem: Leptin ist zwar da, aber im Gehirn von Übergewichtigen kommt die Botschaft »satt« nicht an, denn die Gehirnzellen reagieren auf den Informations-Overload, die Leptinflut, einfach nicht. Die Botschaft des Leptins verhallt ungehört. Also scheiterten auch alle Versuche der Wissenschaftler, eine Wunderpille mit Leptin zu basteln.

Es gibt ein Gegenmittel – wie so oft aus der Natur: Omega-3-Fettsäuren. Gute Lieferanten: Seefisch, Leinöl und Nüsse. Steht bei Übergewichtigen häufig Omega-3 auf dem Speiseplan, hören die Gehirnzellen wieder auf die »Satt«-Botschaft.

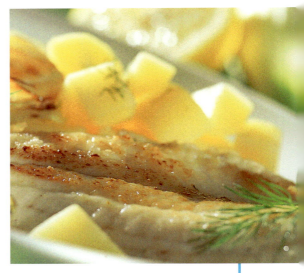

Ein Geschenk für jede Körperzelle: Fisch. Nur die Fettzellen rümpfen die Nase.

Abnehmen mit Glücksgefühl dank Gute-Laune-Fett

Eskimo-Story II: Der Grund, warum Eskimos keine Winterdepressionen kennen, heißt DHA (Docosahexaensäure), auch ein Omega-3-Fett. Fischfett besteht zu großen Teilen aus DHA. DHA kann sich der Körper zwar selbst basteln. Doch das Enzym, das diese Arbeit im Körper verrichtet, ist oft blockiert von anderen Fetten aus der Nahrung. Wenn also DHA schon fertig im Essen steckt, umso besser. Die Körperzellen nehmen das Geschenk gerne an. Das Gehirn, das zu 60 Prozent aus fetthaltigen Strukturen besteht, integriert DHA besonders schnell. Die Folgen: DHA macht das Gehirn fit, weil das Fett als Schmieröl für elektrische Impulse fungiert. Gedanken, Informationen fließen schneller. Darum ist Fisch intelligente Nahrung.

Und DHA macht glücklich. Forscher gehen davon aus, dass DHA-Fette die Bildung von Serotonin anregen. Deswegen behandelt man Depressive mit DHA. Eine Studie zeigt auch: Aggressive Kinder haben niedrige DHA-Spiegel. Werden diese angehoben, sind Stimmungsschwankungen wie weggeblasen. Das können Sie auch: Füllen Sie Ihre DHA-Tanks auf. Essen Sie dreimal pro Woche Seefisch, und spüren Sie, wie das Glück in Ihnen wächst, während die Fettdepots schrumpfen. Sie sehen: Abnehmen mit Glücksgefühl ist wirklich kein leeres Versprechen.

Fett gegen schlechte Eicos

Es wird viel Getreide produziert. Sehr viel. Weil billig. Und daraus lässt sich auch Öl herstellen. Weizenkeimöl, Maiskeimöl, Sojaöl. 40 Jahre lang wurden uns diese mehrfach ungesättigten Fettsäuren als supergesund verkauft. Jetzt, so Stoffwechselexperten, sitzen wir auf einem Pulverfass. Unser Körper ist vollgepackt mit Omega-6-Fettsäuren. Und die verdrängen die wichtigen, gesunden Omega-3-Fettsäuren. Die Folgen: chronische Krankheiten, Bluthochdruck, Artheriosklerose, hohe Blutfettspiegel, Thromboseneigung, Rheuma, Arthrose, Diabetes, Bronchialasthma, Neurodermitis, Gicht, Schmerzen, Entzündungen, Übergewicht. Der Grund: Das Ungleichgewicht Omega-3/Omega-6 lockt zu viele *schlechte* Eicosanoide, Gewebshormone, die krank machen.

Locken Sie künftig die guten Eicos

Gesunde Fette locken *gute* Eicosanoide. Diese Gewebshormone verflüssigen das Blut, bekämpfen Entzündungen, blockieren das dick machende Insulin. Das Schlankhormon Glukagon kann dann in Ruhe an seine Arbeit gehen: das heißt, Fette aus den Zellen abkommandieren und abbauen.
Schlechte Eicos machen das Gegenteil: krank und dick. Sie fördern Entzündungen, locken Insulin und Prostaglandin J$_2$. Dieses Mitglied der schlechten Eicos veranlasst harmlose Bindegewebszellen, sich in Fettspeicherzellen zu verwandeln.
Das wollen Sie nicht. Und dem können Sie mit Ihrer täglichen Ernährung entgegensteuern: Denn die Ernährung beeinflusst, welche Eicos beim täglichen Gerangel gewinnen.

♦ Die guten Eicos brauchen Omega-3-Fettsäuren: Fisch, Leinöl, Rapsöl, Walnüsse.

♦ Den Baustein für schlechte Eicos, Arachidonsäure, liefern Innereien und fettes rotes Fleisch.

♦ Zu viele Omega-6-Fettsäuren (Weizenkeim-, Soja-, Distel-, Maiskeim-, Sonnenblumenöl) und zu wenig Omega-3-Fettsäuren (Fisch, Nüsse, Leinöl) verschieben das Verhältnis in Richtung schlechte Eicos. Mit der richtigen Mischung verschaffen Sie den guten Eicos wieder mehr Gewicht.

♦ Trans-Fettsäuren entstehen beim Erhitzen von Ölen. Ein bisschen in der Pfanne, viel in der Friteuse und noch mehr in der Fabrik. Trans-Fettsäuren stecken in billiger Margarine, in raffinierten Ölen, in Frittiertem und in Fertigprodukten. Trans-Fettsäuren zerstören Blutgefäße, fördern Herzerkrankungen und locken zudem schlechte Eicos.

> INFO

Was tut der Fischkasper?

Sie mögen keinen Fisch? Vielleicht werden Sie ja unsere Rezepte vom Gegenteil überzeugen – oder das Interview mit dem Starkoch Kolja Kleeberg ab Seite 91.
Wenn nicht, dann sollten Sie sich Fischölkapseln aus der Apotheke leisten.

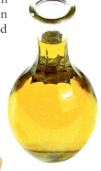

Die Wahrheit über Fett

Neues aus den Fettnäpfchen der Forschung

Ein Pluspunkt für tierische Fette, was hinter MCT-Fetten steckt, und warum die Nuss nicht dick macht:

Die gute konjugierte Linolsäure

Tierisches Fett ist doch nicht so ungesund, wie bisher geglaubt. Das mussten Wissenschaftler zugeben, als sie die konjugierte Verwandte der Linolsäure, CLA genannt, fanden. Denn sie kommt nur in tierischen Lebensmitteln vor, und sie hat so einiges auf dem Kasten: Sie bremst das Stresshormon Cortisol, das so gerne an den Muskeln knabbert. Zahlreiche Tierstudien bestätigen, dass die Säure vor Krebs schützt. Weitere Studien zeigen: CLA macht Mäuse schlank. Beim Menschen war eine CLA-Diät bisher aber nicht erfolgreich. Ob CLA Diabetes und Allergien vorbeugt und das Blut flüssig hält, ist auch noch ungeklärt.
CLA-Fette stecken in tierischen Lebensmitteln, also in Butter, Milch, Milchprodukten, Lamm, Rind, Kalb.

MCT-Fette – kein großes Wunder

Hinter dem Begriff MCT verbirgt sich »Medium Chain Triglycerides«, also mittelkettige Fettsäuren. Forscher fanden heraus, dass die MCTs nicht so viele Kalorien liefern wie andere Fette (8 statt 9 Kalorien pro Gramm). Und: Sie sollen die Fettverbrennung ankurbeln. Daher testete man in Studien, ob es sich mit MCTs leichter abnehmen lässt. Das Ergebnis war leider nicht bahnbrechend. Die Forscher berechneten, dass mindestens die Hälfte des Nahrungsfettes aus mittelkettigen Fettsäuren bestehen müsste, um schlank zu werden. Ob die Leber diesem Ansturm standhält, ist unklar. Zudem locken MCTs Insulin, das Dickmacherhormon. So ganz passen sie nicht in die GLYX-Diät. Wer will, kann das mal ausprobieren, aber nur, wenn Olivenöl, Raps- und Leinöl weiter auf dem Plan stehen. Denn die sind auf alle Fälle gesünder. MCT-Fette stecken in Kokosfett, Palmkernfett und gibt's auch als MCT-Margarine oder MCT-Öl im Reformhaus.

Medizin zum Knabbern: Mandel, Nuss und Samenkern

Nüsse machen dick? Ja, wenn Sie die ganze Packung salziger Erdnüsse vor dem Fernseher knabbern. Nein, wenn Sie 20 Gramm täglich als Medizin genießen.
Nüsse sind gut fürs Herz und schonen die Hüften. Denn sie liefern gesunde Fette, schlank machendes Eiweiß, Ballaststoffe, Vitamine, Spurenelemente und Krebsschutzstoffe. Nüsse haben zwar viele Kalorien, aber der Körper kann Nüsse gar nicht ganz abbauen und daher bleiben viele Kalorien in den Nusszellen eingesperrt.
Zudem liefert Eichhörnchens Kraftfutter mehrfach ungesättigte Fettsäuren, die vor Herzinfarkt schützen und die Fettverbrennung ankurbeln. Besonders gesund ist die Walnuss, die viel Omega-3-Fett liefert. Und: In 18 Studien konnte nachgewiesen werden, dass Nüsse schlechtes Cholesterin im Blut senken und gutes erhöhen und dass die Nussesser um 59 Prozent seltener an Herzinfarkt sterben. Phytosterine – die in Nüssen und Samen stecken – sollen dabei eine Rolle spielen.
Also machen Sie es wie zur Studentenzeit: Futtern Sie ruhig Haselnüsse, Mandeln, Walnüsse, Pinienkerne, Erdnüsse, Cashewkerne, Pekannüsse Paranüsse, Pistazien, Kokosnüsse, Leinsamen, Sesamsamen, Sonnenblumenkerne, Kürbiskerne und Mohn.

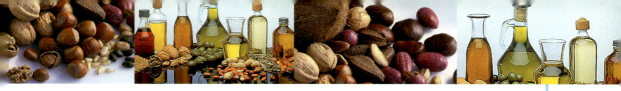

Das Beste für die Gesundheit: Nüsse und Samen. Fast genauso gut das Produkt: kaltgepresste Öle.

Das Gold der Kreter: Olivenöl

Olivenöl ist das Elixier für den Gaumen, das Herz, die gute Laune und die schlanke Linie. Der Olivenbaum begleitet und nährt den Menschen schon seit der Steinzeit. Vom östlichen Mittelmeer aus begann die Olive ihren Erfolgszug durch die Kulturen Europas. In der minoischen Kultur (2 500 v. Chr.) auf Kreta verehrte man die Olive regelrecht – und der Handel blühte. Deshalb nennt man ihr Öl heute noch das »Gold der Kreter«. Im Mittelalter verdrängten tierische Fette das Öl im Topf. Doch in Vergessenheit geriet die Olive nie. Seit den 90er Jahren führt ihr Öl in der deutschen Küche auch kein Exotendasein mehr. Starköche greifen zur Flasche, Ärzte verordnen das Öl. Denn man entdeckte: Südländer und Franzosen, die traditionell viel Olivenöl in der Küche verwenden, haben viel gesündere Herzen als die Deutschen oder die Nordeuropäer.

Heute weiß man aus unzähligen Studien: Olivenöl schützt das Herz und beugt Krebs vor. Es senkt den Blutdruck, verdünnt das Blut, vertreibt schlechtes LDL-Cholesterin, und es soll sogar Krebs vorbeugen. Olivenöl hält jung – und schlank.

Sie mögen Olivenöl nicht?

Kann nicht sein. Kaufen Sie die kleinen Fläschchen und testen Sie aus. Gourmets schwören auf die Geschmacksvielfalt. Die Olivenölaromen können mit dem Bouquet von Wein mithalten. Jeder Jahrgang kann anders aussehen und schmecken: Aus der Flasche leuchtet es hellgelb bis tiefgrün. Und es mundet mal fruchtig, mal mild, mal dezent süßlich, mal leicht bitter oder scharf und sehr intensiv.

Das finden Sie im Handel

♦ Kenner besorgen sich Luxus pur: Natives Olivenöl extra, auch als Jungfernöl, *extra vièrge* oder *vergine extra* bezeichnet. Die naturreinen Öle aus der ersten Kaltpressung, ohne jeden Zusatz, sind immer in Glasflaschen abgefüllt. Gutes Olivenöl darf nur 1 Gramm freie Fettsäuren pro 100 Milliliter Öl enthalten. Natives Olivenöl ist grünlich trüb, schmeckt fruchtig nach Oliven. Verwenden Sie es kalt für Salate, träufeln Sie es übers Brot oder die Avocado, legen Sie Gemüse darin ein. Nehmen Sie es zum Dünsten oder Kurzbraten. Aber bitte niemals so stark erhitzen, dass Rauchzeichen entstehen.

♦ Die schlechte Wahl: raffiniertes Olivenöl. Es ist völlig geruchlos, geschmacksneutral – und enthält nicht die gesunden Inhaltsstoffe, sondern kann sogar gesundheitsschädliche enthalten. Mit ihm kann man auch bei höheren Temperaturen (bis 210 Grad) ohne weiteres kochen, braten und sogar frittieren. Aber das wollen Sie eh nicht. Sie wollen schlank und gesund werden. »Olivenöl« ist auch zweite Wahl. Das steht auf der Flasche, wenn raffiniertes Olivenöl mit Jungfernöl gemischt wurde. Dadurch bekommt es einen typischen Olivenölgeschmack.

> ➤ **TIPP**
>
> *Trübe Sache*
>
> Kaltgepresstes Olivenöl kann bei unter 6 Grad (Kühlschrank) trüb und zähflüssig werden. Bei Zimmertemperatur klart es wieder auf. Olivenöl ist vor Licht geschützt sehr lange haltbar – etwa ein bis anderthalb Jahre.

Der FETT-FAHRPLAN

... INS SCHLANKE GLÜCK

▶ 1. Fit-Fette in der Salat-Küche

Von diesen Fit-Fetten können Sie genießen, so viel Sie wollen: Olivenöl (Natives extra), Rapsöl, Nussöle. Und nehmen Sie täglich einen Teelöffel Leinöl. Das ist leider ein bisschen Geschmackssache. Aber hohe Qualität schmeckt auch nicht so intensiv. Distelöl, Weizenkeimöl, Maiskeimöl, Sojaöl, Sonnenblumenöl versorgen in kaltgepresster Form mit Vitalstoffen (Vitamine, Aromastoffe, Phytosterole und Lezithin). Trotzdem sollten Sie davon nicht mehr als 1 Esslöffel am Tag zu sich nehmen, da sie zu viel Omega-6-Fettsäuren liefern.

▶ 2. Gesundes für die Pfanne

Olivenöl (Natives extra) und Rapsöl sollten Sie als Standardöle zum Braten verwenden. Da beide Öle reichlich einfach ungesättigtes Fett liefern, kann man sie gut erhitzen. Nur: Rauchen sollte es nicht. Gut zur Abwechslung: Erdnussöl, Sesamöl, Walnussöl, High-Oleic-Sonnenblumenöl. Butter darf ruhig auch mal in die Pfanne – nach der Diät. Aber nicht zu stark erhitzen.

▶ TIPP

Ist Margarine besser als Butter?

Nein. Butter kommt aus dem Euter. Und Margarine aus der Fabrik. Wenn Margarine, dann eine qualitativ hochwertige. Das erkennen Sie am Preis. Auf dem Etikett steht »ohne gehärtete Fette«.

▶ 3. Fatburner-Brotaufstriche

Streichen Sie dünn Butter oder eine gute Reformhaus-Margarine auf das GLYX-niedrig-Brötchen. Die Fatburner-Alternative heißt aber: Quark – unter die GLYX-Marmelade. Und unter den Fisch, Schinken, die Tomate träufeln Sie Olivenöl. Nicht den Kopf schütteln! Ausprobieren. Machen die Mallorquiner auch. Und: Versuchen Sie mal Avocado als Brotaufstrich oder ein Nussmus aus dem Reformhaus.

▶ 4. Fisch fürs Glück – und für die schlanke Linie

Lachs, Thunfisch, Dornhai (Schillerlocken), Makrele und Hering liefern neben den Fatburnern Eiweiß und Jod auch den Glücksbringer DHA (Docosahexaensäure) und das aspirinähnliche EPA (Eicosapentaensäure). Diese Omega-3-Fettsäuren machen glücklich, schlank und bieten Schutz für empfindliche Nervenzellen. Am besten dreimal pro Woche fetten Seefisch essen (oder Fischölkapseln in der Apotheke holen).

▶ 5. Gesund-Snack: Nüsse & Samen

Knabbern Sie alles, was Sie den Eichhörnchen abluchsen können – von der Walnuss bis zum Sesamsamen. Sie liefern gesunde Fettsäuren. Essen Sie 20 g pro Tag. Beim Fernsehen, unterwegs, streuen Sie geraspelte Nüsse über Ihr Müsli, oder backen Sie Kuchen öfter mal mit Nüssen und weniger Mehl. Auch in Fatburner-Einsatz bringen:

▶ Der Weg von Dick nach Dünn

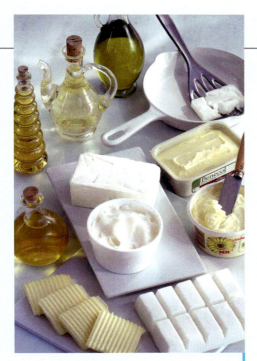

*Zum Braten, Streichen, Gießen ...
Fett ist Kochhilfe und Aromaträger – nur eben
mal Medizin, mal Mastmittel.*

käse, Jagdwurst, Leberwurst, Bratwurst, Mettwurst, Münchner Weißwurst, Salami, Speck, Schweinefleisch, Rinderhack, Rinderhals, Ente, Gans, Suppenhuhn und Lammkotelett.

➤ 7. Milch, Milchprodukte und Käse

Bevorzugen Sie fettarme Käsesorten – bis zu 30 % Fett i. Tr.: Zum Beispiel gibt es Camembert, Edamer, Romadur und Tilsiter als fettreduzierte Varianten. Auch gut: Feta, Schafskäse, Mozzarella. Aber bitte zum Käse nur Brot mit niedrigem GLYX wählen. Wenig Fett liefern auch: körniger Frischkäse, Harzer, Korbkäse, Mainzer Handkäse und Limburger.
Und davon dürfen Sie häppchenweise genießen – nach der Diät: Bavaria Blue, Cambozola, Edelpilzkäse, Brie, Camembert (60 %), Gruyère, Appenzeller, Bergkäse, Emmentaler. Milchprodukte können Sie auch mit vollem Fettgehalt essen (Vollmilch, 3,5 % Fett). Nur Sahne- und Rahmprodukte sollten während der GLYX-Diät auf jeden Fall im Supermarkt bleiben.

Sesamsamen, Sonnenblumenkerne, Leinsamen und Kürbiskerne. Aber lassen Sie gesalzene, geröstete Nüsse links liegen.

➤ 6. Die richtige Wahl: Fleisch, Geflügel & Wurstwaren

In Fleisch steckt viel Eiweiß, aber auch viel Fett, vor allem in Wurst. Wählen Sie: geräucherten Schinken ohne Fettrand, Bündner Fleisch, Geflügelwurst, Corned Beef, Roastbeef, Rinderfilet, Kalbsfilet, Kalbsschnitzel, Lammkeule oder Lammrücken, Putenbrust, Hähnchenbrust ohne Haut. Und essen Sie ruhig ab und zu Wild wie Hase und Rehrücken.
Nur in ganz kleinen Mengen und selten genießen: Wiener Würstchen, Fleischwurst, Fleisch-

➤ 8. Diese Fettnäpfchen sollten Sie meiden

Gesättigte und gehärtete Fette in Fertigprodukten, Butter- und Schweineschmalz, Rindertalg und Palmöl schädigen die Blutgefäße und lassen sich unschön auf den Hüften nieder. Die herzschädigenden Trans-Fette finden Sie auch in billiger Margarine, in Fertigprodukten und Frittieröl. Arachidonsäure sollten Sie ebenso erst einmal von Ihrem Speisezettel streichen. Sie steckt vor allem in Schweinefleisch, Innereien und Geflügelhaut.

Der Fett-Fahrplan

Die Fett-Tabelle

 wenig Fett oder Fatburner

 mehr Fett, Mittelgewichte

 hoher Fettgehalt, Fettnäpfchen

g = Fettgehalt pro 100 Gramm Lebensmittel, außer es ist anders angegeben.

▶ Fleisch, Geflügel und Wurst

Bierschinken	11 g	🟡
Bratwurst	29 g	🔴
Bündner Fleisch	9 g	🟢
Corned Beef	6 g	🟢
Ente (ohne Haut)	17 g	🟡
Fleischkäse	28 g	🔴
Fleischwurst	29 g	🔴
Gans	31 g	🔴
Geflügelwurst, mager	5 g	🟢
Hähnchenbrust ohne Haut	1,5 g	🟢
Hase	3 g	🟢
Jagdwurst	16 g	🟡
Kalbsfilet	1 g	🟢
Kalbsschnitzel	2 g	🟢
Lammkeule	18 g	🟡
Lammkotelett	32 g	🔴
Leberwurst, grob	29 g	🔴
Leberwurst, mager	21 g	🔴
Mettwurst	37 g	🔴
Münchner Weißwurst	27 g	🔴
Putenbrust	1 g	🟢
Putenbrust, geräuchert	3 g	🟢
Rehrücken	4 g	🟢
Rentierschinken	3 g	🟢
Rinderfilet	4 g	🟢
Rinderhack	14 g	🟡
Rinderhals	8 g	🟢
Rinderleber	2,1 g	🟢
Roastbeef, Rind	5 g	🟢
Salami	33 g	🔴
Schinken, gekocht	13 g	🟡
Schinken, geräuchert, ohne Fettrand	3 g	🟢
Schweinebauch	21 g	🔴
Schweinefilet, -schnitzel	2 g	🟢
Schweinekotelett	8 g	🟢
Speck, durchwachsen	65 g	🔴
Suppenhuhn	20 g	🔴
Truthahnfleischpastete	9 g	🟢
Truthahnmortadella	9 g	🟢
Wiener Würstchen	24 g	🔴

▶ Milch, Milchprodukte & Käse

Appenzeller (50 %)	31,6 g	🔴
Bavaria Blue (70 %)	40 g	🔴
Bergkäse (45 %)	30 g	🔴
Buttermilch	0,5 g	🟢
Cambozola (70 %)	40 g	🔴
Camembert (60 %)	33 g	🔴
Crème fraîche	40 g	🔴
Doppelrahmfrischkäse	28 g	🔴
Edamer (30 %)	16 g	🟢
Edelpilzkäse (60 %)	39 g	🔴
Emmentaler (45 %)	30 g	🔴
Feta (40 %)	16 g	🟢
Gruyère (45 %)	32,3 g	🔴
Harzer	0,7 g	🟢
Joghurt (3,5 %)	3,5 g	🟢
Kefir (3,5 %)	3,5 g	🟢
Kondensmilch (10 %)	11 g	🟢
Korbkäse	0,7 g	🟢
Körniger Frischkäse	2,9 g	🟢
Limburger (20 %)	9 g	🟢
Magermilch-Joghurt	0,1 g	🟢
Mainzer Handkäse	0,7 g	🟢
Mascarpone	47,5 g	🔴
Milch (3,5 %)	3,5 g	🟢
Milch, fettarm	2 g	🟢
Molke	0,2 g	🟢
Mozzarella	16 g	🟢
Parmesan (32 %)	25 g	🟡
Romadur (30 %)	14 g	🟢
Romadur (20 %)	9 g	🟢
Saure Sahne	10 g	🟢
Schichtkäse (10 %)	2,0 g	🟢
Schlagsahne	31,7 g	🔴

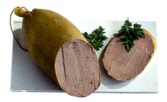

▶ Der Weg von Dick nach Dünn

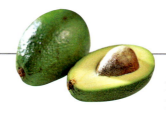

Schmand	24 g	🟡
Sojamilch	2 g	🟢
Speisequark (40 %)	11,4 g	🟢
Speisequark, mager	0,3 g	🟢
Tilsiter (30 %)	16 g	🟢
Ziegenkäse (45 %)	21 g	🟡

▶ Backwaren, Süsses & Snacks

Bitterschokolade	30 g	🟡
Blätterteig	25 g	🔴
Eiscreme	20 g	🔴
Erdnussflips	28 g	🔴
Fruchtaufstrich	0 g	🟢
Honig	0 g	🟢
Kartoffelchips	39,4 g	🔴
Kokosriegel (1 Stück)	15 g	🟡
Magnum-Eis (1 Stück)	20 g	🟡
Marzipan, Nougat	25 g	🔴
Nusskuchen	29 g	🔴
Nutella	30 g	🔴
Pommes Frites	14,5 g	🔴
Sahnetorte	25 g	🔴
Schokomüsli	11,5 g	🟡
Schokowaffeln	33,5 g	🔴
Tortilla-Chips, Nachos	24 g	🔴
Trockenfrüchte	< 1 g	🟢
Vollmilchschokolade mit Haselnüssen	36 g	🟡

▶ Obst, Gemüse und Hülsenfrüchte enthalten Fett nur in Spuren. Essen Sie 5 große Portionen pro Tag! 🟢

▶ Fette

Butter	83 g	🔴
Butterschmalz	99,5 g	🔴
Distelöl	99,5 g	🟡
Erdnussöl	99,5 g	🟢
Halbfettmargarine	40 g	🔴
Haselnussöl	99,5 g	🟢
Kürbiskernöl	99,5 g	🟢
Leinöl	99,5 g	🟢
Maiskeimöl	99,5 g	🟡
Margarine	80 g	🟡
Mayonnaise (80 % Fett)	78,9 g	🟡
Olivenöl	99,5 g	🟢
Palmkernfett	99,5 g	🟡
Palmöl	99,5 g	🔴
Rapsöl	99,5 g	🟢
Schweineschmalz	99,5 g	🔴
Sesamöl	99,5 g	🟢
Sojaöl	99,5 g	🟡
Sonnenblumenöl	99,5 g	🟡
Weizenkeimöl	99,5 g	🟡

▶ Fisch

Aal	24 g	🟡
Austern	1,2 g	🟢
Bismarckhering	16 g	🟡
Brathering	15 g	🟢
Flussbarsch	0,8 g	🟢
Forelle	3 g	🟢
Garnele, Scampi	1,4 g	🟢
Hecht	0,9 g	🟢
Hummer	1,9 g	🟢
Kabeljau	in Spuren	🟢
Lachs	14 g	🟢
Languste	1,1 g	🟢
Makrele, geräuchert	16 g	🟢
Miesmuschel	1,3 g	🟢
Rotbarsch	4 g	🟢
Rotbarsch, geräuchert	5,5 g	🟢
Schillerlocken	24 g	🟡
Scholle	2 g	🟢
Seelachs	1 g	🟢
Seelachs, geräuchert	0,8 g	🟢
Seezunge	1 g	🟢
Thunfisch in Öl	21 g	🟢
Tintenfisch	0,8 g	🟢
Zander	1 g	🟢

▶ Sonstige Fatburner

Mineralwasser	0 g	🟢
Olive grün	13 g	🟢
Olive schwarz, griechisch	36 g	🟢
Erdnüsse, ungesalzen	49 g	🟢
Haselnüsse	61 g	🟢
Macadamianüsse	73 g	🟢
Pekannüsse	72 g	🟢
Walnüsse	62 g	🟢
Sojapaste (vegetabile Pasteten)	20 g	🟢
Erdnussmus	90 g	🟢
Tofu	5,0 g	🟢
Hühnerei	10 g	🟡
Avocado	23,5 g	🟢

Die Fett-Tabelle

Für Kohlenhydrate gilt: Raus aus der GLYX-Falle

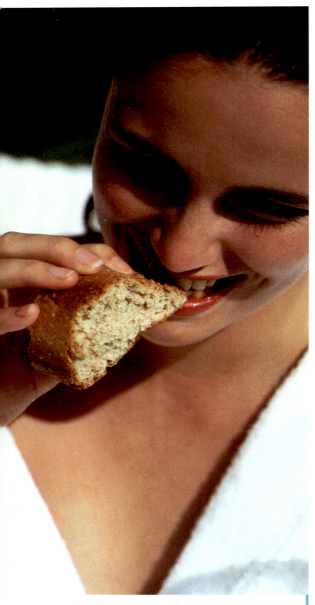

Zucker und Weißmehl machen dick – mit hohem GLYX. Glücklicher macht die Vollwertversion von Baguette & Co. Nur die Fettzelle muss darben.

Schon mit der Muttermilch wird uns eingetrichtert: Süß ist Glück. Dann kam der gezuckerte Babytee und hat uns noch stärker auf süß programmiert. Als Kind tröstete uns die Schokolade. Und irgendwann in der Schule oder später hat uns der Riegel entstresst. Als sich die ersten Pölsterchen auf den Hüften niederließen, lasen wir Ernährungstipps: Meide Fett, iss Kohlenhydrate. Die machen nicht dick. Wir probierten die Kartoffel-Diät. Schmierten nur dünn die Light-Margarine aufs dicke Brot. Knabberten Möhren und Knäcke. Nichts half. Die Pfunde kamen, wie sie gingen. Und sonderbarerweise immer mehr.

Warum? Viel Stärke, viel Zucker, Industrie-Kohlenhydrate mag der Körper nicht, das steht nicht in unserem genetischen Programm. Die Folgen: Heißhunger. Zu wenig Energie. Mangelnde Leistungskraft. Übergewicht. Schlechte Blutwerte (Fett, Zucker, Blutdruck). Nervosität. Konzentrationsstörungen. Nächtliche Essattacken.

Dahinter steckt GLYX-hoch

Schon in den 70er Jahren bewertete Dr. David Jenkins von der Universität in Toronto Lebensmittel nicht mehr nach Kalorien, sondern nach dem glykämischen Index (GLYX). Er gab Obst, Gemüse, Schokolade, Brötchen & Co. Werte von 1 bis 100 und empfahl zum Abnehmen Werte unter 50.

Wie Sie wissen, misst der GLYX den Einfluss eines Lebensmittels auf den Blutzuckerspiegel, den Einfluss auf das Hormon Insulin. Lässt ein Lebensmittel den Blutzucker schnell und hoch ansteigen, lockt es viel Insulin, was dick macht. Oder es lockt wenig Insulin, und das hält lange satt und zufrieden, macht schlank.

Mittlerweile gibt es für viele Lebensmittel GLYX-Werte, die anzeigen, ob sie dick machen oder nicht. Je weniger ein Lebensmittel den Zuckerspiegel hoch treibt, je weniger Insulin es lockt, desto niedriger ist die Zahl, desto niedriger ist sein GLYX. Und umgekehrt. Dabei kommen »gesunde« Lebensmittel wie Knäckebrot, Kartoffeln, Bananen oder Cornflakes gar nicht gut weg. Ein paar Beispiele mit Zahlen: Trauben haben einen GLYX von 45, Rosinen von 64. Weißbrot hat den GLYX von 70, Vollkornschrotbrot 53. Pommes 75, Pellkartoffel 62. Kirschen 20, getrocknete Datteln 103, Apfelsaftschorle 20, Bier 110. Dafür haben fett- und eiweißreiche Lebensmittel wie Fisch, Fleisch, Milchprodukte sehr niedrige GLYX-Werte.

Sind alle Kohlenhydrate schlecht?

Nein. Raffinierte Kohlenhydrate in Zucker und Weißmehl zwingen Sie regelrecht zum Essen. Dagegen bremsen natürliche Kohlenhydrate (Vollkornbrot, Obst, Gemüse) den Hunger und regen mit ihren Vitalstoffen die Fettverbrennung an. Ob Fett auf den Hüften landet oder in den Zellkraftwerken der Muskeln verheizt wird, hängt nur davon ab, welche Lebensmittel Sie auswählen, wie viel Sie davon essen und was Sie kombinieren.

Blutzuckerspiegel und Heißhunger

Kohlenhydrate aus dem Essen – egal ob Fruchtzucker aus dem Apfel oder Milchzucker aus der Milch oder Stärke aus der Kartoffel oder Haushaltszucker aus der Dose oder Malzzucker aus dem Bier – werden im Mund, im Darm, in der Leber zu kleinen Bausteinchen gespalten. Zu Glukosemolekülen. Sie kennen das unter dem Namen Traubenzucker. Diese Glukose schwimmt im Blut. Oder wird in der Leber und im Muskel gespeichert. Braucht eine Gehirn- oder Nervenzelle Energie, dann schickt das Hormon Insulin das Glukosemolekül in die Zelle zur Verbrennung. Und man fühlt sich fit, wach, agil, konzentrationsfähig. Und weil diese Glukosemoleküle ziemlich wichtig sind für unseren Energiehaushalt, schwimmen davon immer 70 bis 100 Milligramm pro Deziliter im Blut. Und das versucht der Körper aufrechtzuerhalten.

Kommt ein Apfel an, steigt der Blutzuckerspiegel langsam an. Vielleicht auf 116, das ist von Mensch zu Mensch verschieden. Dann schickt die Bauchspeicheldrüse ein paar Insulinmoleküle, die den Zucker in die Körperzellen schaufeln. Kommt länger nichts Essbares und sinkt der Zuckerspiegel im Blut, dann wird etwas Zucker aus den Glykogendepots in der Leber mobilisiert. Auch wenn Sie ganz schnell zum Bus sprinten müssen, greift der Muskel auf seine eigenen Zucker-(Glykogen-)Vorräte zurück.

Das ist normal so. Wenn Sie normal Kohlenhydrate essen. Das tun Sie nicht, sonst hätten Sie dieses Buch nicht in der Hand. Wie ist es also bei Ihnen?

Der Hungerstoffwechsel: Hypo- und Hyperglykämie

Sie essen ein Weißbrot mit Marmelade oder ein Pfund Trauben, eine Schüssel Cornflakes, eine Tüte Chips oder ein Wurstbrötchen, trinken einen halben Liter Bier: Ihr Blutzucker steigt auf über 140 Milligramm pro Deziliter. Da erschrickt die Bauchspeicheldrüse, weil nämlich ganz plötzlich massenweise Glukosemoleküle im Blut schwimmen. Sie schickt viel Insulin raus, das den Zucker schnell in die Körperzellen zur Verwertung dirigieren soll. Denn viel Zucker ist Gift für die Blutgefäße, Gift für die Nerven. Binnen zwei Stunden sinkt der Blutzuckerspiegel und zwar unter die nötigen 70 Milligramm. Das mögen aber weder Ihr Gehirn noch Ihr Blut noch Ihre Nerven. Und Sie werden müde, fahrig, unkonzentriert, nervös – und heißhungrig. Sie haben Unterzucker. Oder wie der Arzt sagt: Hypoglykämie.

Das Gehirn bekommt sein Futter

Bei einem Blutzuckerspiegel unter 45 Milligramm pro Deziliter geht es Ihnen gar nicht gut. Ihnen wird schwindelig. Und sinkt der Spiegel unter 35 Milligramm, fallen Sie ohnmächtig um. Der Arzt sagt: hypoglykämischer Schock. Keine Angst, das passiert Ihnen nicht, solange Sie kein Diabetiker sind. Denn der Körper hat ein Pfund Kohlenhydrate in Leber und Muskeln gespeichert, das Sie davor bewahrt. Gehen die aus, dann nagt der Körper sein Eiweiß an, seine Muskeln, und baut daraus Zucker fürs Gehirn. Der hypoglykämische Schock trifft Sie auch nicht, wenn Sie drei Wochen fasten. Weil der Körper nämlich einen weiteren Schutzmechanismus für das Gehirn hat: Wenn er Fett abbaut, entstehen so genannte Ketonkörper. Die nimmt das Gehirn einfach statt Zucker.

Sie machen sich ständig selbst Heißhunger

Die US-Amerikaner sind ein Volk von Hypoglykämikern. Und wir sind auf dem gleichen Weg. Wer ständig Lebensmittel mit hohem GLYX isst, lebt dauernd im Unterzucker. Vielleicht kennen Sie das: Zwei Stunden nach dem Frühstück – Marmeladebrot, Cornflakes oder ein süßes Müsli – werden Sie nervös, müde, unkonzentriert, und Sie trinken Kaffee mit viel Zucker oder Cola oder essen ein süßes Teilchen. Nicht anders nach dem Mittagessen, dem Gulasch mit Kartoffeln, dem Braten mit Knödel: Erst fallen Sie nach dem Essen in ein müdes Leistungsloch, weil der Körper das alles verdauen muss. Zwei Stunden später folgt dann der Hyperglykämie (Überzucker) unweigerlich Hypoglykämie: Unterzucker, wieder ein Leistungsloch, Heißhunger. Und darum ist die Wurstsemmel oder die Schokolade stärker als Ihr Wille. Sie müssen einfach wieder Zucker fürs Gehirn nachschieben. Und finden mit Sicherheit einen kohlenhydratreichen Schatz in Reichweite. Ist das bei jedem Menschen so? Nein. Manche haben das Glück, dass ihr Blutzuckerspiegel einfach in seinen Grenzen bleibt. Manche.

Insulinresistenz und Diabetes

Wer ständig GLYX-hoch isst, überflutet den Körper mit Zucker. Die Zellen können gar nicht so viel verbrennen. Deshalb schützen

> **TIPP**
>
> ### Wie viel Kohlenhydrate brauchen wir eigentlich?
>
> Täglich brauchen wir etwa 100 Gramm Glukose. Bei einem durchschnittlichen Bedarf von 2200 kcal pro Tag entspricht das 18,5 Prozent Kohlenhydrate (1 Gramm Kohlenhydrate hat 4 kcal). Warum laut Ernährungsempfehlungen 55 Prozent unserer Kalorien aus Kohlenhydraten bestehen sollen, ist unklar (Seite 16). Denn Zucker (beziehungsweise Stärke) ist kein essentieller Nährstoff wie Eiweiß, bestimmte Fettsäuren oder Vitamine. Es ist lediglich der Stoff, der am schnellsten Energie liefert. Was wir brauchen, sind Ballaststoffe – täglich 30 Gramm von den unverdaulichen Bestandteile der Kohlenhydratlieferanten namens Getreide, Gemüse und Obst. Essen Sie Vollkornprodukte, fünfmal am Tag Obst und Gemüse – so decken Sie Ihren Bedarf.

sie sich und machen die »Schlüssellöcher« (Insulinrezeptoren) zu. Will das Insulin »aufsperren«, um Zucker in den Zellen zu deponieren, gelingt ihm das nicht. Der neue Zucker muss also draußen bleiben: im Blut. Die Bauchspeicheldrüse schickt noch mehr Insulin zu Hilfe, denn der Zucker muss schließlich aus dem Blut. Weil er sonst die Gefäße und Nerven zerstört.

Da der Körper den Zucker im Blut also gar nicht mag, tut er alles, um ihn doch noch in die Zellen einzuschleusen. Er verwandelt Zucker in Fett für die Hüften. Und er schickt mehr Insulin raus. Damit gerät man in einem fatalen Kreislauf: Die Insulinrezeptoren werden immer weniger. Man wird immer dicker. Um mit jedem Kilo, das man zu viel wiegt, produziert die Bauchspeicheldrüse noch mehr Insulin. Doppelt so viel, dreimal so viel, viermal so viel. Mit diesem Heer an Insulinmolekülen versucht der Körper, den Zucker in die Zellen zu zwingen. Das funktioniert anfangs noch. Doch man leidet bereits unter Insulinresistenz (Hyperinsulinämie). Das Fatale daran ist, dass der Arzt sagt: Alles in Ordnung. Denn der Blutzucker bleibt im Normbereich. Nur: Man hat viel zu viel Insulin im Körper. Und das haben viele Übergewichtige, auch Kinder.

Daraus entwickelt sich der Diabetes. Die Körperzellen reagieren immer weniger auf Insulin (mangels Rezeptoren) und werden schließlich ganz insulinresistent. Man leidet unter Diabetes Typ 2. In jedem dritten Fall reduziert die erschöpfte Bauchspeicheldrüse ihre Insulinproduktion irgendwann so weit, dass Insulinspritzen nötig werden.

Neue Schlüssellöcher für die Schlankheit

Man kann sich diese Schlüssellöcher für das Tor in ein neues schlankes Leben wieder züchten. Man kann die Insulinresistenz

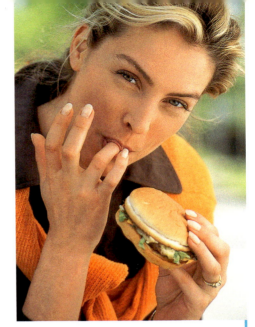

Nicht nur Zucker, auch Weißbrot lockt Insulin – und das sogar noch um einiges tatkräftiger.

rückgängig machen. Indem man abnimmt. Und indem man sich regelmäßig bewegt. Wenn Sie sich täglich 30 Minuten bewegen, brauchen Sie 30 Prozent weniger Insulin. Und das macht ziemlich schnell schlank.

Warum Insulin so dick macht

Mit jeder Mahlzeit schüttet die Bauchspeicheldrüse also Insulin aus – je nachdem, was man isst, mehr oder weniger. Das Insulin bleibt ungefähr vier Stunden im Blut. Es schickt Fett und überschüssigen Zucker aus der Nahrung über eine Einbahnstraße in die Fettzellen. Und sperrt das Fett dort ein. Solange Insulin aktiv ist, blockiert es nämlich ein Enzym, das Fett von Hüfte und Po abbaut, damit es in den Muskeln verbrannt werden kann. Nun können Sie sich ausrechnen, was passiert, wenn Sie Ihr Insulin ständig locken. Alle zwei Stunden etwas essen oder alle vier Stunden etwas mit hohem GLYX essen – dazu sagt man: Insulinmast.

Für Kohlenhydrate gilt: Raus aus der GLYX-Falle

> **TIPP**

Wie steht's mit Süßstoff?

Dürfen Sie nehmen, wenn Sie wollen. Schön wäre, wenn Sie die ersten vier Wochen ohne auskommen. Denn auch Geruch und Geschmack lösen Körperreaktionen aus (stellen Sie sich mal vor, Sie würden in eine Zitrone beißen ...) – und Sie wollen ja aus der GLYX-Falle. Also verzichten Sie vier Wochen lang auf Süßstoff. Und dann hören Sie darauf, was Ihr Körper will. Vielleicht brauchen Sie dann keinen Süßstoff mehr.

Vorsicht: Fett plus GLYX-hoch

Wenn Sie den Braten mit Knödel essen, lockt der Knödel das Insulin, das Bratenfett wandert sofort auf die Hüften. Wenn Sie den Braten mit Gemüse essen, passiert Ihnen das nicht. Wer abnehmen will, sollte die fatale Kombi »Fett/Zucker« meiden. Zucker steht hier auch für schnell verdauliche Stärke (pflanzliches Kohlenhydrat aus Kartoffeln, Mais, weißem Reis, Weißmehl). Nun wissen Sie, warum Chips so dick machen.

Fatale Kombinationen
- Schweinebraten mit Knödel
- Bier mit Wurst
- Kartoffeln mit Fett (Pommes)
- Spätzle mit Sahnesauce
- Weißbrot mit Käse
- Butterbrot mit Marmelade
- Croissant mit Schokolade
- Fruchteis mit Sahne
- Torte (süßer Teig mit fetter Füllung)

Schlanke Kombinationen
- Lammbraten mit Vollreis
- Putenbrust mit Kartoffeln
- Nudeln mit Tomatensauce
- Pasta mit Gemüse
- Vollkornnudeln aglio e olio
- Naturreis mit Garnelen
- Brot mit Tomaten
- Mozzarella mit Tomaten
- Melone mit Schinken
- Joghurt mit Früchten
- Müsli mit Früchten

Warum drei Mahlzeiten (oft) genug sind

Lassen Sie einfach die Zwischenmahlzeiten weg. Wer abnehmen will, sollte nicht öfter als dreimal am Tag etwas essen. Dann bleibt dem Körper genug insulinfreie Zeit, um sein Fett abzubauen. Denn dann hat das fettabbauende Enzym eine Chance und auch das Fastenhormon Glukagon, der Gegenspieler von Insulin.

Glukagon, das Fastenhormon

Glukagon tritt dann in Aktion, wenn der Blutzuckerspiegel unter einen bestimmten Wert fällt. Glukagon regt die Leber an, mit ihren Zuckervorräten den Blutzuckerspiegel wieder auf das nötige Niveau anzuheben. Nachdem Sie also Vollkornbrot oder einen Apfel gegessen haben und der Blutzuckerspiegel auf natürliche Weise sinkt, schüttet die Bauchspeicheldrüse Glukagon ins Blut. Es sorgt auch dafür, dass Fett aus den Fettzellen abgesaugt und in den Kraftwerken der Zellen verheizt oder bei Bedarf in Zucker umgewandelt wird.

Abends keine Kohlenhydrate

Wenn Sie dann noch am Abend die Kohlenhydrate weglassen (also auf Lebensmittel mit hohem bis mittlerem GLYX verzichten), dann kann Ihr Wachstumshormon die ganze Nacht über Fett wegschmelzen und Mus-

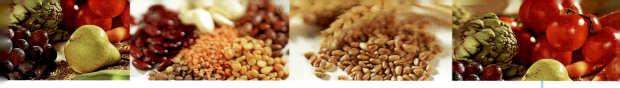

Obst und Gemüse, Hülsenfrüchte und Getreide liefern rezeptfrei Ballaststoff-Medizin.

keln aufbauen. Das tut es nämlich, wenn es nicht durch Insulin davon abgehalten wird.

Aber: Hungertypen brauchen mehr

Nur dreimal am Tag etwas essen, das können Sie nicht? Stimmt, kann nicht jeder. Es gibt Hungertypen, die einfach fünfmal am Tag etwas essen müssen. Denn Hunger haben darf man nicht. Weil jedes Hungergefühl den Körper dazu anhält, an den Pfunden zu klammern. Snacken Sie einfach etwas mit einem niedrigen GLYX. Rezepte finden Sie ab Seite 183.

Sollte man Kohlenhydrate ganz weg lassen?

Um der Muskeln willen: Nein! Wenn Sie Ihrem Gehirn nicht seine 70 bis 100 Gramm Kohlenhydrate pro Tag geben, baut der Körper wertvolle Muskeln in Glukose um. Es verschwinden also Fettverbrennungsöfchen. Und das macht das Abnehmen natürlich schwer. Außerdem brauchen Sie Ballaststoffe – die unverdaulichen Kohlenhydrate.

Die Ballaststoff-Medizin

Vollkornprodukte, Hülsenfrüchte, Gemüse, Obst liefern wertvolle Gesundstoffe: wasserlösliche und -unlösliche Ballaststoffe. Wir können sie nicht verdauen, sie haben keine Kalorien und schützen vor Herzinfarkt und Krebs. Die unlöslichen Ballaststoffe namens Zellulose und Lignin bringen den Darm in Schwung, halten lange satt. Die löslichen Ballaststoffe (zum Beispiel Pektin, Beta-Glukan) aus Früchten, Gemüse, Hafer und Hülsenfrüchten fangen Cholesterin im Darm und schleusen es in die Kanalisation. Es kann nicht mehr die Adern verkleben. Das senkt das Arteriosklerose- und somit das Herzinfarktrisiko. Und: Ballaststoffe trimmen den GLYX runter. Ballaststoffe im Essen sorgen dafür, das die Glukosemoleküle nur langsam ins Blut dringen, wenig Insulin locken. Darum halten Ballaststoffe schlank.

Langsam an mehr Ballaststoffe gewöhnen

Die meisten Menschen nehmen zu wenig Ballaststoffe auf. Das merkt man ganz einfach: Der Darm ist träge, man leidet unter Verstopfung. Gehen Sie ein- bis zweimal am Tag einem dicken, lockeren Geschäft nach? Wenn nicht, dann steigen Sie um auf Vollkorn, mehr Obst und Gemüse, bauen Sie Hafer in Ihre Ernährung ein (zum Beispiel mit dem GLYX-Müsli, Seite 162). Ergänzen Sie das Ganze teelöffelweise mit konzentrierten Ballaststoffquellen wie Weizenkleie, Haferkleie und Leinsamen. Doch Vorsicht: Mancher muss sich ganz langsam daran gewöhnen. Das Wichtigste: viel trinken. Ballaststoffe immer mit Flüssigkeit aufnehmen. Mehr zum Thema »Trinken« auf Seite 105.

> ### ➤ TIPP
>
> #### Bläht sich der Bauch?
>
> Schnelle Abhilfe: eine Tasse Tee mit Fenchel, Kümmel und Anis (gibt's als fertige Mischung in Apotheken, Drogeriemärkten und Reformhäusern). Nicht zu heiß und in kleinen Schlucken bis zu drei Tassen davon trinken. Wer öfter mit dem Problem zu kämpfen hat: In Apotheken gibt es Kautabletten, die das Problem völlig unschädlich auf physikalischem Weg lösen.

Die GLYX-Formel für ein schlankes Leben

Wie misst man den glykämischen Index, den GLYX eines Lebensmittels? Der Blutzucker steigt nach dem Essen unterschiedlich hoch an und fällt wieder ab. Das kann man für jedes Lebensmittel als Kurve darstellen. Die Fläche unter diesen Kurven vergleichen die Forscher mit der Traubenzuckerkurve: dem Blutzuckeranstieg und -abfall also, den pure Glukose auslöst. Wenn Sie ein Weißbrot essen, steigt die Blutzuckerkurve höher an und die Fläche darunter ist größer, als wenn Sie einen Apfel essen.

Die Forscher geben dem Traubenzucker den Wert GLYX = 100. Und dann messen sie für jedes Lebensmittel bei mehreren Personen den Blutzuckeranstieg (die Fläche unter der Kurve), den Kartoffeln auslösen, Chips, Linsen, Cornflakes, Bier und so weiter – und berechnen den GLYX.

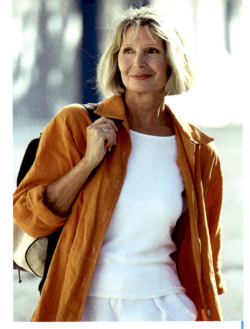

Ab der Lebensmitte wächst die Leibesmitte unaufhaltsam – heißt es. Mit GLYX-niedrig und Bewegung ist das für Sie kein Thema.

Die GLYX-Formel der Forscher lautet:

$$\text{GLYX in \%} = \frac{\text{Fläche unter der Blutzuckerkurve des Testlebensmittels}}{\text{Fläche unter der Blutzuckerkurve der Glukose}}$$

Die GLYX-Formel, die sich dann für die schlanke Praxis ergibt, ist einfach:

♦ Lebensmittel mit einem Wert unter 51 haben einen niedrigen GLYX und zählen zur Gattung der »Leichtgewichte«. Sie halten schlank. In der Tabelle ab Seite 73 sind sie mit 🚶 gekennzeichnet.

♦ Lebensmittel mit einem Wert zwischen 51 und 70 haben einen mittleren GLYX. Von den »Mittelgewichten« sollte man nicht zu viel essen und sie nicht mit Fett kombinieren. Sie sind in der Tabelle mit dem Symbol 🚶 gekennzeichnet.

♦ Lebensmittel mit einem GLYX größer als 70 machen dick. Von den »Schwergewichten« sollte man nur ab und zu kleine Portionen – ohne Fett – genießen. Sie sind in der Tabelle mit ⛔ gekennzeichnet.

Der GLYX hängt von vielem ab

Je nachdem, wie ein Lebensmittel bearbeitet ist, wirkt es sich auf den Blutzucker aus, hat einen höheren oder niedrigeren GLYX.

♦ Je weicher Sie Ihre Spaghetti kochen, desto höher der GLYX. Also: Nudeln al dente!

♦ Sind Ballaststoffe mit im Spiel, steigt der Blutzucker nur mäßig an. Deswegen ist der ganze Apfel besser als der Apfelsaft, Vollwertnudeln besser als weiße Pasta.

♦ Obst hat meist einen niedrigeren GLYX, denn Fruchtzucker wird in der Leber in Glukose umgebaut. Das dauert etwas und wirkt positiv auf den Blutzuckerspiegel.

♦ Bitterschokolade hat einen niedrigen GLYX, weil ihr Fett den Blutzuckeranstieg

drosselt. Doch allzu viel sollten Sie natürlich nicht davon essen, deshalb gilt die Schokolade in der Tabelle als »Mittelgewicht«.
♦ Erhitztes Korn hat einen höheren GLYX als rohes Vollkornschrot im Frischkornbrei.
♦ Wenn man gleichzeitig eine Portion Eiweiß isst (zum Beispiel Fisch), steigt der Blutzuckerspiegel auch nicht so stark an – der GLYX der ganzen Mahlzeit sinkt, weil das Essen länger im Magen bleibt.
♦ Wenn Sie Kartoffeln oder Nudeln kochen, erkalten lassen und später wieder aufwärmen, verkleistert die Stärke. Sie senken den GLYX. Sie können sich ruhig Kartoffeln und Nudeln für den nächsten Tag vorkochen.
♦ Und natürlich macht es die Menge: Wenn Sie ein Pfund Trauben auf einen Satz essen, dann liefern Sie dem Körper auch eine gehörige Portion Kohlenhydrate. Deswegen tauchen beispielsweise die Trauben auch unter »Mittelgewicht« in unserer Tabelle auf, obwohl sie einen GLYX unter 50 haben.

Pure Medizin: GLYX-niedrig

Wer Lebensmittel mit niedrigem GLYX isst, ist fein raus:
♦ **Wahre Fatburner.** GLYX-niedrig garantiert: Das Fett verbrennt im Muskel.
♦ **Hungerbremse:** Der Blutzuckerspiegel bleibt in seinem gesunden Raster. Heißhungerattacken bleiben aus.
♦ **IQ-Doping:** Sie versorgen das Gehirn kontinuierlich mit Zucker. Es kennt keine Leistungstiefs – auch nicht abends um zehn.
♦ **Infarktbremsen:** Wer hauptsächlich zu Lebensmitteln mit niedrigem GLYX greift, senkt auch noch die Blutfettwerte. Das schützt vor Herzinfarkt und Schlaganfall.
♦ **Gut fürs Immunsystem:** GLYX-niedrig heißt meist: viele Faserstoffe. Und die stärken Ihr größtes Immunorgan: den Darm. Das feit Sie vor der Erkältung und vor Krebs.

> ### ➤ INFO
>
> ### *Andere Maßeinheit*
>
> Sie finden in anderen GLYX-Tabellen oft unterschiedliche Werte für dasselbe Lebensmittel. Mal hat der Apfel 52, mal 36. Das liegt daran, dass manche Forscher den Vergleich mit Weißbrot zur Berechnung des GLYX heranziehen. Weißbrot erhöht den Blutzuckerspiegel nicht so stark wie Glukose (Traubenzucker). In diesem Buch finden Sie in den Tabellen deshalb keine Zahlen, sondern Symbole für Leicht-, Mittel- und Schwergewichte.

♦ **GLYX-niedrig heißt: keine Gicht.** Wirkt sich positiv auf den Harnsäure-Stoffwechsel aus. Es lagern sich keine schmerzhaften Kristalle in den Gelenken ab.
♦ **Mehr gute Eicos:** Das Gleichgewicht der Eicosanoide verlagert sich zu Gunsten der guten Eicos (Seite 51). Das schützt vor chronischen Krankheiten, macht leistungsfähig, agil, schlank und gut gelaunt.
♦ **Muskelschutz:** Lebensmittel mit niedrigem GLYX verhindern, dass der Körper seine Muskeln abbaut.
♦ **Jungbrunnen:** Zu viel Zucker reagiert mit einem aggressiven Eiweißmolekül zu einer zähen Masse, die Zellen und Blutgefäße verklebt: Advanced Glycosylated Endproducts, kurz AGEs. AGEs führen zu Herzinfarkt, Schlaganfall, Alzheimer. Und sind auf der Haut sichtbar als Altersflecken.
• **Beugt Diabetes vor:** Wer ständig GLYX-hoch isst, riskiert Diabetes. Die Zellen reagieren nicht mehr auf Insulin. Irgendwann gibt die Bauchspeicheldrüse auf und produziert kaum noch Insulin. Die Niere scheidet Zucker aus. Der Blutzuckerspiegel ist ständig erhöht, zerstört kleine und große Blutgefäße. Die Folgen: diabetischer Fuß, Amputation, Nierenversagen, Erblindung.

Für Kohlenhydrate gilt: Raus aus der GLYX-Falle

Nichts geht ohne Obst & Gemüse

Wir essen 260 Gramm Obst und Gemüse pro Tag – nicht mal halb so viel wie die Mittelmeer-Anrainer. Die erkranken viel seltener an Krebs, auch die Herzinfarktrate ist niedriger.
Die Deutsche Gesellschaft für Ernährung empfiehlt 600 Gramm: ein Drittel Obst, der Rest Gemüse, die Hälfte roh. Denn nur unverarbeitet stecken auch all die Boten der Gesundheit drin, die vor unzähligen Krankheiten schützen, die sekundären Pflanzenstoffe. Sie hemmen Entzündungen, blockieren Tumore, senken den Blutdruck, schützen das Herz, halten schlank.

Das bieten Obst und Gemüse

♦ **Ballaststoffe:** Die Pflanzenfasern machen satt, quellen im Darm auf, bringen die Verdauung in Schwung, schleppen Giftstoffe und Cholesterin mit nach draußen.
♦ **Sekundäre Pflanzenstoffe:** Pflanzen produzieren Farb-, Aroma-, Schutz- und Heilstoffe, um sich gegen Gifte und Schädlinge zur Wehr setzen zu können, zum Beispiel Flavonoide, Carotinoide, Polyphynole, Phytosterine, Saponine … Die Schärfe des Chili, die ätherischen Öle der Zwiebel, die Farben der Tomate sind Naturmedizin pur (siehe Übersicht Seite 67). Ätherische Öle beispielsweise kurbeln Verdauung und Stoffwechsel an, entgiften und stärken die Abwehrkräfte. Chlorophyll, das Blattgrün, hilft, Körperzellen zu reparieren, entgiftet den Körper, senkt den Blutdruck, unterstützt die Blutbildung, peppt die Abwehrkräfte auf und beugt Krebs vor.
♦ **Vitalstoffe:** Obst, Gemüse und Kräuter haben kaum Kalorien, meist einen niedrigen GLYX – und sie liefern viele gesunde Vitamine und Mineralstoffe – natürlich auch die, die Sie für die Fettverbrennung dringend brauchen.

Richtig einkaufen und genießen

♦ Von den Heilmitteln aus der Apotheke Natur sollten Sie täglich fünf Portionen essen. Mehr Gemüse als Obst. Auch gut: frische Säfte. Obst mit einem Milchprodukt im Mixer pürieren. Ihre Körperzellen freuen sich, wenn Sie täglich ein anderes Gemüse oder mehrere Sorten in den Entsafter geben. Und ein großes Glas genießen.
♦ Kaufen Sie beim Biobauern. Studien zeigen: Die Nährstoffgehalte sind doppelt so hoch. Und auf Schadstoffe wird kontrolliert.
♦ Wechseln Sie die Farben: Rot liefert andere wertvolle sekundäre Pflanzenstoffe als Grün oder Gelb. Je kräftiger die Farbe, desto mehr Inhaltsstoffe.
♦ Vitamingarantie: frisch kaufen, schnell zubereiten, nicht zu klein schneiden, nicht lange wässern, schonend garen. Wählen Sie Obst und Gemüse der Saison und der Region. Auch Tiefkühlfrüchte enthalten viele Vitamine. Allerdings gehen einige Enzyme durch das Einfrieren verloren. Deswegen sollten Sie auch frisch wählen.

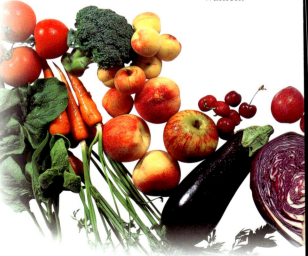

Gesundstoffe vom Acker

Man schätzt, dass es mehr als 60 000 verschiedene Wirkstoffe in Pflanzen gibt, die Bakterien töten, vor Krebs schützen, Entzündungen hemmen, die Zellen vor freien Radikalen feien, die Abwehrkräfte stärken. Hier die wichtigsten, bisher erforschten sekundären Pflanzenstoffe:

Carotinoide
Farbstoffe in gelben bis roten Gemüsen und Früchten
- schützen vor Herzinfarkt
- stärken das Immunsystem
- hemmen die Krebsentwicklung

Enzyminhibitoren
Verdauungshemmende Stoffe in Hülsenfrüchten und Getreide
- beugen Krebs vor

Flavonoide und Phenolsäuren
Farb- und Aromastoffe sowie Gerbstoffe in roten Beeren und Gemüse, Zwiebeln, Tee, Walnüssen
- schützen vor Herzinfarkt
- hemmen das Wachstum von Bakterien und Viren
- hemmen die Krebsentwicklung
- beeinflussen die Blutgerinnung

Phytoöstrogene
Hormonähnliche Verbindungen in Hülsenfrüchten, Getreiden und Leinsamen
- beugen hormonabhängigen Krebsarten vor

Phytosterine
Cholesterinähnliche Verbindungen in Hülsenfrüchten, Getreiden und Leinsamen
- senken die Cholesterinwerte
- reduzieren das Darmkrebsrisiko

Saponine
Bitterstoffe in Sojabohnen, Erbsen, Bohnen, Spinat
- stärken das Immunsystem
- senken die Cholesterinwerte
- reduzieren das Darmkrebsrisiko

Sulfide
Scharfstoffe und Aromastoffe in Lauchgewächsen, Knoblauch, Zwiebeln
- beeinflussen die Blutgerinnung
- schützen vor Herzinfarkt
- senken die Cholesterinwerte
- senken das Krebsrisiko

Terpene
Aroma- und Duftstoffe in vielen Kräutern und Gewürzen
- senken das Krebsrisiko

Senfölglykoside
Scharf- und Aromastoffe in allen Kohlsorten, Kresse, Meerrettich, Senf
- beugen Infektionen vor
- hemmen die Krebsentwicklung

Quelle: Watzl Leizmann

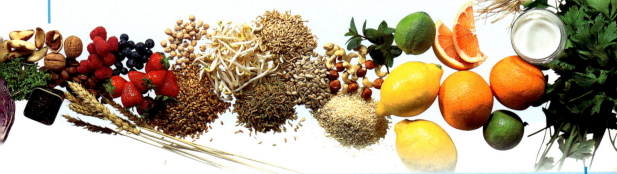

DER MANN, DER BAUCH UND DER GLYX

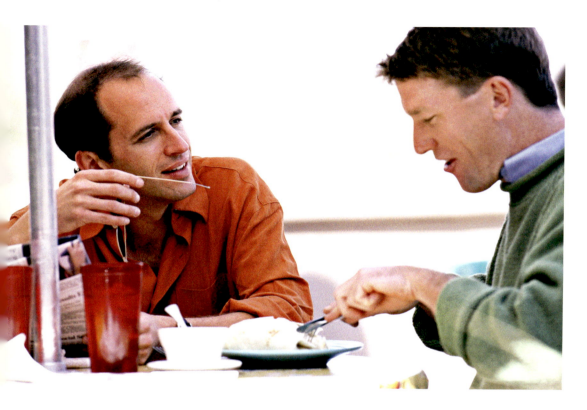

EIN ESSAY VON STEPHAN SEPP, KULTURAUTOR AUS MÜNCHEN

Wäre das Leben ein Werbefilm, dann wären die beiden Frauen in dem »Du darfst oder sollst besser nicht«-TV-Spot wahrscheinlich eher dick. Sie sind aber gertenschlank. Angeblich, weil sie den ganzen Tag Low-Fat-Salami futtern. Und weil sie Männer wie Paul zu Hause haben. »Paul«, sagt die eine, »findet meinen Bauch zu dick«. Darauf die andere: »Wer ist eigentlich Paul?«

Gute Frage. Paul ist ein Kerl, den die Werbung erfunden hat. Ein nörgelnder Hysteriker, der Frauen wie ein TÜV-Prüfer nach körperlichen Mängeln checkt. Ein Wesen, das in Wirklichkeit gar nicht existiert.

Der echte Paul ist ganz anders. Er macht genervt den Fernseher an, wenn seine Freundin verzweifelt vor einer zehn Meter langen Kleiderstange steht. Und behauptet, sie habe »überhaupt nichts zum Anziehen«. Wenn sie wieder mal weint, weil sich der Friseur in der Haartönung vergriffen hat. Wenn sie wieder mal ihren makellosen Popo aus unbegreiflichen Gründen als »viel zu dick« bejammert.

Nur einer von hundert hat einen Waschbrettbauch

Vor allem würde der echte Paul niemals an ihrem Bauch herummäkeln. Er hat ja selbst einen. Er und die restlichen 99 Prozent aller

Männer auf der Welt. Es sei denn, er ist der eine von hundert Männern, den die Natur mit den idealen genetischen Bedingungen für einen Waschbrettbauch ausstattete. Der eine Glückliche, der laut wissenschaftlichen Studien weder Fettpolster noch Bauch oder Rettungsring unterm Sakko verstecken muss.

Für die anderen gehört der Bauch zur männlichen Lebenswelt wie zum Beispiel auch Autos, Schnaps und Fußball. Frauen bekommen Babybäuche, Männer Bierbäuche. So sehen wir das, wir ganz normalen Männer – cool und gelassen. Bauch oder nicht Bauch – irgendwann ist das sowieso nur noch eine Frage des Alters. Ab 40 darf man ihn haben. Ab 50 hat man ihn einfach, und die meisten tragen ihn mit Würde.

Wir freuen uns schon auf die Mitte 40, wenn wir nicht mehr mit knackigen 20-Jährigen konkurrieren müssen. Dann werden unsere Bäuche nämlich immer mehr zum Privileg. Als Zeichen dafür, dass wir es »geschafft haben«. Dass wir delegieren dürfen und junge Dünne für uns schuften lassen können. Und dass wir endlich nicht mehr gut aussehen müssen, um begehrt und anerkannt zu sein.

Die andere Perspektive

Wir Männer sehen die Dinge einfach aus einer anderen Perspektive, der besseren. Frauen vergleichen sich mit magersüchtigen Super-Models und kriegen die Krise. Wir dagegen messen uns ästhetisch mit Sumo-Ringern und finden uns o. k. Zugegeben: Wir finden unsere Bäuche nicht besonders schön. Aber wir haben kein Problem damit. Das haben immer nur die anderen: Freunde, Bekannte, Ehefrauen und Mütter. Die »Der-Bauch-muss-weg«-Fraktion, die fast jeder Mann in seinem Umfeld ertragen muss. Gott sei Dank haben wir immer die besten Ausreden parat: Zum Beispiel: »Ich habe keinen Bauch, sondern einen kräftigen Körperbau«. Oder: »Ich wiege zu viel, weil ich schwere Knochen habe.« Oder: »Ich bin Bauchatmer.« Oder: »Das ist kein Bauch, das ist Pressluft für meinen Hammer.« Klingt doof, ist aber lustig und lenkt wunderbar ab.

Sind wir denn nicht wenigstens ein bisschen eitel? Ja, schon. Und deshalb gehen wir nicht so gerne in die Sauna oder ins Schwimmbad. Allerdings kann man Bäuche einziehen – wenigstens auf dem Weg vom Handtuch zum Kiosk und wieder zurück.

Und man muss es ja nicht gleich übertreiben. Wie die Jungs, die sich den Bauchspeck beim Schönheitschirurgen absaugen lassen. Die sind sowieso alle schwul, hört man oft. Wenn nicht, dann steckt meistens eine Frau dahinter. Eine nörgelnde. Wahrscheinlich Paula.

Mein Bauch ...

Leider gibt es einen Ort, wo einem alles Baucheinziehen nichts hilft. Im Sprechzimmer beim Doktor.

Der murmelte letztens etwas von Syndrom X. Im Bauchspeck stecke eine kleine Bombe: Diabetes, Bluthochdruck, Schlaganfall, Herzinfarkt. »Kann man leicht entschärfen«, sagte er. »Durch Lebensmittel mit niedrigem GLYX. Und nicht nur Sportschau gucken.«

Seitdem steht so ein rundes VIP-(Very Intelligent Persons)-Wipp-Ding vor dem TV. Schmilzt laut einer NASA-Studie in der gleichen Zeiteinheit doppelt so viel Bauchfett weg wie Jogging.

Während Ballack übers Feld stürmt, geht's in meinem Wohnzimmer auf und nieder immer wieder. Wie gesagt: Ich will ja wenigstens noch die Mitte 40 erleben – meinetwegen auch ohne Bauch.

Der GLYX-FAHRPLAN

... INS SCHLANKE GLÜCK

▶ 1. GLYX-NIEDRIG SATT

Essen Sie hauptsächlich Lebensmittel mit niedrigem GLYX. Darunter fallen: Gemüse und Obst (mit wenigen Ausnahmen), Milchprodukte, Roggenbrot (Sauerteig), frische Säfte, Nudeln aus Hartweizengrieß. Auch Fleisch, Geflügel und Fisch haben einen niedrigen GLYX, weil sie kaum Kohlenhydrate enthalten.

▶ 2. VORSICHT, AUSNAHME!

Produkte, die zwar GLYX-niedrig haben, aber auch Fett enthalten oder in rauen Mengen der Gesundheit nicht bekommen, sollten Sie in Maßen genießen: Fleisch, fetter Käse, Eier – und Bitterschokolade. Damit dürfen Sie aber ruhig mal die Lust auf Süßes stillen.

▶ 3. MANCHMAL MACHT'S DIE MENGE

Trauben fallen unter die Kategorie niedriger GLYX, aber er liegt bei 45. Wenn Sie davon also ganz viel essen, ein Pfund, dann macht das natürlich einen höheren Blutzuckeranstieg, als wenn Sie die gleiche Menge Gemüse essen (hat meist einen GLYX unter 30). Obst liegt in der Regel zwischen 22 und 45. Gut ist, wenn Sie Obst mit einem Milchprodukt kombinieren, dann sinkt der GLYX und die Laune steigt. Denn die Kombination Eiweiß & Kohlenhydrate macht fröhlich (Seite 78).

▶ 4. GLYX HALBIEREN

Frische Fruchtsäfte haben ebenfalls einen GLYX von etwa 40. Den sollten Sie halbieren mit Mineralwasser oder Eiweiß: Buttermilch, Sojamilch, Molke, Kefir.

▶ 5. MITTELGEWICHTE IN MAßEN

Lebensmittel mit mittlerem GLYX können Sie auch genießen. Nur nicht so viel. Nicht als Zwischenmahlzeit. Und nicht mit Fett kombinieren. Dazu zählen zum Beispiel Ananas, Basmatireis, Pitabrot, Pellkartoffeln.

▶ 6. SCHWERGEWICHTE MEIDEN

Hoher GLYX ist purer Stress für unsere Bauchspeicheldrüse – und Mastfutter für die Fettzellen. Weil sie zu viel vom Dickhormon Insulin locken. Lebensmittel mit hohem GLYX sollten Sie während der Diät meiden oder nur winzige Portionen essen und clever kombinieren (7.). Zu den Schwergewichten zählen Bier, Kartoffelprodukte, gekochte Karotten, Wassermelone, Weißmehlprodukte, Knäckebrot, Cornflakes, Schnellkochreis, Fruchtnektar, Limonade, Colagetränke, Kekse, Süßigkeiten, Fertiggerichte.

▶ 7. CLEVER KOMBINIEREN

Wenn Sie ein Lebensmittel mit mittlerem oder hohem GLYX essen, dann sollten Sie es kombinieren mit einer großen Portion GLYX-niedrig. Die Kartoffel mit viel Gemüse. Das Stück Schokolade mit einem Apfel. Die Scheibe Weißbrot mit einer großen Schüssel Salat. Der GLYX sinkt auch, wenn Sie frisches Obst mit Eiweiß kombinieren, einen Joghurt oder Quark dazu essen. Oder: Sie belegen Ihr Vollkornbrot mit Fisch oder einer Scheibe magerem Käse.

▶ 8. WELCHES OBST?

Reife Banane, Wasser- und Honigmelone helfen nicht beim Abnehmen. Ananas, Kiwi, Mango

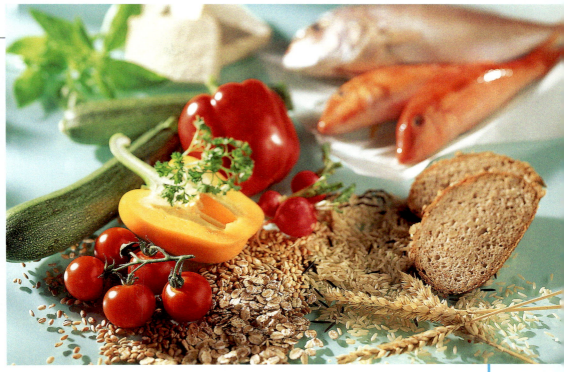

GLYX niedrig heißt nicht Verzichten. Die Natur hält so viele Lebensmittel mit niedrigem GLYX bereit: Käse, Fisch, Gemüse, Brot aus vollem Korn …

und Papaya haben einen mittleren GLYX und sollten deshalb nicht zwischendurch gegessen werden. Aber sie gehören, kombiniert mit anderen Früchten, in den Obstsalat. Bedenkenlos schlemmen können Sie heimisches Obst der Saison: Äpfel, Birnen, Kirschen, Beeren und so weiter. Wenn Sie getrocknetes Obst essen, dann Aprikosen oder Pflaumen lieber als Datteln und Rosinen.

➤ 9. Welches Gemüse?

Verzichten Sie auf Rote Bete und gekochte Karotten während der Fatburner-Tage. Danach dürfen Sie die beiden Gesundgemüse wieder essen. Ersetzen Sie Mais im Salat durch Bohnen. Das schmeckt auch und lockt weniger Insulin.

➤ 10. Der Zucker im Kaffee

Haushaltszucker ist für den Körper nicht ganz so schlimm wie Weißbrot. Er hat einen niedrigeren GLYX, weil er aus einem Fruktose- und einem Glukosemolekül besteht, während Weißbrot eine Kette von Glukosemolekülen ist, die gleich ins Blut driften. Also: Ein Löffelchen im Cappuccino kann nicht schaden. Nach der Vier-Wochen-GLYX-Diät.

➤ 11. Welches Brot?

In Deutschland gibt es 400 Brotsorten. Es gibt natürlich nicht für jede Sorte einen GLYX-Wert. Trotzdem können Sie sich grundsätzlich an folgende Tipps halten:

Für Kohlenhydrate gilt: Raus aus der GLYX-Falle

Der GLYX-FAHRPLAN

Gut sind: GLYX-Brot (Seite 162), Roggensauerteigbrot, Vollkornschrotbrote (zum Beispiel Grahambrot), Vollkorntoast, Pumpernickel, Gerstenvollkornbrot, Sojabrot mit Leinsamen
Mittel: Mischbrote aus Weizen- und Roggenmehl, Vollkornbrot (Vollkornmehl), Vollkornknäckebrot, Vollkornbrötchen, Pitabrot
Schlecht: Brezel, Weißmehlbrötchen, Weißbrot, Baguette, Toastbrot, Roggenbrot
Wichtig: Vollkornbrot bitte mit ganzen Körnern. Ist das Brot nur aus Mehl gebacken, lockt es auch ziemlich viel Insulin.

▶ 12. Welche Beilage?

Werden Sie zum Pasta- und Vollkorngetreide-Fan. Die üblicherweise erhältliche Pasta wird aus Hartweizengrieß hergestellt. Wenn Sie diese »al dente« kochen, bleibt der GLYX-niedrig (zehn köstliche Saucen finden Sie ab Seite 197). Erlaubt sind auch gefüllte Teigwaren und Vollkornnudeln. Weitere gute Beilagen sind: Langkornreis, Basmatireis, Parboiled-Reis, Wildreis, Grünkern, Gerste und Bulgur. Kartoffelfreunde müssen sich leider umstellen. Fast alle Kartoffelbeilagen haben einen hohen GLYX. Einzige Ausnahme: Pellkartoffeln. Davon dürfen Sie zwei kleine genießen – mit einer großen Portion Gemüse dazu.

▶ 13. GLYX-Anleitung für die Kantine

Halten Sie sich an das Salatbuffet. Dazu passt Geflügel, Fischfilet mit Zitrone beträufelt oder ein Filet von Kalb oder Rind. Sie können auch ein Ei in den Salat schnipseln. Auch Pellkartoffeln mit Quark, ein Gemüseteller, Mozzarella mit Tomaten sind erlaubt. Trinken Sie einen Tomatensaft zum Essen. Schwere Saucen lieber meiden. Saucenbinder bestehen aus 100 Prozent Stärke plus Geschmacksverstärker. Das ist nichts für die schlanke Linie.

▶ 14. Und was trinken?

Fruchtsaftgetränke, Fruchtnektar, Softdrinks, Ice-Tees, Sportlergetränke = nasse Kohlenhydrate. Mit einem hohen GLYX. Die sollten Sie meiden. Light-Produkte mit Süßstoff kommen nicht aus der Quelle Natur. In Ihren vier Diätwochen sollten Sie darauf verzichten. Trinken Sie Tee oder Kaffee (2 bis 3 Tassen mit der doppelten Portion Wasser dazu). Und jede Stunde ein Glas Wasser mit einer halben Zitrone drin. Gefiltertes Wasser aus dem Hahn, Mineralwasser – am besten ohne Kohlensäure. Gemüsesäfte haben einen niedrigen GLYX (außer Karotte und Rote Bete). Und bei Fruchtsäften dimmen Sie den GLYX noch ein bisschen runter mit Buttermilch, Molke oder Wasser.

▶ 15. Und Alkohol?

Hochprozentiges passt nicht in die GLYX-Diät. Auch Bier lockt zu viel Insulin. Doch gegen ein bis zwei Gläschen trockenen Wein hat auch der Arzt nichts. Neue Studien zeigen: Wein mindert die Insulinresistenz, verhilft Ihren Zellen wieder, mehr auf Insulin zu hören. Die Bauchspeicheldrüse muss nicht mehr so viel produzieren.

▶ 16. Und wie süsst man?

Verwenden Sie den chemisch raffinierten, weißen Zucker nur als Gewürz. Süßen Sie mit Natur: Honig, Ahornsirup, Apfel- oder Birnendicksaft heben zwar auch den Insulinspiegel an, aber sparsam verwendet machen sie nicht dick. Frutilose (Fruchtzucker, Reformhaus) ist eine günstige Alternative. Und Süßstoffe? Sie heben den Insulinspiegel nicht und helfen, Kalorien zu sparen. Aber das ist ja nicht Ihr Ansinnen. Nahrung ist mehr als eine Kalorienquelle. Außerdem regen die chemischen Zuckergeschwister den Appetit an. Sie mögen ein Segen sein für Diabetiker, Gesunde können darauf verzichten.

Die GLYX-Tabelle

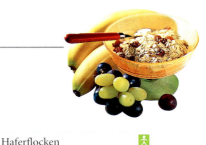

 niedriger GLYX, Leichtgewichte

 mittlerer GLYX, Mittelgewichte

 hoher GLYX, Schwergewichte
(hierunter fallen auch die Lebensmittel, die einen mittleren GLYX haben und zugleich viel Fett liefern)

▶ **Brot und Backwaren**

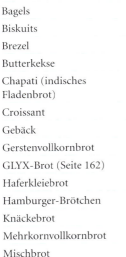

Bagels	🟡
Biskuits	🟡
Brezel	🟡
Butterkekse	🟡
Chapati (indisches Fladenbrot)	🟡
Croissant	🟡
Gebäck	🟡
Gerstenvollkornbrot	🟢
GLYX-Brot (Seite 162)	🟢
Haferkleiebrot	🟢
Hamburger-Brötchen	🔴
Knäckebrot	🔴
Mehrkornvollkornbrot	🟢
Mischbrot	🟡
Pitabrot	🟡
Pizza mit Käse und Tomaten	🟡
Pizzabrot	🟡
Pumpernickel	🟢
Reiscracker, Vollwert	🟢
Roggenbrot	🔴
Roggenbrot Sauerteig	🟢
Sojabrot mit Leinsamen	🟢
Tacoschalen (mexikanisches Maisgebäck)	🟡
Vollkornbrot mit Leinsamen	🟢
Vollkornfrüchtebrot	🟢
Vollkornknäckebrot	🟡
Vollkornschrot- oder Kleiebrot	🟢
Weißbrot (Baguette)	🔴

▶ **Frühstückscerealien und Getreide**

Ballaststoff-Flakes (All brain)	🟢
Basmati-Reis	🟡
Brauner Reis	🟢
Buchweizen	🟡
Bulgur	🟢
Cheerios	🔴
Cornflakes	🔴
Couscous	🟡
Frischkornbrei	🟢
Gerste	🟢
Getreidekörner, ganz oder grob geschrotet	🟢
Haferflocken	🟢
Haferflocken, Instant-	🟡
Hirse	🔴
Kleieflocken	🟢
Müsli mit Zuckerzusatz	🟡
Parboiled-Reis	🟢
Porridge (Haferbrei)	🟡
Puffreis	🔴
Quinoa	🟢
Roggen	🟢
Schnellkochreis (Instant)	🔴
Vollkornhaferflocken	🟢
Vollkornmüsli ohne Zucker	🟢
Weißer Grieß	🟡
Weißer Reis (Langkorn)	🟡
Weißer Reis (Rundkorn)	🔴
Weizen	🟢
Wildreis	🟢

▶ **Kartoffeln und Teigwaren**

Backkartoffeln	🔴
Bratkartoffeln	🔴
Capellini, Makkaroni …	🟢
Glasnudeln aus Mungbohnen	🟢
Gnocchi	🟡
Käsetortellini	🟢
Kartoffelchips	🔴
Kartoffelpüree	🔴

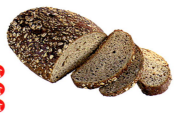

Die GLYX-Tabelle

Kartoffelstärke	🔴	Mango	🟡	Kohlgemüse aller Art	🟢
Neue Kartoffeln	🟡	Orange	🟢	Kürbis	🔴
Nudeln aus Hartweizengrieß (al dente)	🟢	Papaya	🟡	Linsen	🟢
Nudeln aus Hartweizengrieß (weich gekocht)	🟡	Pfirsich	🟢	Mangold	🟢
Pellkartoffeln	🟡	Pflaume	🟢	Paprika	🟢
Pommes Frites	🔴	Rosinen	🟡	Pilze	🟢
Ravioli	🟢	Sultaninen	🟡	Radieschen/Rettich	🟢
Salzkartoffeln	🔴	Trauben	🟡	Rote Bete	🟡
Vollkornteigwaren	🟢	Wassermelone	🔴	Saubohnen, gekocht	🔴
				Sellerie	🟢
		Andere frische Früchte	🟢	Soja	🟢
▶ **Obst**				Spinat	🟢
				Sprossen und Keime	🟢
Ananas	🟡			Süßkartoffel	🟢
Apfel	🟢			Tomaten	🟢
Aprikose	🟡			Trockenbohnen	🟢
Banane, normal	🟡			Trockenerbsen	🟢
Banane, reif	🔴			Zucchini	🟢
Beeren	🟢			Zuckermais	🟡
Birne	🟢			Zwiebeln	🟢
Dosenbirnen	🟡				
Dosenpfirsich	🟡	▶ **Gemüse und Hülsenfrüchte**		▶ **Nüsse**	
Feigen	🟢				
Getrocknete Aprikosen	🟢	Auberginen	🟢	Erdnüsse	🟢
Getrocknete Datteln	🔴	Avocados	🟢	Kürbiskerne	🟢
Grapefruit	🟢	Blattsalate	🟢	Leinsamen	🟢
Honigmelone	🟡	Bohnen, rote und weiße	🟢	Mandeln	🟢
Kirsche	🟢	Brokkoli	🟢	Sesamsaat	🟢
Kiwi	🟡	Butterbohnen	🟢	Sonnenblumenkerne	🟢
		Chicorée	🟢	Walnüsse	🟢
		Erbsen aus der Dose	🟡		
		Gemüsemais	🟡		
		Grüne Bohnen	🟢		
		Gurken	🟢		
		Karotten, gekocht	🔴		
		Karotten, roh	🟢		
		Kichererbsen	🟢		
		Kidneybohnen	🟢		

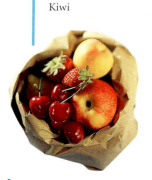
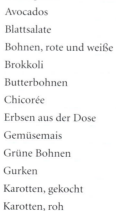
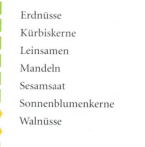
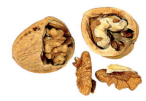

▶ Der Weg von Dick nach Dünn

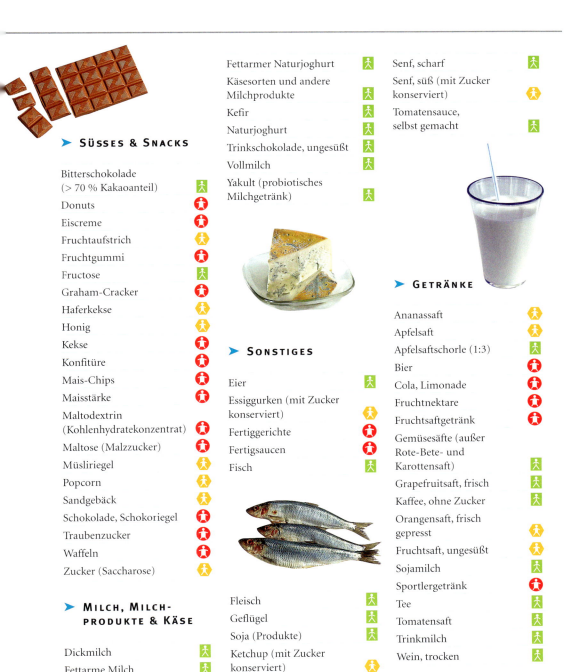

▶ Süsses & Snacks

Bitterschokolade (> 70 % Kakaoanteil)	🚶
Donuts	🛑
Eiscreme	🛑
Fruchtaufstrich	⬡
Fruchtgummi	🛑
Fructose	🚶
Graham-Cracker	🛑
Haferkekse	⬡
Honig	⬡
Kekse	🛑
Konfitüre	🛑
Mais-Chips	🛑
Maisstärke	🛑
Maltodextrin (Kohlenhydratkonzentrat)	🛑
Maltose (Malzzucker)	🛑
Müsliriegel	⬡
Popcorn	⬡
Sandgebäck	⬡
Schokolade, Schokoriegel	🛑
Traubenzucker	🛑
Waffeln	🛑
Zucker (Saccharose)	⬡

▶ Milch, Milchprodukte & Käse

Dickmilch	🚶
Fettarme Milch	🚶
Fettarmer Fruchtjoghurt	⬡
Fettarmer Naturjoghurt	🚶
Käsesorten und andere Milchprodukte	🚶
Kefir	🚶
Naturjoghurt	🚶
Trinkschokolade, ungesüßt	🚶
Vollmilch	🚶
Yakult (probiotisches Milchgetränk)	🚶

▶ Sonstiges

Eier	🚶
Essiggurken (mit Zucker konserviert)	⬡
Fertiggerichte	🛑
Fertigsaucen	🛑
Fisch	🚶
Fleisch	🚶
Geflügel	🚶
Soja (Produkte)	🚶
Ketchup (mit Zucker konserviert)	⬡
Kondensmilch, gesüßt	⬡
Senf, scharf	🚶
Senf, süß (mit Zucker konserviert)	⬡
Tomatensauce, selbst gemacht	🚶

▶ Getränke

Ananassaft	⬡
Apfelsaft	⬡
Apfelsaftschorle (1:3)	🚶
Bier	🛑
Cola, Limonade	🛑
Fruchtnektare	🛑
Fruchtsaftgetränk	🛑
Gemüsesäfte (außer Rote-Bete- und Karottensaft)	🚶
Grapefruitsaft, frisch	🚶
Kaffee, ohne Zucker	🚶
Orangensaft, frisch gepresst	⬡
Fruchtsaft, ungesüßt	⬡
Sojamilch	🚶
Sportlergetränk	🛑
Tee	🚶
Tomatensaft	🚶
Trinkmilch	🚶
Wein, trocken	🚶

Die GLYX-Tabelle

Schlankstoff der Natur: Eiweiss

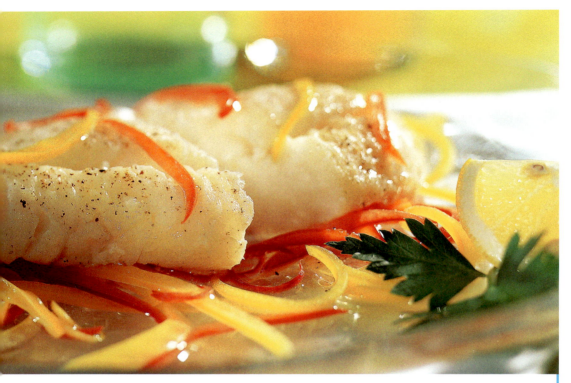

Eiweiß ist ein Fatburner. Das heißt: Sie genießen ein Rotbarschfilet, einen Thunfischsalat, löffeln einen Joghurt, trinken ein Glas Buttermilch und nehmen dabei ab. Toll, oder?

Leben ist Eiweiß. Gute Laune ist Eiweiß. Gesundheit ist Eiweiß. Und schlanke Linie ist Eiweiß. Ohne Eiweiß läuft in Ihrem Körper gar nichts. Ihr Körper besteht nämlich – abgesehen von Fett und Wasser – aus Eiweiß. Immunsystem, Muskeln, Haare, Nerven, Blut, Organe, Hormone, Nervenbotenstoffe sind aufgebaut aus 20 winzigen Eiweißbausteinen, den Aminosäuren. Jede einzelne muss dem Körper als Baustein für den Auf- und Umbau körpereigener Stoffe zur Verfügung stehen – damit unser Körper fit und gesund bleibt, damit wir Leistung bringen können und gute Laune haben.

Acht dieser Aminosäuren sind essenziell, das heißt wesentlich, notwendig. Ihr Körper kann sie nicht selbst herstellen, sondern nimmt sie aus der Nahrung auf. Täglich müssen damit Billionen von Körperzellen repariert und erneuert, muss das Heer der Abwehrkräfte aufgerüstet werden. Für jedes Gefühl, jede Nerven- oder Muskelreaktion, für alle Gedanken bastelt Ihr Körper aus Eiweißbausteinen die nötigen Botenstoffe, Hormone, Enzyme. Fehlt eine der essenziellen Aminosäuren, kann das Schlankhormon nicht gebastelt werden, Muskeln wachsen nicht, Immunzellen sterben ab.

Eiweiß ist die Schlankhilfe der ersten Wahl

Karl Lagerfeld hat sich mit Hilfe von Eiweiß so gut wie halbiert. Um 42 Kilo in einem Jahr! Auch in der Wissenschaft ist längst klar: Wenn Diäten funktionieren, dann Protein-Diäten. Aus folgenden Gründen:
♦ Eiweiß hält den Muskel davon ab, sich selbst zu vernichten. Und die Muskeln braucht der Abnehmer nun mal, um Fett zu verbrennen.
♦ Eiweiß macht satt.
♦ Eiweiß ist ein Fatburner.

Eiweiß ist ein Fatburner

Wenn Sie nun ein Glas Buttermilch trinken, ein mageres Stück Geflügel oder Fisch essen, dann muss Ihr Körper Energie zuschießen, um dieses Nahrungseiweiß in Körpereiweiß umzuwandeln. Und wo holt er diese Energie her? Aus den Fettdepots. Ein Gramm Nahrungseiweiß hat 4 kcal. Und 25 Prozent, also 1 Kilokalorie muss Ihr Körper zum Verwerten des Fisches zuschießen. Er bedient sich aus den Fettdepots.
Damit sich die Fatburner-Eigenschaft auch auf der Waage auswirkt, müssen Sie nur darauf achten, dass Sie magere beziehungsweise gesunde Eiweißlieferanten vorziehen (Tabelle Seite 80).

»Gutes« und »schlechtes« Eiweiß

Sie fragen sich: Wenn dieser Stoff so wertvoll ist, warum hat er dann so einen schlechten Ruf? Weil unsere Eiweißquellen hauptsächlich aus rotem Fleisch (Rind und Schwein), Wurst und Sahnesaucen bestehen. Und diese liefern nicht nur Aminosäuren, sondern Cholesterin, Moppel-Fette und Purine (Gicht!).

Bessere – gesunde – Quellen sind: Eier, Fisch, weißes Fleisch (Geflügel, Kalb, Kaninchen), Wild, Hülsenfrüchte, Soja, Nüsse, Getreide, Milchprodukte. Nur: Pflanzliches Eiweiß ist wegen seines Aminosäuremusters nicht ganz so wertvoll für den Körper wie tierisches. Doch die Qualität lässt sich einfach aufstocken, indem Sie Lebensmittel wieder mal clever kombinieren. Deswegen isst man in Mexiko Reis mit Bohnen. Bei uns Kartoffeln mit Quark.
♦ Kombinieren Sie Getreide (Reis, Buchweizen, Weizen, Hafer, Dinkel, Gerste, Roggen, Hirse) mit Hülsenfrüchten (Bohnen, Soja, Kichererbsen, Erbsen, Linsen).
♦ Auch das wertet das Eiweiß auf: Getreide mit Ei, Milch oder Milchprodukten (Dickmilch, Joghurt, Quark, Käse).
♦ Weitere clevere Kombination: Kartoffeln mit Ei, Milch oder Milchprodukten.

INFO

Eiweißmangel trotz Überfluss

Viele Menschen leiden unter Eiweißmangel, obwohl sie viel Eiweiß essen. Weil sie sich falsch ernähren. Weil Vitalstoffe fehlen, können sie nicht genügend Magensaft oder eiweißspaltende Enzyme produzieren, die wertvollen Aminosäuren kommen nicht an ihrem Zielort, der Zelle, an. Wird das Eiweiß nicht klein gespalten, kann es nicht ins Blut dringen. Unverdautes Eiweiß bleibt im Darm, fault, führt zu Verdauungsbeschwerden und Allergien. Eiweißmangel macht dick und krank. Das passiert Ihnen nicht, weil Sie künftig auf *Lebens*mittel achten. Und die Rituale ab Seite 123 in Ihr Leben einbauen.

Achtung, Falle!

Nun denken Sie vielleicht: Eiweiß macht schlank. Gut, dann esse ich nur Eiweiß, lass' die Kohlenhydrate weg – und nehm' schnell ab. Stimmt. Es gibt viele proteinreiche Crash-Diäten, die genau mit diesen Mitteln arbeiten. Sie verordnen Unmengen Eiweiß, verbieten Kohlenhydrate – und man nimmt wirklich schnell ab. Nur leider Wasser. Ihr Stoffwechsel macht da nämlich nicht mit. Er schaltet auf ein Hungerprogramm namens »Ketose«. Ihr Körper produziert durch das hohe Eiweißangebot bei gleichzeitigem Kohlenhydratmangel so genannte Ketonkörper. Und diese scheidet die Niere mit ganz viel Wasser aus. Das ist nicht schlimm. Das steht auch in Ihrem genetischen Programm. Ihr Diäterfolg auf der Waage aber: reichlich Wasser, kaum Fett.

Sie machen es besser – Sie kombinieren

Sie essen Eiweiß mit Kohlenhydraten. Den Fisch mit Wildreis oder Gemüse. Die Garnelen mit Pasta, den Käse mit einem Stück Pumpernickel, den Quark mit Obst. Damit tanken Sie ausreichend Zucker fürs Gehirn. Ihr Körper muss weder den Stoffwechselweg Ketose einschlagen, noch wertvolle Muskeln annagen. Er bedient sich vielmehr aus den Fettpölsterchen, um das wertvolle Eiweiß der Nahrung in Jugend, Immunsystem, Muskeln, Leistungskraft zu investieren – und in Fröhlichkeit.

Glück = Eiweiß + Kohlenhydrate

Und wieder: Abnehmen mit Glücksgefühl. Denn es gibt einen weiteren Grund, warum Sie Eiweiß mit Kohlenhydraten kombinieren sollten. Kohlenhydrate allein machen im Grunde müde, sie wirken dämpfend auf die Tätigkeit des Gehirns. Es werden nämlich chemische Botenstoffe im Gehirn gebildet, so genannte Neurotransmitter, die eher müde machen. Eiweiß aber verhindert, dass Kohlenhydrate ermüden. Denn Eiweiß liefert die Aminosäure Tyrosin. Und daraus bastelt sich der Körper die anderen, die belebenden chemischen Botenstoffe der guten Gefühle: Dopamin und Norepinephrin. Diese muntern auf, Sie denken schneller, sind aufmerksamer, motivierter und geistig reger – und viel besser drauf.

> **► INFO**
>
> #### Eiweiß als Konzentrat?
>
> Ob Sie die GLYX-Diät mit einem Eiweißpräparat aufbessern wollen, möchte ich Ihnen überlassen. Sie dürfen nur eines nicht: Während der Diät unter die täglich nötigen 1 Gramm Eiweiß pro Kilo Körpergewicht kommen. Das ist bei 80 oder 100 Kilo schon gar nicht mehr so leicht. Wichtig: Wenn Sie ein Konzentrat nehmen, sollten Sie viel trinken, weil sonst der Köper übersäuert. Ein gutes Eiweißkonzentrat erkennen Sie daran, dass auf dem Etikett eine biologische Wertigkeit über 100 ausgewiesen ist – alles darunter ist Geldverschwendung. Und achten Sie darauf, dass im Pulver, wenn überhaupt, nur ganz wenig Kohlenhydrate stecken und alle neun lebenswichtigen Aminosäuren enthalten sind: Methionin, Taurin, Leucin, Isoleucin, Lysin, Phenylalanin, Histidin, Threonin, Tryptophan.

Vorsicht, Eiweißmangel!

Eiweißmangel schwächt das Immunsystem, die Haare fallen aus, und die Muskulatur wird abgebaut. Der Körper hat keinen Stoff für Schlankhormone. Zu viel Eiweiß können Sie mit der Nahrung im Grunde kaum aufnehmen. Die Tabelle auf Seite 80 zeigt, dass es gar nicht so leicht ist, seine tägliche Ration abzubekommen. Die meisten Frauen, die Diät machen, leiden schnell unter Eiweißmangel, weil sie Fett meiden. Der Muskelabbau führt dann zum Jo-Jo-Effekt.

Eiweißformel

Wie viel Eiweiß braucht der Mensch? Wir verlieren am Tag ein halbes Gramm pro Kilogramm Körpergewicht, 0,5 g/kg. Addiert man dazu einen Sicherheitszuschlag, dann kommt man auf die gängige Empfehlung: 0,8 g/kg. Das reicht aber nicht, wenn man im Stress ist, wenn man abnehmen will, wenn man Muskeln aufbauen will. Dann brauchen Sie mindestens 1 g/kg (Bodybuilder schwören übrigens auf 2 g).
Eine 60 Kilo schwere Frau benötigt also mindestens 60 Gramm, ein 80-Kilo-Mann 80 Gramm. Ein bisschen mehr kann auch nicht schaden. Denn entgegen früheren Behauptungen passt sich die Niere sehr gut an eine Mehrzufuhr von Eiweiß an, so Studien der Uni Kopenhagen. Gut, wenn Sie die Niere dabei unterstützen. Trinken Sie. Jede Stunde ein Glas Wasser mit Zitronensaft.

Wie sollte man sein Eiweiß essen?

Es macht keinen Sinn, ein dickes Eiweißfrühstück zu futtern und dann nicht mehr an sein täglich Protein zu denken. Zu viel Eiweiß auf einmal scheidet die Niere aus. Sie müssen es portionsweise über den Tag verteilen. Pro Hauptmahlzeit 20–40 Gramm.

Regelmäßig Eiweiß – plus Zitrone

Sie achten bei jeder Mahlzeit auf eine Portion Eiweiß. Trinken täglich ein bis zwei große Gläser Butter- oder Sojamilch, Molke oder Kefir, essen zwei Joghurt, ein mageres Stück Geflügel, Wild oder Fisch, ein Stück Käse unter 30 Prozent (i.Tr.), dreimal pro Woche eine Portion Hülsenfrüchte. Essen Sie Fisch. Das können Sie auch fünfmal die Woche tun, denn er liefert das wertvollste, intelligenteste Eiweiß. Und: Bauen Sie täglich ein Sojaprodukt in Ihren Speiseplan ein: Joghurt, Tofu, Sojamilch.
Wundermittel Zitrone: Träufeln Sie Zitrone auf den Fisch, auf das Putenschnitzel. Ihr Vitamin C hilft Ihnen, das Eiweiß zu verdauen, sodass die wertvollen Aminosäuren an ihrem Bestimmungsort ankommen: der Zelle.

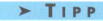

> **TIPP**
>
> ### *Was tun Vegetarier?*
>
> Tierisches Eiweiß kommt meist mit Fett einher und pflanzliches mit Fasern. Das bedeutet: Pflanzliches kann man nicht ganz so gut verstoffwechseln wie tierisches. Und wer dann noch auf Milch und Eier verzichtet, muss geschickt kombinieren, damit keine der Aminosäuren fehlt. Am besten ist, Sie essen viele Hülsenfrüchte wie Erbsen, weiße Bohnen, Soja; und Körner wie Reis, Weizen, Hirse, Hafer und Grünkern. Und kombinieren Getreide mit Milchprodukten oder Hülsenfrüchten; Gemüse und Kartoffeln mit einem Milchprodukt.

Wertvolle Eiweißquellen

20 Gramm Eiweiß stecken in

30 g Algen
60 g Sojabohnen
120 g Shiitakepilzen

Fleisch, Geflügel, Wurst

80 g Hühnerbrust (ohne Haut)
80 g Putenbrust
90 g magerem Lamm
90 g Rehrücken
90 g Schweinefilet
95 g Kaninchen
100 g Kalbsfilet
100 g Rinderfilet, -lende
120 g Schinken ohne Fettrand
123 g magerer Geflügelwurst

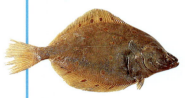

Fisch

80 g Räucherlachs
100 g Heilbutt
100 g Lachs
100 g Sardine
100 g Thunfisch
110 g Garnelen
110 g Makrele
120 g Scholle
120 g Kabeljau
120 g Langusten
120 g Seezunge
120 g Steinbutt
120 g Matjesfilet
125 g Hummer
220 g Austern

10 Gramm Eiweiß stecken in

200 g Sojajoghurt
330 ml Sojamilch
1,5 Hühnereiern

Milchprodukte

250 ml Kefir
250 ml Dickmilch
300 ml Milch
300 ml Buttermilch
300 g Joghurt
25 g Parmesan
37 g Romadur (20 % Fett)
38 g Schnittkäse (30 % Fett)
50 g Mozzarella
50 g Roquefort
60 g Feta (40 %)
75 g magerem Quark
75 g Frischkäse (20 % Fett)

Getreide

60 g Quinoa
65 g Vollkornteigwaren
75 g Amaranth
75 g Wildreis
85 g Hartweizennudeln
80 g Haferflocken
90 g Vollkornmehl
100 g Knäckebrot
125 g Naturreis
130 g Weizenschrotbrot

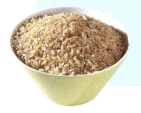

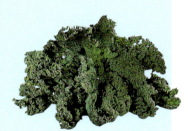

Nüsse und Samen

35 g Erdnüssen
40 g Leinsamen
45 g Sonnenblumenkernen
50 g Mandeln
50 g Pistazienkernen
55 g Sesamsamen
60 g Cashewnüssen

Hülsenfrüchte, Gemüse, Obst

50 g getrockneten Bohnen oder Linsen
125 g Tofu
175 g Erbsen, frisch
200 g Rosen- oder Grünkohl
500 g Kartoffeln

In Obst und anderen Gemüsen steckt zwar auch Eiweiß, aber nicht viel.

Ohne Eiweiß keine Hormone

Die wichtigsten Fatburner!

Das Wachstumshormon macht schlank im Schlaf

Der stärkste Fettverbrenner im menschlichen Körper ist das Wachstumshormon STH. Es wird nachts aktiv. Ihr Körper produziert es im Tiefschlaf. Sie müssen nicht zu einem Anti-Aging-Mediziner gehen und Tausende von Euro für eine Spritz-Kur hinlegen. Sie machen Ihr Wachstumshormon günstiger selbst. Sie brauchen nur zwei Aminosäuren: Arginin und Lysin – die Muskeln wachsen, Fett schmilzt, die Haut wird straff. Arginin und Lysin stecken in Haferflocken, Milchprodukten (vor allem Milch, Hüttenkäse, Ricotta, Joghurt), Eiern, Geflügel und Meerestieren. Und: Wenn Sie abends die schnellen Kohlenhydrate (GLYX-hoch und -mittel) weglassen und nur GLYX-niedrig und eiweißreich essen, erzeugen Sie nachts ein Insulintief, das mehr Wachstumshormon lockt. Sie werden schlank im Schlaf.

Noradrenalin verheizt Fett

Schnell!, ruft der Chef, machen Sie ein Konzept. Oder Sie merken: Huch! Der Tisch ist noch nicht gedeckt, und die Gäste stehen vor der Tür. Das sind die Momente, in denen Sie Unmengen Fett verbrennen. Denn wird Noradrenalin – unser positives Stresshormon – von Körper und Geist gebraucht, schickt die Nebenniere es zur Fettzelle, um Fett für die Energiegewinnung abzurufen. Noradrenalin sorgt dafür, dass extra viel Fett in Energieschübe umgewandelt wird, die uns Höchstleistung vollbringen lassen. Damit Sie ausreichend von dem Anti-Polster-Hormon Noradrenalin produzieren können, brauchen Sie nur genügend Eiweiß.

Serotonin – das Molekül der Gefühle

Was ist Serotonin? Ein Neurotransmitter. Darunter versteht man chemische Überträgerstoffe, die Informationen zwischen den einzelnen Nervenzellen im Gehirn über den synaptischen Spalt hinwegtransportieren. Die Wissenschaft kennt 200 dieser Neurotransmitter, die meisten sind allerdings wenig erforscht. Von Serotonin weiß man: Es ist das Molekül des Glücks, macht ausgeglichen, bremst den Appetit, dämpft Schmerzen und fördert die Libido. Ein Mangel an Serotonin kann zu Antriebslosigkeit, Schlaf- und Essstörungen führen und zu Depressionen. Deshalb gibt es Antidepressiva, die in den Serotoninhaushalt eingreifen. Mittlerweile gängig bei der Behandlung von Depressionen: die so genannten Selektiven Serotonin-Wiederaufnahmehemmer (SSRI). Wirkstoffe, die die Konzentration von Serotonin im synaptischen Spalt zwischen den Nervenzellen ansteigen lassen.

Wann entsteht Serotoninmangel?

Durch negativen Stress oder wenn der Körper zu wenig Licht abkriegt, geht dem Organismus das Serotonin aus. Jeder kennt das: An dunklen Wintertagen fühlt man sich abgeschlafft, die Stimmung ist gedrückt. Der

Glück = clever kombinieren

Kombinieren Sie Kohlenhydrate mit etwas Eiweiß (Vollkornbrot mit Käse oder Ei, Früchte mit Quark oder Hüttenkäse). So fördern Sie die Bildung von Serotonin im Gehirn und verhindern den dick machenden Hunger auf Süßes.

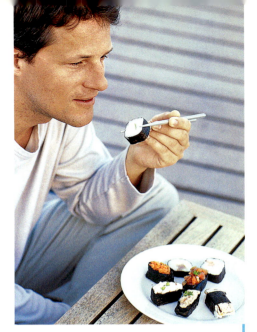

Sushi passen gut auf den Schlank-Plan: Sie enthalten Algen und Fisch. Beide sind Top-Eiweißlieferanten.

Intelligentes Eiweiß: Soja & Fisch

Soja – die tolle Bohne

Warum sind Asiaten schlank, haben ein gesünderes Herz und seltener Krebs? Die Antwort heißt: Soja. Lebensmittel aus Soja ziehen mittlerweile auch in unsere Supermarktregale ein. Sojaprodukte helfen beim Abnehmen, schützen vor Krebs, senken Blutfette, verhindern damit Herzinfarkt und Schlaganfall, senken Insulin, glätten Falten, verschieben die Menopause nach hinten, machen Knochen stabil.

Integrieren auch Sie Sojaprodukte wie Tofu, Sojajoghurt, Sojamilch, Miso, Sojasauce, fermentierte Sojabohnen (Tempeh) regelmäßig in Ihren Speiseplan. Was Sie ernten:

♦ Sojaprodukte halten das Blut flüssig und schützen vor Herzkrankheiten dank ihrer Saponine und Flavonoide. Saponine binden im Darm Cholesterin und halten so das schädliche Fett aus den Adern fern. Flavonoide spielen Bodyguards für Vitamine, verstärken sogar ihre Wirkung.

♦ Soja-Inhaltsstoffe binden Enzyme, die Kohlenhydrate abbauen. Das senkt das Insulin im Blut, hilft beim Abnehmen und schützt vor Diabetes.

♦ Soja senkt das Brustkrebsrisiko um die Hälfte. Wer täglich Sojaprodukte isst, schützt sich auch vor Lungen-, Magen- und Darmkrebs. Saponine bekämpfen im Dickdarm Krebszellen; Phytinsäure und Enzyminhibitoren fangen den Krebszellen wichtige Wachstumsfaktoren weg. Flavonoide machen freie Radikale unschädlich.

♦ Phytohormone aus Sojabohnen stimulieren den Knochenaufbau und schützen vor Osteoporose im Alter.

♦ Und: Soja ist ein Fatburner. Der Gehalt an Eiweiß ist sensationell. In der Sojabohne

Körper hilft sich in der Regel selbst – durch Heißhunger auf deftigen Schweinebraten, Süßes, Christstollen und Zimtsterne. Warum? Weil Serotonin im Gehirn aus der Aminosäure L-Tryptophan gebildet wird.

L-Tryptophan ist in eiweißhaltigen Lebensmitteln wie Rindfleisch, Geflügel, Thunfisch, Hülsenfrüchten, Milch, Hüttenkäse enthalten. Ein bisschen was steckt auch in getrockneten Datteln und Bananen.

Und die Lust auf Süßes, vor allem in der lichtarmen Zeit, liegt ebenso am Serotonin. Denn Zucker, Kohlenhydrate fördern die Bildung des Neurotransmitters für Glück.

Was erhöht den Serotoninspiegel noch?

♦ Licht. Jeder Spaziergang an der frischen Luft stimuliert die Serotoninproduktion.

♦ Bewegung: Wenn Sie auf dem Trampolin springen, produzieren Sie mehr von diesen Molekülen der Gefühle.

♦ Das Fit-Fett DHA kurbelt die Produktion an (Seite 50).

♦ Koffeinhaltige Getränke wie Kaffee, Tee und Kakao.

> **INFO**

Und was ist mit dem Ei?

Das Ei ist ein Produkt der Natur und liefert neben dem Fatburner Eiweiß auch viele Gesundstoffe. Sie haben aber Angst vor Cholesterin? Brauchen Sie nicht, wenn Sie Ihre Ernährungsweise umstellen, wie in diesem Buch beschrieben. Dann schadet Ihnen das Cholesterin aus der Nahrung nämlich nicht. Zudem liefert Ei einen Stoff namens Lutein, der das Cholesterin entschärft: Es müssen ja nicht täglich drei Eier sein, aber um es mit dem Huhn zu sagen: »Jeden Tag ein Ei und sonntags auch mal zwei« können einem gesunden Menschen nicht schaden.

Warum ist Fisch ein Fatburner?

Sein Eiweiß heizt die Fettverbrennung an. Zudem liefert Fisch jede Menge Tyrosin, die gehirnaktive Aminosäure, aus welcher der Körper die Schlankhormone Dopamin und Noradrenalin bastelt. Und kaum ein Lebensmittel (außer Algen) versorgt Sie so gut mit dem Stoffwechseltreibstoff Jod.

Wie viel und welchen Fisch?

Fisch könnten Sie eigentlich fünfmal pro Woche essen. Absolutes Minimum für Fischkasper: zwei Portionen pro Woche. Welche Sorte? Egal – Lachs liefert viele Omega-3-Fettsäuren, Makrelen enthalten jede Menge Tyrosin, Sardinen sind kleine Eiweißbömbchen. Kabeljau enthält so gut wie kein Fett, deckt mit einer Portion den Tagesbedarf an Jod – und schwimmt in jeder Tiefkühltruhe (deswegen aber leider nicht mehr überall im Meer). Jeder Speisefisch ist wertvoll für Sie – nur nicht paniert oder frittiert. Wählen Sie gegrillt oder gedünstet. Am besten mit einer natürlichen Fatburner-Sauce aus Zitronensaft und Olivenöl.

---

stecken alle essenziellen Aminosäuren, die Baustoffe für Muskeln, Schlankhormone, Enzyme und Immunzellen. Und das in Überfliegermengen: Soja liegt an der Spitze der eiweißhaltigen Lebensmittel (mit über 30 Prozent). Dann erst folgen Käse, Getreide, Fisch und Fleisch.

Figurwunder: Fisch & Meeresfrüchte

Fischöle putzen die Blutgefäße, schützen vor Blutgerinnseln und somit auch vor Herzinfarkt, sie stärken die Nerven und bewahren die Haut vor Krankheiten wie Neurodermitis und Schuppenflechte. Auch vorbeugende Wirkungen gegen Diabetes und Rheuma gehen auf das Konto von Fisch.
Wenn Sie nun viel Fisch essen, saugen sich Ihre Zellen voll mit Omega-3-Fettsäuren, die Sie vor vielen chronischen Krankheiten bewahren können. Sie locken gute Eicos (Seite 51), und Sie halten die Prostaglandine in Schach – die Stoffe im Körper, die Schmerzen auslösen, zu Entzündungen führen und die Blutplättchen verkleben lassen.

Super-Fatburner sind Krusten- und Schalentiere

Krebs, Garnelen, Hummer, Krabben, Muscheln und Austern. Sie versorgen uns mit viel Eiweiß, enthalten selbst wenig Fett. Zudem liefern sie den Gute-Laune-Boten, Lustmacher und Wund(er)heiler Zink.

Haben Sie nun noch ein Argument gegen Fisch? Dann lesen Sie das Interview mit Starkoch Kolja Kleeberg ab Seite 91. Wetten, dass er Sie an die Angel kriegt?

Der **EIWEISS-FAHRPLAN**

... INS SCHLANKE GLÜCK

▶ 1. Die Menge macht's

Essen Sie täglich mindestens 1 g Eiweiß pro Kilogramm Ihres Körpergewichts. Wenn Sie 70 Kilo wiegen, macht das 70 Gramm. Erst wenn Sie sich daran halten, kann Eiweiß seine Fatburner-Qualitäten entfalten. Zu wenig Eiweiß führt zu Muskelabbau und Jo-Jo-Effekt. Etwa 70 Gramm Eiweiß insgesamt essen Sie mit 0,4 l Butter- oder Sojamilch, 150 g Geflügel oder Fisch, 300 g Joghurt, 50 g getrockneten Bohnen, 40 g Käse unter 30 % (i. Tr.) und 50 g Hartweizennudeln (siehe auch Tabelle Seite 80).

▶ 2. Unterstützung für die Niere

Keine Angst vor zu viel Eiweiß. Das geht kaum. Die Niere kann sich anpassen. Aber unterstützen Sie sie bei ihrer täglichen Schwerstarbeit, indem Sie jede Stunde ein Glas Wasser mit Zitronensaft trinken Schmeckt übrigens auch gut zur Abwechslung und wirkt genauso: ein Löffelchen Sanddornmark.

▶ 3. Regelmässige Eiweisssnacks

Weil die Niere zu viel auf einmal nicht verarbeiten kann, müssen Sie Eiweiß portionsweise essen. Zu den Hauptmahlzeiten 20–40 Gramm.

▶ 4. Eiweiss ohne Fett

Bevorzugen Sie mageres Eiweiß. Also Hühnerbrust ohne Haut, fettarme Käsesorten, Hülsenfrüchte … Dann schlägt sich die Fatburner-Eigenschaft von Eiweiß schneller auf der Waage nieder. Denn um aus Buttermilch Muskeln zu bauen, holt sich der Körper Energie aus den Fettdepots. Schwimmt zu viel Fett im Blut, bleiben die Fettdepots auf den Hüften sitzen.

▶ 5. Intelligente Kombi I

Wenn Sie Reis mit Bohnen, Kartoffeln mit Ei oder Haferflocken mit Milch essen, stocken Sie die Wertigkeit des Eiweißes auf. Denn Eiweiß liefert unterschiedliche Aminosäuren. Der Körper braucht diese Vielfalt für seinen Pool, aus dem er schöpfen muss, wenn er Muskeln oder neue Immunzellen basteln will.

▶ 6. Intelligente Kombi II

Träufeln Sie Zitrone auf Fisch, Putenschnitzel oder Quark. Denn Vitamin C aus Zitrusfrüchten hilft Ihnen dabei, das Eiweiß zu verdauen.

▶ 7. Intelligente Kombi III

Essen Sie Eiweiß plus Kohlenhydrate. Vollkornbrot mit Käse oder Ei, Früchte mit Quark oder Hüttenkäse, Joghurt mit Müsli. So fördern Sie die Bildung von Serotonin im Gehirn – das bremst den Appetit auf Süßes. Das hält Sie auch wach, denn Eiweiß verhindert, dass Kohlenhydrate müde und schläfrig machen.

▶ 8. Eiweiss-Helfer

Eiweiß allein ist machtlos gegen Fettpolster, wenn nicht B-Vitamine im Proteinstoffwechsel mithelfen. Pantothensäure, Vitamin B_6, Folsäure und Vitamin B_{12} bauen die Eiweißbausteine in die Muskeln ein, basteln Schlankhormone, stabilisieren die Zellmembranen.
Die Vitamine stecken in: Vollkornprodukten, Hülsenfrüchten, Fleisch, Geflügel, Lachs, Sardinen, Hummer, Krebsen, Milchprodukten, Eigelb, Pilzen, grünem Gemüse, Sprossen, Bananen, Avocados, Erdbeeren, Sauerkirschen, Sauerkraut, Hefe.

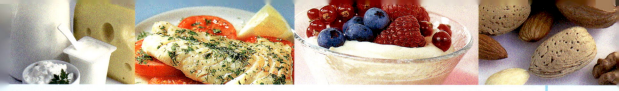

Eiweiß gehört in die Glücksküche. Gute Lieferanten: Milchprodukte, Fisch, Nüsse, Samen und Soja.

➤ 9. Nur kein Frust

Wenn Sie Stress haben und die Schokolade in der Schublade als schnelles Trostpflaster lockt, sagen Sie »Nein«. Machen Sie stattdessen einen Spaziergang, oder wippen Sie auf dem Trampolin den Gelüsten davon. Licht und Bewegung locken das Glückshormon Serotonin auf schlanke Weise. Auch die Portion Fisch mit ihrem Fit-Fett DHA zum Mittagessen verjagt depressive Gedanken. Als Notbremse für schlechte Laune und Schokolust können Sie auch eine Tasse Kaffee, Tee oder puren Kakao (ohne Zucker) trinken.

➤ 10. Essen Sie Fisch

Wenn Sie wollen, können Sie fünfmal pro Woche Fisch essen, denn er liefert das wertvollste, intelligenteste Eiweiß. Absolutes Minimum sind zwei Portionen pro Woche. Probieren Sie sich durch das »Fisch-Wissen« ab Seite 86. Jeder Speisefisch, jedes Krustentier ist wertvoll für Sie – nur nicht paniert oder frittiert. Lieber grillen oder dünsten und mit einer natürlichen Sauce aus Zitronensaft und Olivenöl servieren.

➤ 11. Pflanzeneiweiss satt

Hülsenfrüchte, Soja, Nüsse, Getreide, Grüngemüse, Himbeeren ... Bei Eiweiß denken wir meistens an Fleisch oder Milchprodukte. Aber gerade das Pflanzeneiweiß kann einen dicken Beitrag zur schlanken Linie leisten, weil es praktisch kein Fett liefert (Ausnahme: Nüsse, die liefern aber Fit-Fette und kein Hüftschmalz). Sie sollten dreimal die Woche eine Portion Hülsenfrüchte essen, täglich 20 Gramm Nüsse oder Samen knabbern und Vollkornprodukte bevorzugen.

➤ 12. Soja für Muskeln und Gesundheit

Bauen Sie täglich ein Sojaprodukt in Ihren Speiseplan ein: Joghurt, Tofu, Sojamilch. Die tolle Bohne liefert Spitzenmengen Eiweiß, kaum Fett, dafür viele Gesundstoffe, die Cholesterin senken und Krebs abwehren.

➤ 13. Eiweisskonzentrat kann helfen

Abnehmen zu müssen ist neu in der Menschheitsgeschichte. Keine 100 Jahre alt. Der Mensch war und ist noch programmiert auf Zunehmen. Und darum ist das Abspecken manchmal auch schwierig. So nimmt man nicht ab, wenn man nicht genug Eiweiß aufnimmt. Im Gegenteil. Der Körper baut Muskeln ab. Ein schwer Übergewichtiger schafft es kaum, seinen Eiweißbedarf zu decken. Dann hilft ein gutes Eiweißkonzentrat – als Ergänzung. Auch, wenn Sie nicht regelmäßig die Proteinrezepte aus diesem Buch zubereiten. Und bei allen, die viel Sport treiben (mehr als die 30 Minuten auf dem Trampolin), denn das Eiweißkonzentrat verhindert, dass der Körper zum Muskelaufbau sein Immunsystem annagt. Rühren Sie in diesen Fällen ein Eiweißkonzentrat unter die Buttermilch. Nur: Wenn Sie das tun, müssen Sie besonders viel trinken!

➤ 14. Abends GLYX-niedrig

Wenn Sie über den Tag verteilt Eiweiß snacken und zusätzlich mit einem GLYX-niedrig-Abendessen zu Bett gehen, ergreifen die Hüftfette besonders schnell die Flucht. Denn das sind die Voraussetzungen dafür, dass der Körper seinen Super-Fatburner, das Wachstumshormon, ins Rennen schickt.

Der Eiweiß-Fahrplan

Fisch-Wissen

Wer viel Fisch isst, hat gute Laune, weil in Fischfleisch glücklich machendes DHA-Fett und vitalisierendes Jod stecken. Außerdem Tryptophan, das der Körper braucht, um das Glückshormon Serotonin zu basteln. Fisch liefert viel Fatburner-Eiweiß – und er schmeckt. Mit dem »Fisch-Wissen« finden Sie sich in Neptuns Reich zurecht.

Süßwasserfische

Es muss nicht immer Kabeljau sein. Seine Bestände sind weltweit in Gefahr. Lassen Sie ihn nicht so häufig ins Einkaufsnetz gehen. Angeln Sie lieber auch mal Süßwasserfische. Sie bringen gesunde Abwechslung auf den Fatburner-Teller. Pluspunkte: Süßwasserfische sind nicht von Überfischung bedroht. Zudem speichern sie weniger Umweltgifte. Nachteil: Süßwasserfische liefern kaum Jod.

Karpfen

♦ *Fett: 5 g / 100 g*

Der Urfisch: stammt aus China, heute gibt es ihn weltweit. Besitzt grob strukturiertes, sehr aromatisches Fleisch. Vorsicht: Karpfen bevorzugen warme, pflanzenreiche, schlammige Gewässer. Wildkarpfen können daher leicht moderig schmecken, sind aber selten. Karpfen, die im Handel sind, stammen aus Zuchtteichen. Zuchtkarpfen können qualitativ besser sein und haben weniger Gräten.
▶ **Küchenpraxis:** Im Handel frisch oder geräuchert. Ganz, halbiert oder als Filets erhältlich. Hauptsaison: Oktober bis April. Karpfen lässt sich gut blau kochen – pochieren – oder füllen, eignet sich aber auch zum Dünsten, Dämpfen und Frittieren sehr gut, beliebt mit Saucen. Harmoniert mit süßen Zutaten, beispielsweise Rosinen.

Zander

♦ *Fett: bis 1 g / 100 g*

Der Grätenarme: Der auch Schill oder Hechtbarsch genannte Edelfisch besitzt fast keine Gräten. Sein weißes, mild-aromatisches, fettarmes und zartes Fleisch gehört zum Feinsten, was aus dem Süßwasser kommt. Beliebt bei Nobelköchen.

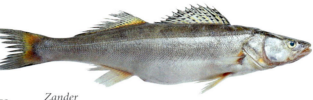

Zander

▶ **Küchenpraxis:** Zander gibt es meist frisch, als ganzen Fisch oder Filets. Aber Achtung: Er verdirbt besonders leicht. Daher nur superfrische Ware kaufen und sofort zubereiten. Aber zunehmend ist er auch tiefgefroren im Handel. Schmeckt gut gebraten oder pochiert, gedünstet oder gedämpft mit cremiger Sauce, aber auch rustikal mit Tomaten und Knoblauch. Zanderfleisch eignet sich prima für Farcen, zum Beispiel für Pastete oder Füllung.

Flussaal

♦ *Fett: 20–25 g / 100 g*
  Omega-3-Fett: 1,1 g / 100 g

Der Vitaminreiche: Der schlangenförmige Flussaal steckt voller Vitamine, vor allem Vitamin A, B1, B2 und D3. Das feste, gehaltvolle Fleisch hat einen ausgeprägten, feinen Geschmack. Er ist schwer verdaulich, weil er viel Fett liefert. In der Küche macht er keine Probleme, weil er sich leicht entgräten lässt.
▶ **Küchenpraxis:** Aal kommt hierzulande zu 80 Prozent geräuchert in den Handel, der

Rest als frischer Fisch. Für weniger Fettgehalt: Haut abziehen und Fettschicht entfernen. Frischer Aal wird gern gegrillt oder gebraten, auch in Portionsstücken in gemischten Fischsuppen und Ragouts gekocht. Seine Gräten ergeben ausgezeichnete Fonds, weil sie sehr gelatinehaltig sind. Schmeckt auch gut als Pastete oder in Aspik. Aal harmoniert mit Sauerampfer, Kapern und Wein.

Lachsartige Fische

Wer wenig Zeit und Muße hat, um viele Stunden in der Küche zu stehen, der ist mit lachsartigen Fischen gut beraten. Die Allrounder sind grätenarm, haben ein feines Aroma, vertragen aber auch herzhafte Saucen und Gewürze.

Lachs

♦ *Fett: 6–14 g / 100 g*

Sein aromatisches Fleisch ist allseits beliebt. Allerdings hat der auch Salm genannte Wanderfisch sehr unterschiedliche Qualitäten, je nachdem, ob er in freier Natur oder in einer Farm aufgewachsen ist. **Wildlachs** ernährt sich von Krebsen und erhält so eine zartrosa Fleischfarbe. Wildlachs liefert weniger Gesamtfett, aber dafür meist mehr Omega-3-Fette. Er ist selten geworden und sehr teuer. Noch zu empfehlen: Alaska-Wildlachs. **Farmlachs** belastet das Portemonnaie kaum, da große Zuchtanlagen eine billige Produktion ermöglichen. Seine typische Fleischfarbe entsteht durch carotinhaltige Fütterung. Bevorzugen Sie Farmlachs in Öko-Qualität (mit Zertifikat).
Relativ hoher Fettgehalt, davon aber hauptsächlich gesunde, ungesättigte Fettsäuren, B-Vitamine, vor allem B6, Vitamin D3 und Jod machen Lachs zum Gesundfisch.

> ### ➤ INFO
>
> ## *Who's who der Zubereitung*
>
> Kochen, Braten, Grillen? Klar. Aber in der feinen Fisch-Küche geht noch mehr:
> ♦ **Dämpfen:** Im Siebeinsatz über kochender Flüssigkeit im geschlossenen Topf garen
> ♦ **Dünsten:** in eigenem Saft oder wenig Flüssigkeit, ohne/wenig Fett, in Brat-/Alufolie
> ♦ **Pochieren:** Langsames Garziehen in heißer Flüssigkeit unter dem Siedepunkt
> ♦ **Sautieren:** Dünn Geschnittenes in einer Pfanne in nicht zu heißem Fett gar schwenken
> ♦ **Schmoren:** Kombination aus Braten und langsamem Dünsten, ideal für Ragouts.

➤ **Küchenpraxis:** Lachs gibt's frisch (Farmlachs das ganze Jahr über!) und tiefgekühlt als ganzen Fisch, Filets, Schnitzel, Steaks und Koteletts. Außerdem wird geräucherter oder gebeizter Lachs (Gravad Lachs) in Scheiben oder in Hälften angeboten. Der rote Rogen ist als Keta-Kaviar im Handel. Beim Einkauf auf Qualität achten: je feiner marmoriert das Fleisch, desto hochwertiger der Lachs. Breite »Zebrastreifen« weisen auf eine zu schnelle Aufzucht mit Kraftfutter hin. Edle Stücke wie Filet und Schnitzel eignen sich besonders gut zum Pochieren, etwa in Suppen und Terrinen. Steaks und Koteletts kann man braten, grillen und dünsten. Fein dazu: kühle Joghurt- und Kräutersaucen.

Lachs-/Meerforelle

♦ *Fett: 7 g / 100 g*

Die Lachsforelle wurde aus Regenbogenforelle und Lachs gezüchtet. Kommt häufig aus Norwegen und Dänemark. Sie liefert rosafarbenes, festes, mildes Fleisch mit wenig Gräten. Die typische Färbung – etwas heller als beim Lachs – bekommt sie, wenn sie viele Bachflohkrebse verspeist, durch kalkhaltiges Wasser oder durch carotinhaltiges Futter. Sie ist fett- und kalorienärmer als Lachs.

Fisch-Wissen

Fisch-Wissen

▶ **Küchenpraxis:** Lachsforelle kann man frisch, als Filets, Scheiben oder ganzen Fisch kaufen, auch geräuchert. Frische Lachsforellen lassen sich wie Forelle und Lachs zubereiten – pochieren, dünsten, braten, grillen. Beliebt ist auch fettarmes Garen in Alufolie oder in einer Salzkruste im Ofen. Sie machen sich auch gut in Pasteten und Terrinen.

Regenbogen- und Bachforelle

♦ *Fett: 3 g / 100 g*
  Omega-3-Fett: 0,6 g / 100 g

Die Regenbogenforelle gehört bei uns zu den meistverkauften Zuchtfischen. Sie ist mit der Bachforelle verwandt, aber robuster als diese und wächst bei Intensivzucht besser. Wird meist als Portionsfisch mit einem Gewicht von 250 bis 300 g verkauft. Liefert festes, weißes, schmackhaftes Fleisch mit wenig Fett. Die Gräten sind bei beiden Fischen mühelos zu entfernen.

▶ **Küchenpraxis:** Forellen werden als ganze Fische frisch, manchmal auch lebend oder tiefgefroren angeboten. Besonders oft auch geräuchert im Ganzen oder filetiert. Klassische Zubereitungen: Kochen im Sud (Forelle blau) und Braten (Müllerin-Art). Forellen schmecken aber auch vorzüglich gedämpft, gedünstet oder gebeizt – mit feinen Saucen.

Salzwasserfische

Fische, die im Meer leben, bunkern viel Jod, das den Stoffwechsel antreibt. Weitere Inhaltsstoffe und die Zubereitung sind sehr unterschiedlich. Da einige Fischbestände stark zurückgegangen sind, können Sie hier auch Tipps finden, aus welchen Fanggebieten Sie Ihre Fische ohne schlechtes Gewissen angeln können. Fische wie Hai, Rotbarsch, Scholle, Heilbutt oder Seezunge tauchen deshalb in dieser Liste gar nicht auf.

Hering

♦ *Fett: 15–18 g / 100 g*
  Omega-3-Fett: 3 g / 100 g
♦ *Jod: bis 50 µg / 100g*

Der Silbrige: Er hat eine blau-purpurne Färbung. Sein Fleisch bietet mit Selen, Vitamin E, Vitamin D3 und wertvollen ungesättigten Fettsäuren Schutz vor Krebs und Arteriosklerose. Er schmeckt besonders im Winter und Herbst, ist aber sehr gehaltvoll. Schnell verarbeiten, da das Fett sonst ranzig wird. Beim Kauf aufs Etikett gucken und »Hering aus stiller Heringsfischerei« wählen.

▶ **Küchenpraxis:** Als ganzer Fisch, frisch und unverarbeitet, kommt er als grüner Hering in den Handel. Er schmeckt am besten gebraten oder gegrillt. Matjes sind junge Heringe, die noch nicht gelaicht haben. Sie reifen etwa acht Wochen lang in Salzlake und sind nur wenige Tage haltbar. Salzheringe können bis zu einem Jahr in Salzlake aufbewahrt werden. Bückling ist ein geräucherter Hering. Roh in Essig eingelegt, heißt er Bismarckhering. Wird er aufgerollt, nennt man ihn Rollmops. Der Brathering wird gebraten und in Essig eingelegt. Thymian passt geschmacklich gut.

Kabeljau / Dorsch

♦ *Fett: bis 0,7 g / 100 g*
♦ *Jod: bis 170 µg / 100 g*

Der Fettarme: Kabeljau versüßt das Diät-Leben, da er mit Fett geizt, dafür hohen Jod-, Magnesium- und Vitamingehalt (aus der Leber gewinnt man den vitaminreichen Lebertran!) vorweisen kann. Er hat zartes, festes, doch leicht blättriges Fleisch von mildem Geschmack. Der junge Kabeljau vor der Geschlechtsreife wird als Dorsch angeboten. Kabeljau aus Island bevorzugen. Dort sind die Bestände noch in gutem Zustand.

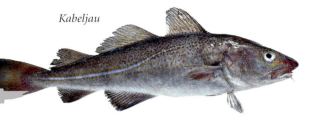
Kabeljau

▶ **Küchenpraxis:** Kabeljau ist frisch oder tiefgefroren als Koteletts, Filets oder Portionsstücke im Handel, Dorsch wird auch als ganzer Fisch angeboten. Getrocknet heißt Kabeljau Stockfisch oder Bacalao. Frischer Kabeljau eignet sich für herzhafte Rezepte: braten, grillen, dünsten oder kochen, aber auch dämpfen, für Suppen und Ragouts, ganz oder in Stücken im Ofen garen. Zum Pochieren eignet sich nur das Schwanzstück.

Makrele

- *Fett: 10–12 g / 100 g*
  Omega-3-Fett: bis 5 g / 100 g
- *Jod: bis 74 µg / 100 g*

Der Elegante: Makrelenfleisch ist saftig und schmackhaft. Es liefert viel gesundes DHA-Fett. Das oxidiert rasch, dann schmeckt die Makrele ranzig. Die Makrele hat leider auch viele Gräten. Die lassen sich in rohem Zustand leicht mit der Mittelgräte herauslösen. Allergieauslösende Histamine bilden sich durch unzureichendes Kühlen. Am besten schmecken Makrelen im Frühjahr und Sommer. Atlantische Makrelen wählen.
▶ **Küchenpraxis:** Ganze Makrelen gibt es frisch, tiefgekühlt oder geräuchert. Oft werden sie auch als Konserven in Öl oder mit verschiedenen Saucen angeboten. Das feinste Fleisch hat die spanische Makrele. Man kann sie sehr gut braten, grillen oder schmoren. Wenig geeignet: Dämpfen und Pochieren, weil dadurch Aromen betont werden. Ebenso wenig taugt sie für Suppen.

Schellfisch

- *Fett: bis 0,5 g / 100 g*
  Omega-3-Fett: 3 g / 100 g
- *Jod: 243 µg / 100 g*

Der Jodreiche: Mit 100 g Schellfisch decken Sie locker Ihr Tagespensum an Jod. Seinen Namen hat er von den einzelnen Schalen (englisch: *shells*), in die das Fleisch beim Garen zerfällt. Er hat sehr zartes, mageres, leicht blättriges Fleisch von mildem Geschmack und ist weicher als der verwandte Kabeljau.
▶ **Küchenpraxis:** Schellfisch wird in Stücken, Tranchen und als Filets frisch oder tiefgefroren angeboten. Auch als Räucherfisch »Smoked Haddock« ist er beliebt. Das frische, zarte Fleisch eignet sich eher zum Pochieren als zum Braten, zum Beispiel als Zutat in Eintöpfen und Suppen. Macht in einem Teil Englands »Fish 'n' Chips« zum Gesund-Fastfood.

Seelachs

- *Fett: bis 1 g / 100 g*
  Omega-3-Fett: 3 g / 100 g
- *Jod: 200 µg / 100 g*

Der Vitaminreiche: Vegetarier können mit Seelachs gut ihren Vitamin-B_{12}-Bedarf decken. Zudem geizt er mit Fett und prasst mit Jod. Er hat festes, leicht graues Fleisch, das beim Garen hell wird und einen charakteristischen, pikanten Geschmack. Leider ist die Bestandssituation von Alaska-Seelachs

Fisch-Wissen

Fisch-Wissen

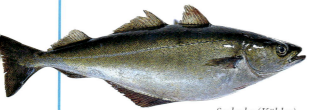
Seelachs (Köhler)

schlecht. Daher: nur ab und zu ins Einkaufsnetz gehen lassen.
▶ **Küchenpraxis:** Seelachs ist der preiswerteste unter den »Filetfischen«. Er wird frisch oder tiefgekühlt meistens als Filet angeboten, daneben aber auch als Rundfisch und geräuchert in Stücken. Mit dem echten Lachs hat er nichts zu tun, er ist aber im Supermarkt gefärbt und geräuchert in Öl als Lachsersatz erhältlich. Frische Filets kann man braten (in Panade), backen, dünsten, in Fischfrikadellen oder -gulasch verarbeiten.

Seeteufel

♦ *Fett: bis 2 g / 100 g*

Der Furchterregende: Der Seeteufel, französisch und auch bei uns Lotte genannt, ist von erschreckendem Äußeren. Er wird daher bei uns meist ohne Kopf angeboten. Er hat festes, doch zartes weißes Fleisch mit aromatischem, leicht süßlichem Geschmack, das ähnlich wie Languste schmeckt. Das Beste: Er hat keine Gräten, nur einen starken Rückenknochen im Schwanzstück, der sich leicht herauslösen lässt.
▶ **Küchenpraxis:** Im Supermarkt gibt es meist das Schwanzstück frisch, mit oder ohne Haut. Filets oder Medaillons vom Seeteufel schmecken sehr gut gebraten, gegrillt oder gedünstet, serviert mit feinen Saucen. Sogar Kochen verträgt der Seeteufel. Man findet ihn traditionell in der französischen Fischsuppe (Bouillabaisse), weil er starke Hitze verträgt.

Steinbutt

♦ *Fett: 2 g / 100 g*
♦ *Jod: 28 µg / 100 g*

Der Fasan des Meeres: Steinbutt, auch Turbot genannt, steht ganz oben auf der Feinschmeckerliste. Er hat weißes, festes, mageres Fleisch mit einem vollen Aroma. Lässt sich leicht filetieren, ohne Gräten, und wird beim Garen zart und saftig.
▶ **Küchenpraxis:** Wegen schrumpfender Bestände kommt der Steinbutt heute meist aus speziellen Zuchtfarmen. Steinbutt wird frisch oft als Filet angeboten, kleine Fische (Baby-Steinbutt oder Turbotin) im Ganzen. Servieren Sie ihn im Ofen gegart. Filets kann man pochieren, dämpfen, dünsten.

Thunfisch

♦ *Fett: 5–8 g / 100 g*
  Omega-3-Fett: 2 g / 100 g
♦ *Jod: 50 µg / 100 g*

Der Eiweißreiche: Thunfisch hat mit fast 24 g pro 100 g Fleisch den höchsten Eiweißgehalt. Er hat dunkelrotes, mürbes, saftiges Fleisch, das im Geschmack an Kalbfleisch erinnert. Er liefert viel vom Glücksfett DHA und reichlich Vitamin A. Thunfisch wird bei langem Garen zäh. Sein Fett oxidiert rasch. Histamine, die Kopfweh auslösen, bilden sich durch unzureichendes Kühlen. Beim Kauf auf das Siegel »Delphinfreundlich« achten. Allerdings ist der Thunfisch selbst von Überfischung bedroht.
▶ **Küchenpraxis:** Thunfisch gibt's frisch vor allem als Kotelett oder Steak, außerdem natürlich in großen Mengen in Öl oder im eigenen Saft (naturell) in Dosen. Frische Thunfischkoteletts kann man sehr gut grillen, braten und in Folie dünsten oder, wer's kann, wie die Japaner roh als Sushi und Sashimi servieren.

Das INTERVIEW

Keine Angst vor Fisch!

Kolja Kleeberg kennt man aus dem Frühstücksfernsehen. Er ist Chefkoch des Restaurants VAU in Berlin (Telefon 030/2029730) und zaubert nach der Philosophie: Genuss für alle Sinne. Seine Fischküche ist eine Sensation. Hier lernen Sie, wie man mit Fisch umgeht.

Viele Leute trauen sich nicht so recht an Fisch. Woran liegt das?

Kolja Kleeberg: Wohl weniger an den seltenen Fisch-Skandalen. Ich glaube, die Binnenlandbewohner haben einfach nur ein anderes Verhältnis zum Fisch als die Küstenbewohner. Weil sie den Fisch nicht so oft sehen. Außerdem sind Fische den Menschen generell fremder als Kühe und Schweine. Sie haben keine Arme und Beine. Und sie leben im Wasser.

Tatsächlich gibt es aber richtig gefährliche Fische – zum Beispiel den Kugelfisch.

Den muss man nicht fürchten, weil es ihn hier in Deutschland gar nicht gibt. Auch in seinem Ursprungsland, in Japan, darf er nur von Köchen mit einem Diplom zubereitet werden. Nur die können den Fisch so filetieren, dass die hochgiftige Galle dabei nicht verletzt wird und ihr Gift mit dem Fleisch in Berührung kommt.

Wenn man heimische Fische kauft, macht man am wenigsten falsch?

Sicher – schon allein deshalb, weil man sie frischer bekommt als einen tiefgekühlten Exotenfisch. Außerdem kurbelt man dadurch die heimische Fischzucht an.

Viele Leute haben auch Angst vor Gräten.

Man muss nur wissen, wo die Gräten sind. Zum Beispiel der Hecht: Der hat ypsilonförmige Gräten. Die findet man nie, wenn man nicht ganz genau Bescheid weiß.

Wie kann man das Entgräten lernen?

Am besten durch eine Kochkurs bei einem Spitzenkoch. Das lohnt sich: weil ein an der Gräte gebratener Fisch am besten schmeckt. Ansonsten sollte man Filets kaufen. Oder sich das Entgräten vom Händler abnehmen lassen. Auf keinen Fall sollte man Lachssteaks kaufen. Da sind meistens noch Gräten drin, und die Haut ist nicht geschuppt. Das verleidet jedem Fischesser die Freude.

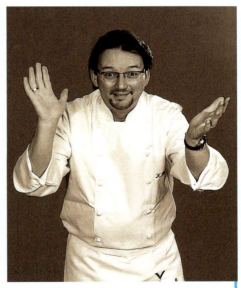

Dem Starkoch Kolja Kleeberg muss man einfach an die Angel gehen, wenn er über Fisch erzählt. Und wenn er ihn erst kocht … damit ködert er sogar den Fischkasper.

Das INTERVIEW

Warum ist das Entschuppen so wichtig? Man kann doch nach dem Garen einfach die Haut abziehen?

Ja, aber man kann den Fisch nur richtig auf der Haut braten, wenn er geschuppt ist. Und gebraten bekommt er auch ein besonders gutes Aroma. Das ist mein Tipp für Fisch-Einsteiger. Weil der Fisch dann einen fast fleischigen Geschmack bekommt.

Wie geht das?

Man muss die Haut mit einem scharfen Messer oder einem Rasiermesser ein paarmal einritzen. Damit sie sich beim Braten nicht zusammenzieht und das Filet wölbt. Dann liegt die Haut nicht plan in der Pfanne auf und wird auch nicht knusprig. Ein weiterer Trick: Vor dem Braten salzt man das eingeritzte Filet, tunkt es leicht in Mehl oder Hartweizengrieß, um die überschüssige Feuchtigkeit aufzusaugen. Dann brät man das Filet in heißem Olivenöl und beschwert es während der ersten zehn bis fünfzehn Sekunden mit einem kleinen Topf oder einer Pfanne. Wenn man den Topf wegnimmt, sieht man, wie die Hitze langsam nach oben steigt und der Fisch gar wird. Kurz bevor das Fischfleisch von glasig auf blind wechselt, gibt man Butter, ein wenig Thymian und Zitronensaft in die Pfanne. Dann dreht man das Filet und gart es ein paar Sekunden von der anderen Seite. Das Ganze dauert zum Beispiel bei einem Zanderfilet nur fünf Minuten.

Für viele ist der Fisch vor allem ein Sommergericht. Was sollte man beachten, wenn man ihn grillt?

Dass man mit etwas Geduld an die Sache rangeht. Salzen Sie den Fisch, marinieren Sie ihn mit Gewürzen oder in Sojasauce, und dann legen Sie ihn auf den Rost. Die Temperatur sollte nicht so heiß sein wie beim Fleischgrillen. Dann warten Sie, mindestens zwei Minuten, bis das Eiweiß gestockt ist. Erst dann können Sie den Fisch nämlich vom Grill heben, ohne dass er am Rost kleben bleibt.

Muss es immer Frischfisch sein, oder kann man auch einen aus der Tiefkühltruhe nehmen?

Ja klar. Gerade wenn es unkompliziert und schnell sein soll, eignet sich Tiefkühlfisch. Allerdings ist dann aber das Braten auf der Haut schwieriger, weil der Tiefkühlfisch ein wenig Feuchtigkeit abgibt. Und das spritzt dann in der Pfanne. Deshalb folgender Tipp: Man lässt den Fisch fast auftauen, bestreicht ihn ganz sparsam mit einer Mischung aus Butter und Semmelbröseln, brät ihn ein bisschen in der Pfanne an, und stellt ihn dann für drei bis vier Minuten in den Grill. Durch die knusprige Bröselmischung kriegt man den guten Röstgeschmack hin.

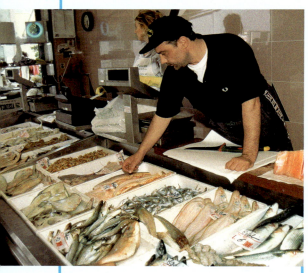

Zeichen für Frischware: In einem guten Fischgeschäft hält sich auch die Nase gerne auf. Ungerümpft.

▶ Der Weg von Dick nach Dünn

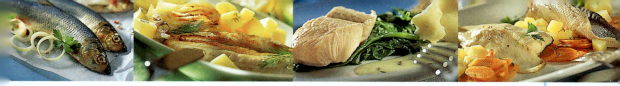

Fisch ist in wenigen Minuten zubereitet. Wer Gräten nicht mag, wählt zum Beispiel Steinbutt oder Seeteufel.

Ist Tiefkühlfisch qualitativ schlechter als frischer?

Absolut nicht. Im besten Fall ist der Fisch ja auch seefrisch gefroren. Und der ist sicher besser als ein Fisch, der eine Woche lang auf See gewesen ist, bis er dann angeblich frisch beim Händler liegt.

Worauf sollte man beim Auftauen von Tiefkühlfisch achten?

Am besten nimmt man den Fisch am Vortag aus dem Tiefkühlschrank und lässt ihn in der hintersten und kühlsten Ecke des Kühlschranks über Nacht auftauen – weil der Kühlschrank in dieser Zeit am wenigsten auf- und zugemacht wird und der Fisch am schonendsten aufgetaut werden kann. Legen Sie ihn ausgepackt auf einen Teller oder auf eine Platte. Es ist nicht gut, wenn der Fisch in seinem eigenen Saft oder Blut liegt. Ich empfehle, zusätzlich etwas Küchenpapier in den Bauch zu stecken.

Und wie lagert man frisch gekauften Fisch?

So kalt wie möglich, etwa bei vier Grad Celsius. Idealerweise sollte man den Fisch an dem Tag essen, an dem man ihn gekauft hat.

Woran erkennt man, dass ein Fisch verdorben ist?

Das kann man an den Augen des Fisches ablesen. Im Idealfall sind sie ganz klar und fest und stehen vor. Im schlechten Fall sind sie milchig und leicht eingefallen.

Wie checkt man die Frische eines Filets?

Man nimmt es in die Hand und prüft, ob es noch eine gewisse Spannung hat. Wenn es wie ein nasser Waschlappen runterhängt, ist es nicht mehr frisch.

Was kann passieren, wenn man verdorbenen Fisch isst?

Dann kann einem leicht schlecht werden. Wenn sich Fischeiweiß zersetzt, wird es zu einem der unangenehmsten Lebensmittelgifte. Deshalb sollte man folgende Faustregel befolgen: Sobald ein Fisch nach Fisch riecht, ist er nicht mehr frisch genug. Er muss neutral und nach frischem Wasser riechen.

Was halten Sie von Dosenthunfisch?

Ich liebe Dosenthunfisch. Das Eindosen von Thunfisch ist eine ganz alte sizilianische Tradition. Und da gibt es verschiedene Qualitäten. Das Bauchfleisch ist das fetteste. Das schmeckt nach dem Konservieren am saftigsten. Auf keinen Fall sollte man Thunfisch mit Tomaten, Erbsen und Zwiebelchen nehmen, weil da der Hersteller schlechtes Fleisch durch die pikante Sauce leicht kaschieren kann.

Was ist besser – Thunfisch im eigenen Saft oder in Öl?

Es wird ja immer gesagt, der Thunfisch im eigenen Saft wäre besser, weil er den neutraleren Geschmack hat. Aber ich nehme lieber Thunfisch in Olivenöl, weil das Fleisch dadurch saftiger ist. Thunfisch im eigenen Saft bedeutet ja, dass das Fleisch in Salzwasser badet. Und das Salz zieht den Saft aus dem Thunfisch heraus.

Verliert der Fisch Nährstoffe durch das Eindosen?

Natürlich ist alles, was eingedost wird, weniger wertvoll als frische Lebensmittel. Aber frischer Thunfisch ist sehr leicht verderblich. Und im Dosenfisch sind ja durchaus noch Nährstoffe enthalten.

Interview: Keine Angst vor Fisch

Das INTERVIEW

WAS SOLLTE MAN ÜBER RÄUCHERFISCH WISSEN? MANCHE MENSCHEN VERTRAGEN IHN JA NICHT BESONDERS GUT?

Generell kann man sagen: Je kälter und milder der Fisch geräuchert ist, umso schneller kann er verderben. Umso besser schmeckt er dann aber auch. Das mit der Unverträglichkeit liegt meiner Ansicht eher daran, dass alle Räucherfische Fettfische sind: Makrele, Hering, Lachs, Aal.

WENN MAN SICH DANN LIEBER FÜR LEICHTEN FRISCHFISCH ENTSCHEIDET – WELCHER BIETET DAS BESTE PREIS-LEISTUNGS-VERHÄLTNIS?

Ganz klar: die Makrele. Wussten Sie, dass die in Japan einer der teuersten Fische ist? Sie schmeckt nicht nur gut, sondern hat auch sehr wertvolle Inhaltsstoffe: zum Beispiel Omega-3-Fettsäuren. Sie ist also ein sehr gesunder Fisch. Bei uns kennt man die Makrele ja mehr als Dosenfisch oder Steckerlfisch. Aber ein Makrelenfilet auf der Haut gebraten – das ist grandios. Die Haut ist ein bisschen dicker und wird deshalb schön knusprig. Und dazu kostet die Makrele nicht mehr als ein Hering. Der ist übrigens auch kein schlechter Fisch. Otto von Bismarck mochte ihn so gerne, dass man ihn seinerzeit nach ihm benannte (Bismarck-Hering). Bismarck sagte: »Wenn Hering so selten wäre wie Kaviar, dann wäre er auch so teuer. Aber er hat einen Vorteil: Er schmeckt auch noch am siebten Tag, weil man ihn immer auf verschiedene Arten zubereiten kann.«

IST DER HERING AUCH SO GESUND WIE DIE MAKRELE?

Alle Fische sind sehr gesund. Weil sie leicht verdaulich sind und leicht aufschließbare Proteine haben. Seefische enthalten Jod. Man sollte es mit den Fischen wie mit der gesamten Ernährung halten: Die Abwechslung macht den Vorteil.

WELCHEN EDELFISCH SOLLTE MAN AUF JEDEN FALL MAL PROBIEREN?

Das absolute Top-Erlebnis – auch für Zuhause – ist ein Stück von einem Steinbutt. Der sollte aber im Ganzen fünf bis sechs Kilo schwer sein. Bitte keinen Baby-Steinbutt kaufen – der hat noch nicht den richtigen Geschmack. Wenn man aber ein zwei bis drei Zentimeter dickes Filet von einem großen Steinbutt bekommt, dann erlebt man Fisch am saftigsten und geschmackvollsten. Ähnlich toll ist ein Sankt-Peter-Fisch. Oder ein Hechtfilet. Mit Speck gebraten schmeckt der etwas kräftiger, ist aber unheimlich gut.

WIE PANIERT MAN GESUND?

Am besten so: den Fisch salzen, dann in Mehl wälzen und durch ein verquirltes Ei ziehen. Dann den Fisch durch möglichst feines und trockenes Paniermehl ziehen. Wichtig ist, dass der Fisch keine Feuchtigkeit abgibt. Denn die kühlt die Temperatur des Bratfettes herunter. Dann wird die Panade nicht gleich geschlossen, und das Fett kann in sie eindringen.

WIE WÜRZT MAN FISCHE?

Mit Salz und Kräutern. Ich empfehle Thymian, Minze und Petersilie. Rosmarin und Majoran kann man auch dazu nehmen, aber die sind für manche Fische zu kräftig.

WELCHE BEILAGEN EIGNEN SICH ZU FISCH?

Der Fisch ist sehr anpassungsfähig, man kann also alles Mögliche dazu machen. Ich habe sogar mal Lachs mit Rotkohl und weißen Trüffeln gemacht. War sehr lecker.

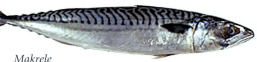

Makrele

▶ DER WEG VON DICK NACH DÜNN

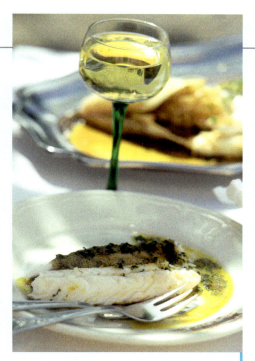

Zu Fisch passt nur Weißwein? Alte Schule. Zum Saibling mundet ein Sauvignon blanc, zum Zander hervorragend ein Bordeaux.

WELCHEN WEIN SOLLTE MAN DAZU TRINKEN – MUSS ER DENN IMMER WEISS SEIN?

Das kommt vor allem auf die Sauce an. Einem kräftigen Fisch wie Steinbutt oder Zander kann man wunderbar eine Rotweinsauce zugeben – da passt hervorragend ein Bordeaux dazu. Zu Forelle oder Saibling, mit Minze und Zitronensaft abgeschmeckt, passt ein Sauvignon Blanc. Und wenn man in die asiatische Richtung geht und ein bisschen Schärfe und Süße an den Fisch bringt, dann würde ich einen fruchtigen Riesling empfehlen.

WAS MUSS MAN BEI MUSCHELN BEACHTEN?

Muscheln sollten frisch, lebendig und geschlossen sein. Wenn die Muschel leicht geöffnet ist, hat der Schließmuskel bereits abgebaut. Solche muss man unbedingt aussortieren. Nach dem Garen gilt die Regel umgekehrt: Die geöffneten Muscheln darf man essen, und die geschlossenen muss man wegwerfen.

WAS MUSS MAN ÜBER KRUSTENTIERE WISSEN?

Krustentiere und Muscheln haben das am leichtesten verderbliche Eiweiß. Man sollte sie auf jeden Fall lebendig oder kurz nach dem Auftauen verarbeiten.

WAS IST AN DER REGEL DRAN, NACH DER MAN MUSCHELN NUR IN DEN »R«-MONATEN (SEPTEMBER BIS FEBRUAR) ESSEN DARF?

Muscheln filtern sehr viel Wasser. Eine Jakobsmuschel zum Beispiel bis zu zwölf Liter pro Stunde. Und das ist in den Sommermonaten ein Nachteil, wenn das Wasser wärmer und die Algenbelastung höher wird. Deshalb gibt es diese Regel.

BITTE ZUM SCHLUSS NOCH EIN SCHNELLGERICHT FÜR DIE JUNGGESELLENKÜCHE.

Habe ich neulich bei einer Party ausprobiert:
1 Ein Forellen- oder Saiblingsfilet von der Haut befreien, dann mit viel schwarzem Pfeffer übermahlen und in eine kleine Auflaufform geben. Mit Zitronensaft würzen und mit Olivenöl angießen, sodass die Hälfte des Fisches im Öl liegt. Ein paar Kirschtomaten reinlegen und eine ungeschälte, leicht angedrückte Knoblauchzehe dazu geben.
2 Eine Folie über die Form ziehen und das Ganze eine Stunde lang im Kühlschrank ziehen lassen.
3 Das Garen geht dann superschnell. Die Form (ohne Folie) muss nur fünf Minuten bei 170 Grad in den Ofen oder unter den vorgeheizten Grill. Etwas Brot dazu – und fertig.

Interview: Keine Angst vor Fisch

NOCH MEHR FATBURNER

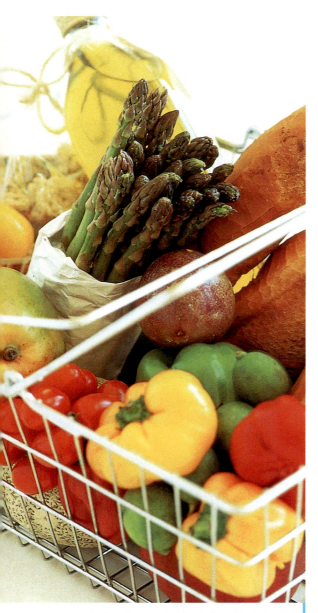

Schlucken Sie keine Schlankpillen. Genießen Sie. In Lebensmitteln stecken Substanzen, die die Fettverbrennung ankurbeln – ohne Nebenwirkungen.

... aus der Vitalstoffkiste

Die Natur hält neben Eiweiß und Fettsäuren noch mehr Zauberstoffe bereit, die Sie schlank machen. Fehlt einer dieser Stoffe, funktioniert der Stoffwechsel nicht richtig. Sie verbrennen weniger Energie, weil Sie auch weniger haben. Sie brauchen Zündstoff für Ihren Fettstoffwechsel:

Carnitin, der Chauffeur für Fett

Carnitin macht als Fatburner momentan besonders Furore. Er geistert ständig durch die Presse, und jeder Fitnessstudiobesucher kennt die Substanz. L-Carnitin steckt in Ihren Muskeln. Muskeln verbrennen Fett. Und dafür brauchen sie L-Carnitin. Dieser Stoff ist das Transportschiffchen, das die Fettmoleküle in die Öfchen der Muskelzellen (Mitochondrien) zur Verbrennung transportiert. Ohne L-Carnitin bleibt das Fett auf der Hüfte liegen. Doch kann man damit wirklich abnehmen? Jein. Sicher nicht, wenn Sie Carnitin allein schlucken, ohne Sport zu treiben, und weiterhin Weißbrot mit Marmelade essen. Aber es gibt ein paar Studien, die zeigen: Carnitin hilft dabei, dass während einer Diät keine Muskeln abgebaut werden, und kurbelt die Fettverbrennung an.

Woher bekommen Sie Carnitin? Der Körper kann es sich selbst basteln. Er braucht dafür Aminosäuren (Eiweiß), Vitamin C, Vitamin B$_6$ und Eisen. Carnitin steckt aber auch im Essen: vor allem in Schaf-, Rind- und Schweinefleisch. Milch(-produkte), Eier, Vollkornprodukte, Obst und Gemüse liefern leider nur wenig, dafür aber die Hilfsmittel, die der Körper für die Eigenproduktion braucht.

Carnitin gibt es auch in der Apotheke. Pur oder in einem guten Eiweißpräparat. Wer abnimmt, kann 1 bis 2 Gramm über den

Tag verteilt nehmen. Aber unbedingt vorher mit dem Arzt sprechen! (Mehr zum Thema Vitalstoffpräparate siehe Seite 102.)

Taurin verleiht Fettpostern Flügel

Taurin steckt als Aufputscher in den Energiedrinks. Positiv an dem Eiweißstoff: Taurin hilft der Hirnanhangdrüse, ihre fettschmelzenden Hormone zu verschicken: zum Beispiel das Wachstumshormon. Zudem mixt Taurin im Gallensäure-Stoffwechsel mit. Diese Säure spielt bei der Fettverdauung eine große Rolle. Vor allem übergewichtigen Frauen fehlt Taurin häufig. Der Körper kann Taurin selbst herstellen. Wenn er genug Eiweiß bekommt. Taurin steckt aber auch fix und fertig in Krabben, Muscheln und Fleisch.

Cholin – Transportstoff II

Der Eiweißbaustein Cholin steht in enger Verbindung zum Fettstoffwechsel und verhindert, dass sich Fett in der Leber und den Gefäßen ablagert. Zudem transportiert er fettabbauende Stresshormone wie Noradrenalin zu den Fettzellen. Deshalb zählt Cholin zu den Fatburnern. Er kann vom Körper ebenso selbst produziert werden. Aber besser, Sie versorgen den Körper mit ausreichend Cholin. Es steckt in Ei und Soja.

Vitamin C – Schlankvitamin

Kennen Sie als Grippemittel. Vitamin C ist aber auch ein Fatburner und sogar ein sehr aktiver. Der Körper braucht Vitamin C, um den Transportstoff Carnitin zu produzieren. Den Stoff, der Fett in die Fettverbrennungsöfchen schafft, damit sie dort verbrannt werden. Dicke Menschen haben häufig einen Vitamin-C-Mangel. Da Vitamin C jede Zelle schützt, verbraucht ein Mensch, der viele Zellen hat, auch mehr Vitamin C. Der Körper kann dann zum Beispiel nicht genug Noradrenalin produzieren. Noradrenalin ist ein Hormon, das Fett aus den Fettzellen abzieht, um schnell Energie zu gewinnen. Zudem stärkt und vernetzt Vitamin C das Bindegewebe, glättet die Haut. Wenn Sie abnehmen wollen, dann gönnen Sie Ihrem Körper ein Gramm pro Tag. Gibt's günstig als Ascorbinsäure in der Apotheke.

Kalzium baut Fett ab

Kalziummangel macht dick, das bestätigt eine US-Studie. Frauen, die Diät machten (weniger als 1 900 kcal), aber unter 780 mg Kalzium zu sich nahmen, speckten zu. Nur die Teilnehmerinnen, die täglich 1 000 mg Kalzium aßen, verloren Gewicht. Zudem heizt das Mineral die Enzymaktivität beim Verdauen an, entwässert den Körper und macht Knochen stabil. Kalzium steckt in Joghurt, Quark und Käse (vor allem Parmesan), aber auch in Grüngemüse und Hülsenfrüchten. Sie wollen ein Präparat? Dann sprechen Sie mit Ihrem Arzt.

Magnesium futtert Fett weg

Magnesium ist zuständig für körperliche und geistige Leistungskraft, für funktionierende Nerven und Muskeln – und es organisiert die Sauerstoffversorgung der Zellen und damit die Fettverbrennung. Ohne Magnesium also kein Sauerstoff und ohne Sauerstoff verbrennt kein Gramm Fett, die Pfunde klammern und wuchern. Darum achten Sie darauf, dass Sie genug von dem Schlankstoff aufnehmen. Das Mineral steckt in Vollkorn, Soja, Mandeln und Grüngemüse. Leider nicht mehr so viel wie vor hundert Jahren. Ihre nötigen 450 mg pro Tag zu essen ist schwierig. Auch hier fragen Sie Ihren Arzt nach einem guten Präparat.

Neptuns Schlank-Tipp: Jod aus Algen & Fisch

Wer gerne Sushi isst, der braucht sich um seine Hüften keine Sorgen zu machen, denn die bleiben schlank. Der Zauberstoff aus Algen und Fisch heißt Jod. Er ist Treibstoff für unseren Stoffwechselmotor, die Schilddrüse. Wer zu wenig Jod aufnimmt, der hat einen lahmen Stoffwechsel, die Fette lagern sich lieber ab, als verbrannt zu werden, der Körper spart Energie, wo er kann. So wird man dick. Jodmangel ist bei uns weit verbreitet. Daher sollten Sie dreimal pro Woche jodreichen Seefisch wie Schellfisch und Kabeljau essen. Verwenden Sie in der Küche Jodsalz (wenn Sie nicht auf Kristallsalz umsteigen, Seite 108). Und freunden Sie sich auch mit Algen an. Sie brauchen täglich 200 Mikrogramm Jod.
Jeder zweite Deutsche (vor allem im Süden) leidet an Jodmangel – vielleicht auch Sie. Sprechen Sie mit Ihrem Arzt.

Chrom: Verstärkung fürs Insulin

Chrom optimiert die Wirkung des Insulins an den Zellen. Chrom ist Bestandteil des Glukose-Toleranz-Faktors (GTF). Er erhöht die Empfindlichkeit für Insulin und schickt den Zucker aus dem Blut in die Zellen.
Ist also genug Chrom da, muss die Bauchspeicheldrüse weniger Insulin ausschütten. Schwimmt weniger Insulin im Blut, kommen Fette aus den Fettzellen frei, die Depots an Hüfte und Po schmelzen. Leider haben die meisten Menschen Chrommangel, da sie so viel Kohlenhydrate essen.
Viel Chrom steckt in Bierhefe, Vollkornprodukten, Tee, Fleisch, Eiern, Haferflocken und Pilzen. Experten empfehlen Abnehmern täglich ein Präparat mit 400 Mikrogramm Chrom (Chrom Picolinat). Sprechen Sie mit Ihrem Arzt.

Koffein tunt die Fettverbrennung

Mit Kaffee schlank werden? Das geht tatsächlich. Denn Kaffee stimuliert die Lipolyse, also den Abbau von Fett aus den Depots. Das macht aber nur schlank, wenn Sie dieses freie Fett dann auf dem Trampolin verbrennen. Drei Tassen pro Tag sind erlaubt, allerdings sollten Sie immer ein großes Glas Wasser dazu trinken. Denn Kaffee entwässert den Körper – und das wollen Sie nicht. Sie vertragen keinen Kaffee, oder er regt Ihren Appetit an? Dann können Sie den Schlankstoff auch aus Tee(tassen) schlürfen.

Fitness von der Fensterbank

Kräuter verzaubern Gerichte, würzen mit Gesundheit, beruhigen und entspannen – und halten schlank. Ihre Biostoffe bringen den Stoffwechsel in Schwung und entschlacken den Körper. Ziehen Sie sich frische Kräuter am Fensterbrett, und geben Sie diese zum Schluss über das Essen. Durch Kochen verdampfen die ätherischen Öle und der Fatburner Vitamin C. Wunderwirkung:
- **Basilikum** stärkt den Magen, beruhigt.
- **Bohnenkraut** tötet Bakterien und reinigt die Haut.
- **Borretsch** macht fröhlich und schön.
- **Brennnesseln** reinigen das Blut. Brunnenkresse fördert die Verdauung und stärkt das Immunsystem.
- **Dill** reinigt den Körper und lockt das Sandmännchen.
- **Estragon** entwässert und wirkt als Antidepressivum.
- **Kerbel** weckt Frühjahrsmüde.
- **Majoran** und **Oregano** stärken die Nerven.
- **Petersilie** ist ein Turbolader für den Stoffwechsel.

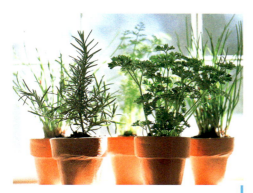

Dieses Fitness-Studio kann sich jeder einrichten. Kostet nicht viel, sieht gut aus, macht schlank & fit: Kräuter auf der Fensterbank.

♦ **Salbei** fördert die Fettverdauung.
♦ **Schnittlauch** entwässert und desinfiziert den Körper von innen.
♦ **Thymian** kräftigt den Darm, stärkt das Herz, löst Krämpfe.

Die Schlankkraft der Gewürze

♦ **Chili** unterstützt Kreislauf und Verdauung, kurbelt die Fettverbrennung an – und macht glücklich, weil er Endorphine lockt, die körpereigenen Moleküle guter Gefühle.
♦ **Fenchel** beruhigt den Magen, verhindert widrige Winde. Er sorgt für guten Schlaf und hilft bei Neurodermitis. Ein Fenchelaufguss lindert Husten.
♦ **Ingwer:** Die asiatische Wurzel lindert Seekrankheit und Kater, verbessert die Durchblutung, kräftigt das Herz und heilt Entzündungen. Ingwer hilft Magen und Darm bei der Arbeit und wirkt zugleich beruhigend.
♦ **Kardamom:** Die getrockneten Samenkapseln fördern die Verdauung und treiben Blähungen aus dem Körper.
♦ **Knoblauch** tötet Pilze und Bakterien ab, schützt vor Infektionen, vor allem des Magens und Darms. Stärkt die Atemwege, senkt zu hohen Blutdruck und verbessert die Durchblutung des Herzens. Knoblauch senkt einen zu hohen Cholesterinspiegel und schützt vor Arterienverkalkung.
♦ **Koriander:** Die Samen helfen beim Verdauen und regen die Enzymproduktion an.
♦ **Kreuzkümmel** wirkt beruhigend auf Magen und Darm.
♦ **Kurkuma:** Die ingwerähnliche Wurzelknolle wirkt antibiotisch, hemmt Bakterien im Wachstum und lockt Gallensäfte.
♦ **Muskatnuss** hilft bei Völlegefühl und Blähungen. Lässt Sie besser schlafen und beruhigt. Enthält einen morphiumähnlichen Stoff, der für Glücksgefühle sorgt.
♦ **Nelke:** Das Weihnachtsgewürz ist ein natürliches Schmerzmittel, lindert vor allem Zahnschmerzen.
♦ **Paprika** hilft, fette Speisen zu verdauen.
♦ **Piment**: Die getrockneten Beerenfrüchte stärken den Magen, fördern die Verdauung und machen Speisen bekömmlicher.
♦ **Pfeffer** wirkt appetitanregend und macht schwere Speisen leichter verdaulich.
♦ **Piment**: Die getrockneten Beerenfrüchte stärken den Magen, fördern die Verdauung und machen Speisen bekömmlicher
♦ **Safran:** Die Farbe Gelb hellt die Stimmung auf. Safran wirkt gegen Gefäßverkalkungen und Prostataleiden.
♦ **Wacholderbeeren:** Die Beeren entschlacken und wirken anregend auf Darm und Galle.
♦ **Zimt** stoppt Grippe und Erkältungen, wärmt und stärkt die Nerven.
♦ **Zitronengras:** Das asiatische Gewürz regt den Stoffwechsel an, senkt Fieber, stärkt den Verdauungstrakt.

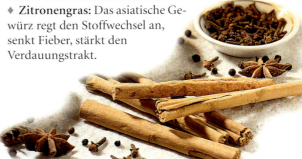

Noch mehr Fatburner

Kleiner ÜBERLEBENS-GUIDE

Schadstoffe? Nein danke!

Fast täglich verdirbt uns ein neuer Lebensmittelskandal den Appetit. Ob Dioxin im Huhn, Nitrofen im Biogetreide, BSE im Steak oder Acrylamid im Knäcke. Will der Verbraucher nicht. Darum greift er immer häufiger zu dem einzigen, was kontrolliert wird: Bioprodukte. (Auch wenn's mit der Kontrolle schon haperte). Das freut: Neben den Lebensmitteln der deutschen Bio-Anbauverbände gibt es mittlerweile auch 8 000 Produkte, die ein staatliches Bio-Siegel tragen. Sie dürfen nicht bestrahlt werden, dürfen keine gentechnisch veränderten Organismen enthalten und nicht mit chemischen Pflanzenschutzmitteln behandelt werden. Die Tiere werden ohne Antibiotika und Leistungsförderer gefüttert. Dass Bioprodukte im Supermarkt zunehmen, zeigt die Macht der Verbraucher. Sie wollen wieder gutes Essen haben, ohne sich davor fürchten zu müssen.

➤ 1. Sparen Sie nicht am Essen

Billigware kann nur von minderwertigen Rohstoffen stammen. Verwöhnen Sie Ihren Körper mit Qualität. Die Deutschen geben im Vergleich mit ihren europäischen Nachbarn bei weitem am wenigsten fürs Essen aus: nur 12 Prozent des Nettolohns. In Frankreich sind es 20 Prozent. Darum schlagen die Franzosenherzen gesünder.

➤ 2. Gehen Sie zum Biobauern

Trotz Skepsis, trotz Vorbehalten, trotz Nitrofen. Bio ist einfach gesünder, weil die Tiere artgerecht aufwachsen, kein Turbo-Hochleistungsfutter mit Antibiotika zu fressen bekommen, weil kein Kunstdünger verwendet wird und die Pflanzen erst geerntet werden, wenn sie reif und voller Vitalstoffe sind. Weil Biobauern alte Sorten anbauen, die einfach besser schmecken und mehr Vitamine liefern. Eine aktuelle Studie zeigt, dass Orangen aus Bio-Anbau um ein Drittel mehr vom Schlankvitamin C liefern als herkömmlich angebaute Orangen. Biogemüse ist weniger mit Pestiziden und Nitrat belastet, weil der Einsatz der chemischen Keule verboten ist und Gülle auch nicht zum Düngen verwendet wird. Wer in der Großstadt wohnt, geht zu Biosupermärkten oder lässt sich sein Essen als »Biokiste« direkt ins Haus liefern (Seite 125).

➤ 3. Lassen Sie Fertigprodukte mit vielen E-Nummern im Laden

Viele dieser E's sind zwar angeblich harmlos, zeigen aber, dass das Produkt komplett aus der Retorte stammt. Und Sie wollen ja *Lebens*mittel mit möglichst vielen Vitalstoffen und wenig leeren Kalorien, damit Ihr Körper schlank bleibt.

>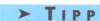
>
> ### *Der Lebens-Test*
>
> Machen Sie doch selbst einmal den Tomatentest. Kaufen Sie eine Biotomate und eine wunderschöne Tomate aus dem Supermarkt. Und legen Sie beide nebeneinander zu Hause hin. Was passiert? Die Biotomate können Sie nach einer Woche nicht mehr essen. Die Supermarkttomate hat von ihrer Schönheit noch nichts eingebüßt. Das hat mit Leben nichts zu tun. Leben heißt: Biologische Prozesse laufen ab. Das sehen Sie bei der vollreif geernteten Tomate nach kurzer Zeit. Alles andere zeigt: Da stimmt was nicht.

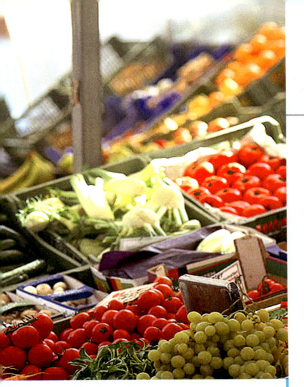

Weil das Auge kauft, sieht Obst und Gemüse so schön aus. Der »hässliche« Bioapfel bietet aber mehr Gesundheit und Geschmack.

➤ 4. Vorsicht, Allergien!

Rotes Licht für die E-Nummern 102, 104, 110, 122, 123, 124, 128, 129, 151, 145, 155, 180. Sie kodieren Azofarbstoffe, die schon oft in die Schlagzeilen geraten sind, weil sie Allergien auslösen können. Der Konservierungsstoff Benzoesäure (E 210 bis 213) steht im selben Verdacht.

➤ 5. Das macht Kopfschmerzen

Geschmacksverstärker oder der Konservierungsstoff Schwefelsäure (E 220–224 und 226–228) können dem Kopf ganz schön zusetzen. Glutamat wird leider häufig ohne Hinweis in Restaurants verwendet. Und Schwefelsäure muss bei Lebensmitteln wie Wein nicht auf dem Etikett stehen. Sie wird zum Ausschwefeln der Fässer benutzt und kann in großen Mengen in den Wein gelangen.

➤ 6. Modifizierte Stärke erhöht den GLYX

Modifizierte Stärke wird zugesetzt, um das Produkt zu stabilisieren oder länger haltbar zu machen. Stärkepulver braucht Ihr Körper nicht. Er reagiert darauf mit einem hohen Blutzuckerspiegel und viel Insulin, das Hormon, das dick und krank macht. E 1401 bis 1451.

➤ 7. »Gehärtete Fette« – nein danke

Gehärtete Fette sind genau die Fette, die Sie nicht mehr essen wollen. Diese Fette wandern auf die Hüften und schädigen Ihre Gefäße. Die Industrie verwendet sie, weil sie gehärtet länger haltbar sind. Sie stecken vor allem in Eis, Keksen, aber auch in Pfannengemüse und so weiter. Werfen Sie einen Blick aufs Etikett.

➤ 8. Vorsicht: Trans-Fettsäuren

Pommes Frites und Chips passen nicht in eine gesunde Ernährung. Sie liefern nicht nur gesättigte Fette, sondern – wie im Übrigen viele raffinierte, industriell hergestellte Öle und Fette – auch Trans-Fettsäuren. Die erhöhen das Risiko, an Herz-Kreislauf-Erkrankungen und Krebs zu erkranken, und schwächen das Immunsystem.

➤ 9. ... und Acrylamid

Das Verbraucherministerium fand in stark erhitzten, kohlenhydratreichen Lebensmitteln krebserregendes Acrylamid. Es steckt in Chips, Pommes, Knäckebrot, Backwaren aus der Fabrik, Cornflakes, Keksen. Nun forschen Wissenschaftler, wie viel von dem Gift der Mensch verträgt. Wenn Sie die genannten Produkte zu sich nehmen, dann erkundigen Sie sich in der Verbraucherzentrale, welche Marken nicht belastet sind. Oder essen nur wenig davon.

NAHRUNGSERGÄNZUNG?

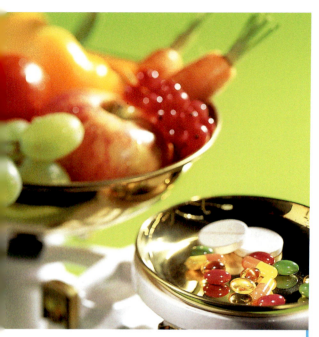

Früchte liefern bis zu 60 000 Wirkstoffe. Gerade mal 40 stecken in der Vitaminpille.

♦ Der Markt für Vitalstoffpräparate ist gigantisch: 500 Millionen Euro zahlen die Deutschen für die Gesundheit aus der Packung pro Jahr.

♦ »Vita« heißt Leben. Vitamine halten das Leben, den Stoffwechsel in Gang. Ohne sie wird der Mensch krank. Nur: Wir brauchen sie in winzigen Dosen. Viel hilft nicht viel. Zu viel Vitamin A schadet dem Baby im Bauch, zu viel Beta-Carotin dem Raucher.

♦ Wir leben im Überfluss. Und trotzdem sind wir unterversorgt mit bestimmten Vitaminen, Mineralien (Mineralstoffe und Spurenelemente) und anderen Pflanzenstoffen. Jungen Frauen fehlt Kalzium, den meisten Menschen Folsäure. Dicke haben meistens zu wenig Chrom im Blut. Mangel hat Folgen: Herzinfarkt, Schlaganfall, chronische Krankheiten und Übergewicht.

♦ Der oxidative Stress im Körper nimmt zu: Wild gewordener Sauerstoff (freie Radikale) zerstört Blutgefäße, Zellen, Erbsubstanz. Dagegen gibt es ein einfaches Mittel: Antioxidanzien. Dazu zählen Vitamin E, C, Beta-Carotin, Selen und – oft 100fach wirkungsvoller – sekundäre Pflanzenstoffe aus Obst und Gemüse. Antioxidanzien schützen vor Krebs, Schlaganfall, Herzinfarkt und vorzeitigem Altern.

♦ Raucher und Hochleistungssportler haben einen besonders hohen Vitaminbedarf. Menschen, die unter Stoffwechselstörungen leiden, oft Diäten machen, Senioren und Alkoholiker decken ihren Bedarf nicht.

♦ Weil es vielen Menschen an bestimmten Vitalstoffen fehlt, werden Gesetze diskutiert (Fluor ins Wasser zur Kariesprophylaxe) oder, wie in Amerika, erlassen: Folsäure muss ins Brot (weil die Herzinfarktraten erschreckend hoch sind). Oder man empfiehlt etwa: Frauen im gebärfähigen Alter müssen täglich 600 Mikrogramm Folsäure zu sich nehmen, weil dieses B-Vitamin das Ungeborene vor Missbildungen schützt.

Nötig oder unnötig?

Oh, da wird gestritten. Immer wieder machen Vitamine & Co Schlagzeilen. Als Wundermittel gegen Schlaganfall und Herzinfarkt, als bloße Abführmittel für den Geldbeutel. Es gibt Studien, die beweisen: Vitamine wirken. Und solche, die beweisen: Vitamine wirken nicht. Je nachdem, welcher Interessenverband die Studie in Auftrag gegeben hat, wie und was untersucht worden ist – und wie man die Daten interpretiert. Das Gleiche hatten wir mit Butter und Margarine, mit Olivenöl und anderen Pflanzenölen. Ich kann hier auch nur meine Meinung vertreten. Ihre müssen Sie sich selbst bilden. Die Fakten:

Ist Functional Food eine Lösung?

Der Markt für Functional Food boomt. Es funktioniert wirklich. Die Frage ist nur: für wen? Es ist nämlich nicht wichtig, dass *wir* davon leben, sondern die Industrie. Deswegen gibt man Nahrungsmitteln, die man in der Fabrik fertig gemacht hat, wieder eine Funktion, indem man einen Stoff zusetzt, der meist vor der Produktion drin war. Und schreibt das in verkaufsfördernd bunten Buchstaben auf die Packung. Endlich gesund naschen: Glukosesirup-Bonbons locken mit Fruchtmark und Vitaminen. Fitnessbrot klingt gut – gebacken aus Mehl von Körnern, denen man vorher die Schale nahm, dem aber dann wieder Kleie (Ballaststoffe) zugesetzt wurde, Folsäure (war auch vorher im Korn) und Sportlermineralien.

Es ist schon bestechend für das Gewissen, wenn man nicht zum Apotheker muss und in Brot, Bonbon, Chips, in dem, was man sonst noch gerne isst, gleich Gesundstoffe mitbekommt. Da gibt es Cult-1-Backwaren, Calcius-D3-Brot, Omega-3-Eier ... Ein gigantischer Markt. Inzwischen gibt es einige, die das Lebensmittel gleich zum Medikament machen wollen: Gebastelt wird unter vielem anderen Unsäglichem an Chips mit Johanniskraut gegen Depressionen.

Sie sehen schon: Von Functional Food halte ich nichts. Nur Teile der ganzen Wirklichkeit werden zugesetzt. Und ich kann meine Vitamine nicht exakt dosieren.

60 000 Wirkstoffe stecken in keiner Vitaminpille

Die Natur kennt 60 000 Stoffe aus Getreide, Obst und Gemüse, die alle wie Medizin wirken – auf Körper und Seele. Der Apotheker kennt etwa 40 Wirkstoffe. Die Pille allein ist lächerlich. Nur: Im Essen steckt nicht mehr das drin, was vor 100 Jahren drin war. Durch Monokultur ausgelaugte Böden geben kaum noch Magnesium her. Auch Jod und Selen sind aus den Böden verschwunden. Lange Transportwege rauben Vitamine. Die sowieso kaum enthalten sind, weil die meisten Früchte unreif geerntet werden. In den letzten Tagen an der Pflanze bilden die Früchte etwa 50 Prozent ihrer Vitalstoffe. Aber wenn man sie dann erst erntet, kann man sie nicht wochenlang lagern, mit Gas schnell reifen lassen und auf den Markt bringen, wenn es mehr Geld dafür gibt.

Meine Lösung: der Apfel und bei Bedarf die individuelle Pille

Also: Im Lebensmittel steckt weniger drin, es sei denn, ich kaufe beim Gemüsemann meines Vertrauens, und die Früchte der Saison kommen frisch geerntet aus der Nachbarschaft. Wir brauchen mehr Vitalstoffe als vor 100 Jahren. Weil wir ganz einfach mehr Stress ausgesetzt sind. Durch den Alltag, die Umweltbelastungen, das Ozonloch, die Lebensmittel selbst.

Was tun? Ich esse Apfel und Vitamin C. Beides zusammen. In Stressphasen oder wenn alles um mich herum schnupft. Morgens, wenn ich mir meinen Fruchtdrink im Mixer zubereite, nehme ich meine Fischöl-, Obst- und Gemüsekapseln (als Grundschutz für die Zelle) und noch mal abends mit dem Gemüsesaft zum Essen. Die Vitalstoffe hat mir mein Arzt individuell empfohlen – für den momentanen Bedarf. Das Wichtigste: Mein Körper sagt mir, dass es ihm gut geht. Fragen auch Sie Ihren Arzt – oder vielleicht sogar einen Orthomolekularmediziner. Er empfiehlt die geeignete Dosis und die für Sie richtige Lösung. Und wenn Sie der Ernährungskompetenz Ihres Arztes nicht vertrauen, dann holen Sie sich eine zweite Meinung ein. Und informieren Sie sich im Internet, in Büchern, bei Bekannten.

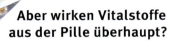

Aber wirken Vitalstoffe aus der Pille überhaupt?

Wer weiß, dass die Zauberstoffe in Obst und Gemüse vor Herzinfarkt und Krebs schützen, aber nicht genug Obst und Gemüse isst; wer seine Migräne mit Magnesium oder seinen Herpes mit Zink schneller loswird, wer mit einer Vitamin-B-Kur aus der Erschöpfung auftaucht, der stellt diese Frage nicht mehr. Wer an Studien nicht glauben will, der sollte einfach auf seinen Körper hören – und vielleicht noch auf seinen Arzt.

Dass Vitamine und Co. wirken, zeigen viele Studien. Nur: Wunder vollbringen sie nicht. Weder schmilzt Vitamin C (ohne Diät) ungeliebtes Fett weg, noch versetzt die Vitamin-E-Kapsel nachts unter der Decke Berge. Wirken alle Präparate gleich? Nein. Manche sind viel zu niedrig dosiert, andere schlecht fabriziert, sodass sie der Körper nicht so gut verwerten kann. Hochwertige Vitalstoffe aus der Kapsel entfalten – richtig dosiert – ihre Wirkung, wenn man sie zusätzlich zum gesunden Essen nimmt. Denn die anderen Inhaltsstoffe der Nahrung kooperieren mit ihnen und verstärken die Wirkung.

So kommen Sie an die schlanken Zauberstoffe

Lebens-mittel	Die gute Lösung	Die zusätzliche Möglichkeit
Sekundäre Pflanzenstoffe aus Obst und Gemüse	Sie essen täglich 800 Gramm wirklich frisches Gemüse und Obst vom Biobauern. Ein großes Glas Gemüsesaft, eine große Portion Gemüse als Beilage, eine Schüssel Salat. Dazu zwei Handvoll Obst. Wechseln täglich die Sorten. Besorgen sich gute biologische Gemüsesäfte, mixen zum Beispiel Sauerkraut, Tomate, Karotte, Rote Bete im Verhältnis 2:2:1:1 – um den höheren GLYX von Roter Bete und Karotte auszugleichen.	Eine Umfrage zeigt: Nur 4 von 100 Deutschen essen genug Obst und Gemüse. Die andern 96 sollten das ändern. Oder nehmen eine sinnvolle Ergänzung: schonend getrockneten Obst- und Gemüseextrakt in Pulverform (siehe Interview Seite 113).
Omega-3-Fettsäuren	Sie essen dreimal pro Woche Seefisch, nehmen täglich 1 TL Leinöl (und 1 EL Raps- und Olivenöl).	Fischölkapseln (Apotheke, Reformhaus, Bioladen).
Vitamine, Mineralstoffe, Spurenelemente	Sie essen und trinken ausgewogen, Frisches aus dem eigenen Land, Produkte der Saison.	Sie lassen sich für Ihren Bedarf vom Arzt Vitamin- und Mineralstoffpräparate empfehlen.
Ballaststoffe	Sie steigen um auf Vollkorn. Brot aus vollem Korn und Schrot. Vollkornnudeln, Naturreis. Sie essen täglich eine große Schüssel Salat, einen Rohkostteller. Knabbern zwischendurch Gemüsestifte, Obstschnitze. Sie machen sich das GLYX-Müsli von Seite 162.	Besorgen Sie sich Leinsamen und Weizenkleie. Geben Sie täglich je zwei bis drei Teelöffel über den Salat, in den Joghurt. Auch hier gilt: viel trinken.

Trinken ist Entschlacken

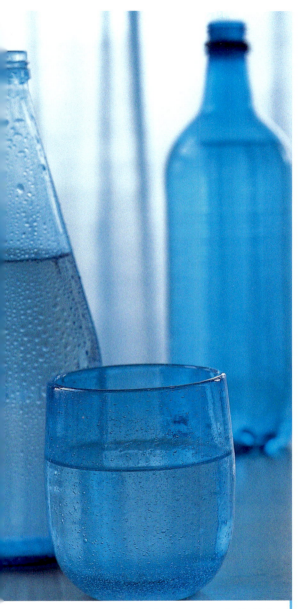

Jeder Schluck Wasser spült die Zellen, klärt den Stoffwechsel. Mit jedem Schluck verbrennen Sie leichter Ihr Fett.

Zu 60 Prozent besteht Ihr Körper aus Wasser. Täglich passieren 2000 Liter die Niere. Etwa 2,5 Liter Körperwasser geben Sie ab: über den Atem, den Schweiß, den Urin. Mit dem Wasser spülen Sie Gifte aus. Wenn Sie nicht genug trinken, versucht der Körper, sie im Gewebewasser zu neutralisieren. Das schwemmt auf.

Abnehmer müssen trinken

Um alle 70 Billionen Zellen des Körpers optimal mit dem Lebenselixier zu versorgen, braucht man mindestens drei Liter Flüssigkeit pro Tag.

Weniger macht dick

Studien zeigen: Wer nicht genug trinkt, drosselt den Stoffwechsel um zwei bis drei Prozent. Der Körper bunkert mehr Fett, ein Kilo pro Jahr. Hinzu kommt: Durstige Zellen schrumpfen und reagieren mit Insulinresistenz. Und die macht, wie Sie schon wissen, nicht nur dick, sondern auch krank.

Wenn der Körper übersäuert

Wer abnimmt und nicht genug trinkt, übersäuert seinen Körper. Fettdepots abbauen heißt: Fettsäuren dringen vom Depot ins Blut und müssen abgepuffert werden.
Auch durch falsche Ernährung, Rauchen, Bewegungsmangel und Stress gerät der Säure-Basen-Haushalt aus dem Gleichgewicht. Der Körper übersäuert und verschlackt. Das heißt, Säuren lagern sich in Form von Salzen an Gelenken und im Gewebe ab, machen die Zellstrukturen kaputt. Andere Gifte wie Schwermetalle bunkert der Körper, weil er mit dem Entgiften nicht nachkommt. Er speichert zudem Wasser, das uns aufgedunsen wirken lässt. Dann sind Verdauung und

Fettstoffwechsel gestört. Sie fühlen sich schlapp, haben Durchblutungsstörungen. Die Abwehrkräfte schwächen und die Gefäße verkalken. Die Folgen:
♦ Die Haut altert schneller.
♦ Wunden heilen schlecht.
♦ Man ist müde, unkonzentriert.
♦ Das Bindegewebe verschlackt.
♦ Wasser sammelt sich im Körper an.
♦ Cellulite gedeiht.
♦ Langfristig führt Übersäuerung zu Rheuma, Gicht, Arthrose, Allergien, Neurodermitis, Krampfadern, Parodontose, Bandscheibenvorfall, Magen-Darm-Erkrankungen, Migräne, Herzinfarkt und Schlaganfall.

Das macht den Körper ziemlich sauer

Leber, Niere und Darm sind sehr effektive Entgiftungsorgane. Lange, lange gutmütig. Nur wenn wir sie überlasten, machen sie nicht mehr mit. Zu viel Zucker, zu viel tierische Fette, zu viel Alkohol führen zur Leberverfettung. 85 Prozent der Deutschen sind betroffen. Die Folgen: Diabetes Typ 2 und Gicht. Die Niere überlasten wir, indem wir ihr Umweltschadstoffe und Zucker-Weißmehl-Kost zumuten und außerdem viel zu wenig trinken. Die Niere kann aber ohne Wasserkraft einfach nicht richtig arbeiten, übersieht Stoffwechselgifte und schickt sie wieder in den Kreislauf zurück. Darmzellen machen schlapp, wenn sie zu wenig zu arbeiten bekommen, wenn also Ballaststoffe aus Getreide, Obst und Gemüse fehlen. Alkohol schädigt zusätzlich die Darmschleimhaut. Und die Gifte landen nicht in der Kanalisation, sondern wandern ins Blut.

Sauer reagiert Ihr Körper auf
♦ Säuren aus Süßem und aus Fetten
♦ Harnsäure (entsteht aus purinreichen Lebensmitteln wie Fleisch und Bohnen)
♦ Schwefelsäure (Schweinefleisch)
♦ Salpetersäure aus Gepökeltem
♦ Oxalsäure (Spargel, Rhabarber)
♦ Acetylsalizylsäure (ASS, Aspirin)
♦ Salzsäure (Stress, Angst, Ärger)
♦ Milchsäure (Anspannung, zu anstrengender Sport)
♦ Nikotin

Zu viele Säuren scheidet der Körper aus mit Hilfe von viel Flüssigkeit. Vor Übersäuerung können Sie sich schützen: durch Trinken.

Jede Stunde ein Glas Wasser

Jede Stunde ein Glas Wasser. Am besten mit Zitronensaft. Die Flavonoide der Zitrone und ihr Vitamin C unterstützen die Entgiftung. Durch die Regelmäßigkeit merkt Ihr Körper so etwa nach zwei Wochen: Mensch, da kommt ja endlich genug. Und klammert nicht mehr an seinem Gewebewasser. Sie spülen Ihren Körper durch. Verlieren an Ge-

> **▶ TIPP**
>
> *Entschlackungstipp der heiligen Hildegard*
>
> Hildegard von Bingen empfahl Flohsamen zum Entgiften. Sie quellen im Magen und binden Gallensäure. Wollen Sie Ihre körpereigene Müllabfuhr unterstützen, dann besorgen Sie sich beim Apotheker oder im Bioladen Flohsamen. 3 Teelöffel einnehmen und viel trinken.
> Auch die Muskatnuss sah Hildegard als Heilmittel: »... sie reinigt die Sinnesorgane und mindert in dir alle Schadsäfte ...«

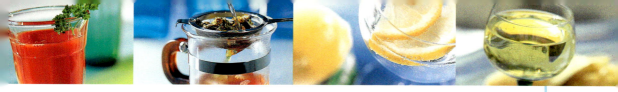

Fatburner unter den Getränken: Gemüsesaft, Tee, Wasser mit Zitrone – und ein Glas trockener Wein.

wicht, sehen frisch und straff aus. Und fühlen sich auch viel besser. Machen Sie aus dem Trinken einfach ein Ritual (Seite 126).

Auch das passt ins GLYX-Glas

♦ **Obstsäfte,** am besten frisch gepresst, versorgen den Körper mit Vitaminen und sekundären Pflanzenstoffen. Feien ihn schon morgens gegen den Angriff freier Radikale, der Stoffwechselgifte, die alt und krank machen und Energie rauben. Die schnelle Form: Auf der Flasche im Supermarkt sollte »ungesüßt« stehen oder »ohne Zuckerzusatz«. Den GLYX dritteln Sie mit Wasser. Fruchtsaftgetränke und Fruchtnektar passen nicht in den Schlankfahrplan.

♦ **Gemüsesäfte** liefern die Zauberstoffe der Natur – ohne Kalorien. Tägliches Muss: ein bis zwei Gläser Gemüsesaft. Köstlich und gesund aus dem Entsafter. Schneller geht's aus der Bioflasche. Testen Sie die bunten Fitnessquellen: Tomatensaft entstresst, Sauerkrautsaft unterstützt die Verdauung, Möhrensaft liefert den Zellschutz Beta-Carotin.

♦ **Kaffee:** Neue Studien zeigen, dass Koffein die Fettverbrennung ankurbelt. Wichtig: Trinken Sie (wie die Italiener) die doppelte Menge Wasser dazu. Denn Kaffee entwässert den Körper. Dann schrumpfen die Zellen, und das bremst wiederum den Fettabbau.

♦ **Wein:** Ein bis zwei Gläser trockener Weiß- oder Rotwein schützen das Herz, beugen Krebs vor und freuen den Genießer. Weil trockener Wein einen niedrigen GLYX hat, dürfen Sie ihn nach den drei Fatburner-Suppentagen ruhig genießen.

Die Eiweißlieferanten

♦ **Buttermilch:** Kein Durstlöscher, aber ein kalorienarmer Eiweißlieferant mit vielen Fatburner-Mineralien (Magnesium, Kalzium, Zink). Wer will, kann sie täglich genießen, am besten morgens aus dem Mixer mit frischen Früchten.

♦ **Kefir:** Das Getränk der Hundertjährigen aus dem Kaukasus erfrischt, regt die Verdauung an. Passt gut in den GLYX-Fahrplan.

♦ **Molke** hilft als frisches Produkt beim Entschlacken.

♦ **Sojamilch** schützt vor Osteoporose, Krebs, Herzinfarkt. Und der GLYX ist niedrig. Genießen Sie möglichst täglich ein Glas.

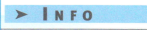

Der Bierbauch

Im Bier steckt Maltose. Dieses Kohlenhydrat hat einen höheren GLYX als Zucker. Bier lockt also viel Insulin, das den Schweinebraten in die Fettdepots dirigiert. Folge: Bierbauch. Wer abnehmen will, sollte auf Bier verzichten – bis der Bauch weg ist. Danach ist ein Glas Bier pure Medizin. Hopfenwirkstoffe lassen gut schlafen, beugen Osteoporose und Arterienverkalkung vor. Und Bier versorgt mit Magnesium, Kalium, Zink, Selen, Eisen, B-Vitamine.

Tee: die fernöstliche Weisheit

Tee ist gesund und liefert null Kalorien. Vor allem grüner Tee, Kräuter- und Früchtetees sind ideale Schlankgetränke. Sie beruhigen den Magen, entspannen, vertreiben Heißhunger. Machen Sie aus Tee ein Ritual. Wie, steht auf Seite 126.

♦ **Grünen Tee** trinken Chinesen seit Jahrtausenden. Er regt nicht nur Stoffwechsel und Verdauung an, sondern auch den Geist. Er weckt die Kreativität, schärft die Konzentration, macht wach und leistungsfähig. Grüner Tee ist ein Jungbrunnen und pure

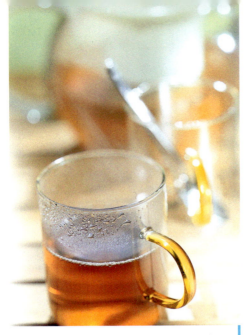

Abwarten und Tee trinken – und die Pfunde schwinden. Dank Chrom.

Medizin. Ein Blick auf seine Inhaltsstoffe sollte Sie davon überzeugen, täglich vier Tassen davon zu trinken: Mit Calcium und Fluor stärkt grüner Tee Knochen und Zähne. Sein Eisen versorgt die Zellen mit Sauerstoff – regt über diesen Weg die Fettverbrennung an. Natrium, Kalium und Magnesium halten den Zellstoffwechsel in Gang. Grüntee liefert auch Mangan für die wichtigsten Arbeiter im Stoffwechsel, die Enzyme, und Zink für Immunsystem und Wundheilung. Seine Vitamine A, C und E entschärfen die zellangreifenden freien Radikale. Seine B-Vitamine sind gut für Blutbildung und Nerven. Polyphenole, insbesondere das EGCG, wirken wie ein Jungbrunnen. Sie verhindern als schlagkräftige Radikalfänger das Altern der Zellen, die Entstehung von Krebs, und sie schützen das Herz. Carotinoide, Flavonoide, Saponine und ätherische Öle hemmen zum Beispiel Entzündungen, stärken das Immunsystem und halten das Blut schön dünn.

♦ **Schwarzer Tee:** Nichts enthält mehr vom Fatburner Chrom als schwarzer Tee. Abwarten, Tee trinken, und die Pfunde schwinden.

♦ **Mate-Tee:** Die Wirkstoffe der südamerikanischen Matebaumblätter kurbeln den Stoffwechsel an – und die Konzentration. Mate-Tee soll sättigend wirken und kann so beim Abnehmen helfen.

♦ **Pu-erh-Tee:** Die Blätter des Teebaums Camellia sinensis sollen Hunger bremsen und Blutfette senken. Forscher deckten auf: Wirkt nicht wesentlich anders als schwarzer Tee – außer auf den Geldbeutel.

Das passt nicht in die GLYX-Diät

Iso-Drinks, Softdrinks und Light-Getränke, Fruchtnektare, Fruchtsaftgetränke, Hochprozentiges und Bier.

Kristall der Gesundheit

Kristallsalz hilft Ihrem Körper, die Fettzellen zu leeren und Schlacken abzubauen. Denn im Gegensatz zum wertlosen, raffinierten Kochsalz enthält es über 80 lebenswichtige Mineralstoffe, die der Organismus braucht. Und zwar in genau der Form und Dosierung, wie sie optimal vom Körper aufgenommen und verwertet werden können. Mineralien aus Kristallsalz sind 100%ig bioverfügbar, weil sie genau die Struktur haben, die unsere Zellen vom Anbeginn unseres Lebens kennen. Schon im Fruchtwasser schweben genau dieselben Elemente in der exakt gleichen Zusammensetzung, auch in all unseren Körperflüssigkeiten.

Woher kommt dieses Salz? Aus dem Berg. Aus dem Himalaja. Direkt aus der Natur, nicht aus der Fabrik.

Wo kann man es kaufen?

Kristallsalz gibt's in Brocken und grob oder fein zerstoßen in Bioläden und Reformhäusern. Unraffiniertes Meersalz gibt's grob und fein, in Apotheken und Reformhäusern.

Mineralstoffmangel macht dick

Unser Körper muss ständig sein Säure-Basen-Gleichgewicht halten. Unser Lebensstil und unsere falsche Ernährung überfluten ihn aber mit Säuren (Seite 105). Basenbildend wirken Gemüse, Salat, Obst, fettarme Milchprodukte, Wasser, Kräutertees, Entspannung und Bewegung.

Um überschüssige Säuren zu neutralisieren (sonst würden sie das Gewebe angreifen), bindet der Organismus sie an Mineralstoffe. So können sie ausgeschieden werden. Sind nicht genug Mineralstoffe im Körper oder ist die Säureflut so groß, dass die Nieren überlastet sind, werden die gefährlichen Stoffe gebunkert. Und zwar zunächst möglichst weit weg von lebenswichtigen Organen: in den Fettzellen. Rundungen an Bauch, Po und Hüften sind also auch ein Zeichen von Mineralstoffmangel, Übersäuerung und Verschlackung des Körpers. Werden die fehlenden Mineralien wieder zugeführt, kann der Körper die Fettzellen aufschließen, neutralisiert die eingeschlossenen Säuren und schickt sie aus dem Körper. Und das Fett wird nun verstoffwechselt.

So hilft das »weiße Gold« beim Abnehmen

- **Würzen.** Statt raffiniertem Kochsalz in der Küche Kristallsalz verwenden.
- **Täglich Sole trinken.** 1 bis 2 Brocken Kristallsalz in ein Schraubglas legen. Mit 0,5 Liter Wasser auffüllen. Die Kristalle lösen sich nur so weit auf, bis eine hochgesättigte Sole entstanden ist. Davon täglich 1/2 TL in ein Glas Wasser geben und morgens auf nüchternen Magen trinken. Das führt alle Mineralien in bereits gelöster Form zu, regt Stoffwechsel, Fett- und Schlackenabbau an. Wem das mild salzige Wasser nicht schmeckt, der kann auch direkt an einem Salzkristall etwas lutschen – wie an einem Lolli – und stilles Wasser dazu trinken.
- **Salzbad.** 1 Kilo Kristallsalz (oder unraffiniertes Meersalz, denn Kristallsalz ist sehr teuer!) in 36–38 Grad warmem Badewasser auflösen. 20 bis 30 Minuten im Salzwasser schweben. Die Badetemperatur körperwarm halten. Dabei wird über die Haut sehr stark entgiftet. Anschließend nicht abduschen, nur trocken tupfen und sofort ins Bett gehen. Ein- bis dreimal die Woche kann man dieses Entschlackungsbad durchführen. Wer zu Kreislaufstörungen neigt, macht Teilbäder oder Waschungen.
- **Salzpeeling:** In der Dusche den ganzen Körper mit feinem Kristall- oder Meersalz sanft drei bis fünf Minuten lang abrubbeln. Kurz duschen und abtrocknen. Anschließend keine Lotions oder Cremes auftragen. Das Peeling können Sie jeden dritten Tag machen. Es löst abgestorbene Hautschüppchen ab und regt die Hauterneuerung an.
- **Salzölpackung:** 4 EL grobes Kristallsalz mit 1/8 Liter Mandelöl mischen und auf Problemzonen auftragen. Mit Frischhaltefolie abdecken und mindestens 30 Minuten warm eingemummelt einwirken lassen. Dann unter kreisender Massage abduschen. Trockentupfen und 20 Minuten nachruhen. Hilft gegen Cellulite, strafft erschlaffte Hautpartien und macht superweiche Haut.

> **➤ TIPP**
>
> *Kein Kristallsalz, ohne viel zu trinken*
>
> Wenn Sie nun auf Kristallsalz umstellen, dann tun Sie das aber nur, wenn Sie auch wirklich ausreichend trinken. Wenn Sie es nicht schaffen, mindestens zwei bis drei Liter Wasser am Tag zu trinken, tun Ihnen weder Kristallsalz noch die Sole gut. Dann speichert Ihr Körper nämlich mehr Wasser.

Das INTERVIEW

Im Trend: Esstrainer!

Wenn Jennifer Lopez und Julia Roberts für einen neuen Film eine gute Figur machen wollen, dann holen sie den »Kühlschrank-Doc«. Die Esstrainer der Hollywoodstars kommen in die Küchen, spüren ungesunde Dickmacher auf und raten: »Wirf es weg und fang neu an.« Die Kunden: Kelly Preston, Lara Flynn Boyle, Angelica Houston, Elle MacPherson, Kevin Costner, Winona Ryder, Steven Spielberg und Dustin Hoffman. Und was macht der Food-Coach? Leert die Kühlschränke, wiegt seine Klienten, geht mit ihnen in den Supermarkt und ins Restaurant – und kocht sogar. Für 100 Dollar pro Stunde.

Auch im deutschen Internet findet man Gesundheitstrainer, die ins Haus kommen. Wer sie ordert, wird persönlich motiviert, auf dem Speiseplan und im Leben etwas zu verbessern. Holger Lynen, Gesundheitstrainer aus Köln, hat Sportwissenschaften studiert, sich zum Food-Coach weitergebildet und gibt konkrete, individuelle Tipps bei Ernährungsfragen.

In Hollywood ist der persönliche »Kühlschrank-Doc« gefragt. Warum?

Holger Lynen: Es sind stets die Kleinigkeiten, die das Leben schwer machen. Ein Coach schaut sich das Verhalten seiner Klienten an und führt sie sanft zu besseren Gewohnheiten. Der schnelle Weg vom Braten zur Rohkost wäre zu krass, damit hat man keinen Erfolg.

Der Braten wird nicht einfach verboten?

Verbote sind verboten. Man muss nur wissen, wie man die Pizza und den Braten »überlebt«. Das heißt: Man muss lernen, das zu essen, was einem Spaß macht – plus das, was man braucht.

Kann man lieb gewonnene Gewohnheiten brechen?

Keiner kommt zum Beispiel als Raucher auf die Welt. Also kann man sich diese Angewohnheit auch wieder abgewöhnen. Wenn man erkennt, welche Vorteile gutes, gesundes Essen bringt, bricht man auch gerne mit Gewohnheiten, die einem im Grunde nicht gut tun. Und wenn man von einem »Laster« nicht lassen kann, schafft man halt ein Gegengewicht, indem man sich gute Gewohnheiten angewöhnt.

Die wären?

Springen Sie jeden Tag auf dem Trampolin. Das wird bald zur Gewohnheit. Weil der Körper merkt, dass die Investition eine Rendite hat: abnehmen und sich gut fühlen. Kaufen Sie einen guten Mixer. Tun Sie jeden Morgen frische Früchte hinein. Wenn Sie Ihren Körper mit Zauberstoffen aus Obst schützen, verträgt er auch die Pizza. Und nach vier Wochen wird es zur Gewohnheit – weil es gut tut.

Ein Food-Coach wirft möglichst auch einen Blick in die Mülleimer seiner Klienten. Was finden Sie?

Zu 90 Prozent die Verpackung von Genussvermittlern, nicht von Lebensvermittlern: Frühstücksflocken- und Pizzapackungen, Fruchtnektartüten, Puddingbecher, Riegelpapier, Schnellkochreisbeutel – und im Biobehälter liegt oft nur ein alter Blumenstrauß.

Warum sind Frühstücksflocken keine »Lebensvermittler«, wie Sie das nennen?

Sie bestehen aus Zucker und Stärke. Die Stärke ist so stark verarbeitet, dass der Körper sie wie Zucker behandelt. Genau wie Weißbrot, Weißmehlprodukte, Nudeln und weißer Reis. Zucker

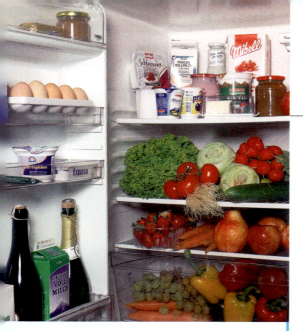

Des Food-Coaches Erfolgsmaßstab: der Kühlschrank als Obst- und Gemüselager.

macht dick, nicht Fett. Aber nicht der Zucker, den man in den Cappuccino tut. Der ist Gewürz, das soll Zucker auch sein. Dick macht Zucker, den man den ganzen Tag unbewusst konsumiert. In Form verarbeiteter Nahrungsmittel. Fertigprodukte sind fertig, machen fertig.

Was sind »Lebensvermittler«?

Nicht der Fruchtzwerg, sondern der Naturjoghurt mit frischen Früchten – das wenig verarbeitete Lebensmittel. Lebensmittel, die wir brauchen, um am Leben bleiben zu können.

Die machen auch schlank?

Natürlich. Je höher die Qualität der Nahrung, desto weniger braucht der Körper. Er schreit nur »Hunger«, wenn er nicht kriegt, was er braucht.

Ein Beispiel?

Gebe ich ihm ein Frühstück aus der Packung, ein Weißbrot mit Marmelade, fehlen die Überlebensstoffe. Der Hunger bleibt.

Was liefert Überlebensstoffe?

Frisches Obst und Gemüse, Soja, Fisch, Pflanzenöle und Nüsse. Ideal: die Sojasprosse. Der Körper sieht: Alle Aminosäuren sind da, und dann kann er das Eiweiß auch verwerten.

Und dann darf man auch ruhig mal »sündigen«?

Ja. Ich mag ab und zu Thunfischpizza. Man muss nur wissen, wie man sie »überlebt«: Das schafft der Körper mit Lebensmitteln, die Enzyme enthalten, die auch der Verdauung helfen. Man sollte neben Obst auch viel Gemüse essen: vieles roh, einiges kurz gegart.

Was ist der häufigste Ernährungsfehler?

Die Leute trinken zu wenig – und das Falsche. Der wichtigste Punkt in meinem Coaching ist das Trinktraining.

Trinktraining – was ist das?

Ich brauche das Okay, dass meine Klienten bereit sind, jede Stunde ein Glas Wasser zu trinken. Weil keine Ernährung und kein Sportprogramm helfen, wenn man den Körper nicht mit Wasser von negativen Stoffen befreit, also entgiftet. Ich nenne das Zellspülung. Und damit das wirklich alle 60 Minuten passiert, bringe ich einen Teatimer mit, der jede Stunde piept.

Warum so viel Wasser?

Kamele speichern Wasser im Höcker, der ist aber kein Wassertank, sondern Fettgewebe. Unser Körper ist auch in der Lage, im Fettgewebe Wasser zu speichern. Wenn er nun merkt, meine Zellen kriegen genug Wasser – das dauert zwei bis zwölf Wochen –, dann baut er Wasserdepots ab. Man nimmt ab, sieht besser aus, der ganze Mensch fühlt sich besser, ist fitter, auch im Kopf – nur durch das richtige Wasser.

Durch Wassertrinken nimmt man ab?

Ja. Allein dadurch. Wer nicht bereit ist, Wasser zu trinken, wird auch nicht abnehmen.

Im Trend: Esstrainer!

Das INTERVIEW

Welches Wasser ist das richtige?

Die meisten trinken Mineralwasser mit zu viel Mineralien und Kohlensäure. Beides sind *Belaststoffe*. Ich bringe die Menschen zum Quellwasser aus der Natur, das ist das beste. Das Zweitbeste ist Leitungswasser – ohne zusätzliche Mineralien und Sprudel. Wasser wirkt im Körper durch das, was es mitnimmt, nicht durch das, was es mitbringt.

Was nimmt es mit?

All die Gifte, die wir im Fettgewebe eingelagert haben. Das Trinktraining ist eine Müllabfuhr für das System Körper.

Leitungswasser ist doch nicht immer gut?

Nein. Liest man immer wieder: Es enthält Rückstände von Medikamenten, von Pestiziden. Wenn sich die Trinkwasserverordnung ständig verschlechtert, wenn das Wasserwerk kein sauberes Wasser liefert, muss man es eben selbst machen. Man schraubt einfach einen hochwertigen Aktivkohlefilter an den Hahn.

Und man hat Quellwasser?

Noch nicht ganz. Die durch die Leitung verloren gegangene energetische Struktur bekommt Wasser zurück, wenn man es natürlich nachbehandelt und über Nacht in einer Glaskaraffe mit einigen Edelsteinen aufbewahrt: Bergkristall und Rosenquarz. Und in das erste Glas Wasser am Morgen gibt man noch $1/2$ TL aus einer mit Kristallsalz angesetzten Sole. Kristallsalz enthält über 80 Mineralien – wie das Urmeer. Wie unsere Körperflüssigkeit. Das kostet mehr als normales Salz, ist aber auch viel mehr wert.

Kristalle, Sole, klingt das nicht arg esoterisch für einen Sportwissenschaftler?

Das sind Erkenntnisse aus der Biophysik. Das ist bereits belegt.

Darf man sein Glas Wein, sein Kännchen Kaffee noch trinken?

Natürlich. Wein und Kaffee liefern ja auch Zauberstoffe, wichtige sekundäre Pflanzenstoffe.

Man braucht ein Ziel.

Ja. Es motiviert, ein persönliches Ziel zu formulieren: Wir schreiben auf ein DIN-A4-Blatt, was erreicht werden soll. Beispiel: Bettina hat 28 Prozent Körperfett, sie möchte auf 25 Prozent runter. Dazu schreiben wir die Wege auf, die dahin führen: Trinken, dreimal pro Woche 30 Minuten bewegen, dreimal am Tag etwas essen. Morgens Powerpampe.

Was ist »Powerpampe«?

Super plus, also bester Treibstoff. Zum Beispiel folgendes Rezept: Pürieren Sie im Mixer 2 Saftorangen und $1/2$ Grapefruit – mit viel weißer Schale. Darin stecken Zauberstoffe und Faserstoffe, die bis mittags satt halten. Dazu 1 Scheibe frische Ananas, $1/2$ Biozitrone mit Schale, 2 EL pflanzliches Vollwertpulver und je 1 EL Rapsöl und Leinöl für lebenswichtige Fettsäuren, die auch Krebs vorbeugen. Alles kräftig mixen – und genüsslich trinken.

Sie verordnen auch Nahrungsergänzung?

Es fällt den Menschen schwer, ihre Ernährungsgewohnheiten zu brechen. Deswegen muss man die Qualität steigern, damit sie ihre Pizza, ihre Eisbecher »überleben«. Denn es ist nicht so wichtig, was wir wollen, sondern was ihnen gelingt, im Alltag umzusetzen. Das prüfe ich beim Coaching. Manchmal ist die einfachste Möglichkeit, dem Menschen zu helfen, ihm Vollwertnahrung aus der Dose zu empfehlen. Ich empfehle für den Zellschutz ein Pulver aus vollreif geernteten, pestizidfreien Früchten und Gemüsen vom Ökotest-Sieger »Juice plus«. Seit man weiß, dass ein Apfel über 60 000 Wirkstoffe hat, ist ein Präparat mit knapp 40 Vitami-

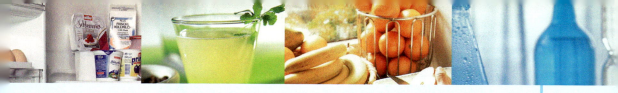

Der Food-Coach rät: In unserer Zeit brauchen Zellen Schutz. Lebensmittel plus vollwertige Nahrungsergänzung.

nen und Mineralien und einigen sekundären Pflanzenstoffen albern.

Sie empfehlen auch Produkte?

Ja, das wollen die Klienten. Da ich unabhängig arbeite, kann ich mir das Beste aussuchen. Dabei habe ich eine wichtige Entdeckung gemacht: Kauf nix, wofür Werbung gemacht wird. Gute Dinge werden auch ohne Werbung gekauft.

Kommen die Zauberstoffe der Pflanzen auch der Seele zugute?

Natürlich. Wenn sich der Körper durch den »Zellaufprallschutz« nicht mehr um die Abwehr der freien Radikale zu kümmern braucht, kann er seine Energie in andere Dinge stecken. In gute Laune, in Dynamik, in Leistungskraft.

Ihr wichtigster Abnehmtipp?

Viele denken, fünf kleine Mahlzeiten wären günstig. Das sind sie aber leider nur für die Industrie. Wenn man fünfmal am Tag etwas isst, hat der Körper keine Chance, Fett zu verbrennen. Denn jede Mahlzeit lockt für Stunden das Blutzuckerhormon Insulin, das Fett hortet. Das heißt: Ich coache die Leute, damit sie es schaffen, drei Mahlzeiten am Tag zu essen. Regelmäßig. Nur dann lässt der Körper von seinen Depots, klammert nicht mehr an den Pfunden und sagt sich: Ich kriege ja regelmäßig.

Sie gehen mit Ihren Klienten auch zum Einkaufen. Warum?

Ich gehe mit ihnen über den Markt und bringe ihnen bei, dass Qualität so einfach zu messen ist. Mit den Augen, der Nase, dem Gaumen. Die Zauberstoffe sind Farb-, Duft- und Aromastoffe. Je stärker die Farbe, je stärker der Duft, je stärker der Geschmack, desto gesünder.

Wie erkennt man Qualität noch?

Am Preis. Beispiel Olivenöl: Öle binden Giftstoffe. Wer da spart, macht seine Maschine kaputt. Gutes Öl kostet eben 15 Euro pro Liter. Das gibt's nicht im Supermarkt. Das Gleiche gilt für Fisch. Wenn man den billigsten Fisch kauft, zahlt man später in Form einer Schwermetallvergiftung. Also lieber gleich das Geld dem Menschen im Bioladen geben, der dafür sorgt, dass man schadstoffarmen Fisch bekommt.

Was ist mit Gemüse?

Stecken Sie Nitrat-Teststreifen in den Blattsalat – dann gehen Sie freiwillig zum Bioladen. Wenn der Körper mit Nitrat überlastet ist, kann er kein Jod aus der Nahrung aufnehmen. Jodmangel macht nicht nur einen Kropf, sondern raubt auch Energie.

Auf die Dauer ist »Bio« teuer.

Aber im Endeffekt spart man, weil man weniger einkauft. Denn: je höher die Qualität der Nahrung, desto weniger braucht man.

Nun zum Sport ...

Gesunde Ernährung kann man sich komplett sparen, wenn man nicht bereit ist, sich zu bewegen. Dreimal die Woche dreißig Minuten am Stück, sodass man außer Atem kommt, aber dabei noch reden kann.
Und Entspannung gehört auch zum Programm. Ich habe in meinem Team Heilpraktiker und Trainer, bei denen man Qigong, Tai Chi, Yoga, autogenes Training und progressive Muskelrelaxation lernen kann. Meine Klienten können alles ausprobieren und sich raussuchen, was ihnen Spaß macht.

Und können Sie wirklich etwas erreichen?

Wenn man nach vier Monaten in den Kühlschrank guckt, und der ist ein Obst- und Gemüselager, dann hat es sich doch gelohnt.

Kontakt: Holger Lynen, Postfach 410944, 50869 Köln. Oder: www.besserdrauf.de

Im Trend: Esstrainer!

Schlank mit »Magie«

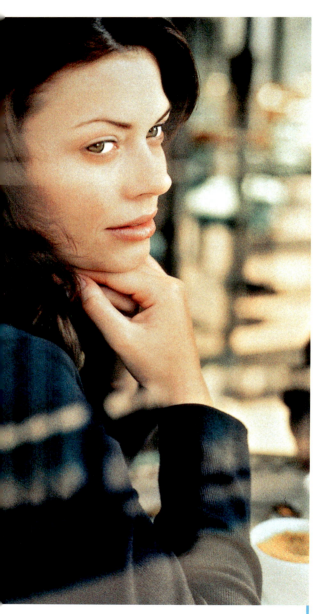

Das stärkste, was der Mensch besitzt, sind seine Gedanken. Wer abnehmen will, muss sie nur in Richtung schlank & fröhlich lenken.

Keine Sorge, Sie brauchen weder komplizierte Zaubersprüche auswendig zu lernen, noch bittere Hexenträklein zusammenzubrauen. Sie lernen Ihre eigenen magischen Kräfte kennen, die jeder von uns in sich trägt: die Macht Ihrer Träume, Ihrer Visionen, Ihrer Entscheidungen.

Unsere Gedanken und Gefühle beeinflussen nämlich nicht nur unser seelisches Wohlbefinden, sondern auch unsere realen Körperfunktionen. Alles, was wir denken und fühlen, ist zum Beispiel mitverantwortlich für Atmung, Immunsystem, Stoffwechsel, Hormonausschüttung, Kreislauf, Schmerzempfinden – und für das Wachstum oder Schrumpfen von Fettzellen.

Psychoneuroimmunologie heißt der Zweig der Wissenschaft, der sich mit diesem Phänomen beschäftigt. In Hightech-Labors untersuchen Spezialisten, welche körperlichen Reaktionen Freude, Angst oder Stress auslösen können. Und inwieweit Menschen dazu fähig sind, willentlich Schmerzen auszuschalten, Bluthochdruck zu senken, Wunden schneller zu schließen und sogar als unheilbar geltende Krankheiten zu besiegen.

Glaube versetzt (Fett-)Berge

Der so genannte Placebo-Effekt beweist: Allein der Glaube, dass ein bestimmtes Medikament gegen ein Leiden hilft, führt tatsächlich zur Besserung. Studien zeigen: Auch wenn in Placebo-Pillen nur Milchzucker ist, helfen sie bis zu 80 Prozent der Testpersonen genauso gut wie eine echte Arznei oder sogar besser. Leider funktioniert der Selbstheilungsmechanismus meist nur dann so erstaunlich gut, dass er sogar Betablocker, künstliche Hormone und Chemotherapie in den Schatten stellt, wenn der Betroffene nicht weiß, dass er gar keinen neu entwickelten, bereits vielfach erfolgreich getesteten Wirkstoff, sondern nur Zucker schluckt. Ursache: Wir glauben nicht daran, dass wir unseren Körper allein durch vertrauensvolle Gedanken und Gefühle so stark beeinflussen können, weil wir es nie gelernt haben.

Die Macht der Gedanken

Wie wir uns sehen, was wir von uns denken, bestimmt, wie wir aussehen. Wer sich morgens beim ersten Blick in den Spiegel schon ein »Mein Gott, sehe ich miserabel aus« ins Gesicht schleudert, beim Zähneputzen sein Doppelkinn verflucht und unter der Dusche seinen Bauch und Po missmutig mit den Gedanken schrubbelt, »Ich bin viel zu dick. Ich kann unmöglich einen Bikini anziehen«, braucht sich nicht zu wundern, wenn sich sein Körper weisungsgemäß immer mehr rundet. Und die Fettzellen sich immer weiter aufblähen. Jede verfügbare Kalorie und jedes Tröpfchen Wasser wird der Organismus dazu verwenden, das Bild zu formen und beizubehalten, das Sie ihm gedanklich befehlen.

Spüren Sie die Dickmachergedanken auf

Versuchen Sie, einen Tag lang aufmerksam zu sein und Ihre permanenten inneren Selbstgespräche zu verfolgen. Greifen Sie nicht ein, zensieren Sie nicht nach dem Motto: «Oh, das sollte ich nicht denken!« Machen Sie für jeden selbstabwertenden Gedanken einen Strich auf einen Zettel, für jeden lobenden, aufbauenden ein Sternchen. Sie werden sehen, spätestens beim Frühstückskaffee ist der Zettel bereits mit unzähligen Strichen übersät und nur ganz vereinzelt blinken Sternchen auf.

Diesen Teufelskreis kann man durchbrechen. Ihr Körper wird nach und nach die

Übung für schlanke Gedanken

➤ *So denken Sie Ihr Fett weg*

1 Stellen Sie sich vor einen Spiegel, schließen Sie die Augen, und spüren Sie in sich hinein. Unter dem jetzigen weichen, dicken Schutzpolster ist Ihr wahrer Körper verborgen, Ihr freier, geschmeidiger, straffer Körper. Wie sieht er aus? Schauen Sie Ihre Zehen an, Ihre Waden, die Schenkel, Po, Bauch und Brust, die Arme, das Gesicht. Wie fühlt er sich an? Wie bewegen Sie sich damit?
2 Machen Sie die Augen auf, aber bleiben Sie dabei gedanklich in Ihrem wahren, schlanken Körper. Sie werden im Spiegel strahlende Augen und ein Lächeln sehen und eine aufgerichtete Gestalt erblicken und vielleicht sogar schon eine gewisse Straffung wahrnehmen.
3 Bleiben Sie bei der Wahrnehmung Ihres Idealkörpers. Bewegen Sie sich so, als seien Sie schlank – beim Duschen, beim Essen, beim Autofahren, am Schreibtisch, beim Treppensteigen, beim Tanzen. Wie das geht? Jedes Kind kann das. Kinder werden zu Superman, der fliegen kann und Menschen aus brennenden Häusern rettet. Oder zur umschwärmten Primaballerina. Oder zum Multimillionär. Kinder träumen einfach. Auch Erwachsene können das.
4 Stellen Sie sich einfach vor, Sie würden tänzelnd dem Bus hinterhersprinten, auch wenn Sie noch mühsam nachkeuchen. Stellen Sie sich einfach vor, Sie würden als schlanker Mensch durch die Straßen schweben, mit jedem Sprung auf dem Trampolin leichter werden.

Anfangs werden immer wieder die »Ich bin zu dick«-Gedanken die Übermacht haben. Scheuchen Sie diese nicht weg, sondern konzentrieren Sie sich dann einfach wieder auf Ihren wahren Körper, der unter Ihren Pfunden ja wirklich existiert. Fühlen Sie, wie schön es ist, dass Ihr echtes Sein nun langsam in Erscheinung tritt.

Gestalt annehmen, die Sie ihm vorschreiben. Versprochen! Sie werden mühelos abnehmen, wenn Sie sich ab sofort als leicht und geschmeidig sehen. Und sich ständig in Gedanken über Ihre neue wundervolle Leichtigkeit freuen.

Leicht zu leben macht Spaß

Ihre Gedanken sind es, die Ihnen gutes, gesundes Essen und die Lust, sich zu bewegen, ständig madig machen. Ihre Gedanken sagen, dass man hungern und sich kasteien muss, um abzunehmen.

Sie gaukeln Ihnen vor, dass eine doppelte Portion Schweinebraten mit Knödeln viel besser schmecken würde als ein feines Fischfilet mit zartem Gemüse und knackigem Salat. Oder ein Cheeseburger mit Pommes und Majo viel mehr Genuss bieten würde als ein zartrosa Rehfilet an frischen Waldpilzen mit jungem Feldsalat.

Und Ihre Gedanken quälen Sie nachts um 23 Uhr mit Heißhunger auf eine ganz dick belegte Pizza, obwohl ein Nachtspaziergang oder ein warmes Bad jetzt die wahre ersehnte Entspannung bringen würde.

Sport ist Mord, sagt unser Kopf. Ist Pflicht. Ist Qual. Ist lästig. Morgens eine halbe Stunde länger zu schlafen wäre viel schöner. Abends vor dem Fernseher zu dösen wäre viel schöner. Und an freien Tagen faul daheim mit Chips und Bier herumzuhängen wäre viel schöner.

Diese Gedanken lügen.

Wir glauben das Falsche

Leichtes Gourmetessen mundet köstlich, macht schnell und lange satt, hält wach und frisch. Kalorienbomben hinterlassen auch nach großen Portionen noch Appetit auf mehr, liegen oft stundenlang wie Wackersteine im Bauch, stimmen uns müde und teilnahmslos. Sich zu bewegen ist pure Lebenslust, stimmt optimistisch, mutig und kreativ. Stundenlange Bewegungslosigkeit oder ständig faul abzuhängen dagegen macht gereizt, depressiv und ängstlich.

Jeder weiß das, weil er es schon x-mal am eigenen Leib erlebt hat. Warum denken wir trotzdem meist das Gegenteil und werten so die bessere, glücklichere Lebensführung ab, erschweren es uns selbst, frei und fröhlich und unbeschwert zu leben?

Weil wir das Falsche glauben. Weil wir es so von Kindesbeinen an gelernt haben und permanent von der Umwelt, den Medien und der Werbung bestätigt bekommen. Glaubenssätze wie »Abnehmen ist sehr schwer«, »Diät bedeutet immer Verzicht auf

Übung für hilfreiche Glaubenssätze

▶ *Formulieren Sie, was wahr ist*

1 Setzen Sie sich eine halbe Stunde hin. Nehmen Sie ein Blatt Papier, und spüren Sie Ihre falschen Glaubenssätze auf.

2 Und dann schreiben Sie hinter jeden einen neuen Glaubenssatz. Einen, der schlank macht, der gesund macht, der glücklich macht. Der wahr ist.

Beispiele:

♦ Ich habe morgens nur Zeit für ein Marmeladebrot mit Kaffee. *Wahr ist:* Es dauert auch nicht länger, einen Pfirsich in einen Joghurt zu schnipseln.

♦ Ich habe einfach keine Zeit für Sport. *Wahr ist:* Ich habe auch Zeit, einen Krimi zu gucken. Da stell' ich einfach das Trampolin vors TV.

Genuss«, »Bewegung ist anstrengend« oder »Zum täglichen Pensum Sport muss man sich eben zwingen« sind nicht wahr. Aber wir halten sie für wahr, wir glauben daran. Und deswegen erleben wir auch so etwas Herrliches, wie frühmorgens durch taunasse Wiesen zu laufen, als lästige Pflicht, und kreieren Heißhungerattacken auf wenig genussvolle Gerichte, die uns wie Blei im Magen liegen.

Wir essen mit dem Kopf

Hinter Glaubenssätzen stehen meist Gefühle. Schuldgefühle vermiesen uns jeden Spaß am Essen. Statt nach Bauchgefühl, also echtem Appetit zu essen und mit allen Sinnen die Mahlzeiten zu genießen, essen wir mit dem Kopf. Jeder vermeintliche Bissen zu viel beschert zerstörerische Selbstvorwürfe. Um die endlich abzuschalten, hilft nur: eine Schachtel Pralinen, eine Dose Erdnüsse oder zwei, drei Bier. Das schlägt wieder negativ zu Buche, wird bestimmt tonnenschwer auf den eigenen Hüften landen. Man hasst sich selbst für seine Disziplinlosigkeit. Und verstärkt ganz nebenbei wieder mal die unsinnige Überzeugung, dass eine Diät sehr, sehr schwierig und völlig lust-los ist.

Mit folgender Übung können Sie falschen Glaubenssätzen, die zu Gefühlen wie Angst, Frust, Lustlosigkeit führen und Ihnen das leichte Leben immer wieder schwer machen würden, begegnen.

Übungen für schlanke Gefühle

➤ *Zurück zur Leichtigkeit des Seins*

1 Wenn Sie bemerken, dass Sie Lust auf Dickmacher haben, verbieten Sie sich das keinesfalls, sondern spüren Sie genau nach. Wollen Sie wirklich einen Schokoriegel oder die Currywurst – oder sehnen Sie sich nach dem Gefühl, das Sie damit verbinden? Entspannung? Belohnung? Trost? Ablenkung? Lebendigkeit? Liebe?

2 Gehen Sie dann in Ihren wahren, schlanken Körper, und fühlen Sie, was Ihr wahres Selbst jetzt tun möchte. Brüllen? Kuscheln? Laut Musik hören? Tanzen? Weinen? In die Natur oder unter Menschen gehen? Einen Schokoriegel oder die Currywurst essen? Egal, was Sie wirklich wollen – tun Sie es. Und genießen Sie es in vollen Zügen in Ihrem schlanken, leichten Sein.

3 Bei »null Bock« auf Bewegung konzentrieren Sie sich jedes Mal wieder auf Ihr wahres Ich. Will dieses federleichte, neugierige Wesen, das Sie in Wirklichkeit sind, tatsächlich lieber auf dem Sofa gammeln, als mit dem Fahrrad durch den Wald zu düsen, oder lieber einen Film ansehen, als ein paar Minuten auf dem Trampolin zu springen, oder lieber im Kino sitzen, statt in der Disco abzutanzen, oder lieber noch etwas schlafen, statt munter in den neuen Morgen hineinzutraben? Tun Sie dann das, was Sie wirklich wollen.

Warum Stress dick macht und Wohlbefinden schlank

Andauernd Stress, Ängste und Sorgen aushalten zu müssen, macht dick. Denn Schockmomente, körperliche oder emotionale Überforderungen und Verletzungen jeder Art lösen automatisch unser Millionen Jahre altes Überlebensprogramm aus. Egal, ob uns ein aggressiver Bär oder die längst überfällige Steuererklärung im Nacken sitzt. Ob echter Hunger uns zu nächtelangem Sammeln und Jagen treibt oder Mobbing oder ein überzogenes Konto uns den Schlaf rauben. Ob ein echter Feind mit realen Waffen uns und unsere Familie bedroht oder die Angst vor einer Prüfung uns erstarren lässt. Ob man in einem Kampf verletzt wird oder durch Worte und Gesten. Ob andere einen verachten und missbilligen oder ob man sich selbst verachtet und missbilligt. Unser Organismus ist immer gleich programmiert: auf Überleben, und will deshalb in solchen Situationen entweder kämpfen, handeln oder sich verstecken oder flüchten.

Das Urprogramm: Stressstoffwechsel

Um für die Stressreaktion organisch gut gerüstet zu sein, werden Verdauung und Stoffwechsel gedrosselt, der Kalorienverbrauch minimiert. Alle Kraft liegt jetzt in den Muskeln und den Sinnesorganen, um optimal reagieren oder wegrennen und sich lange genug verstecken zu können. In der Natur folgen auf Stressmomente immer sehr lange Phasen, in denen der Körper sich nach Kampf oder Flucht völlig regenerieren kann. Die Verdauung und der Stoffwechsel fahren wieder hoch, die Überempfindsamkeit der Nerven wird aufs Normalmaß zurückgeschraubt, das Schlafbedürfnis steigt und

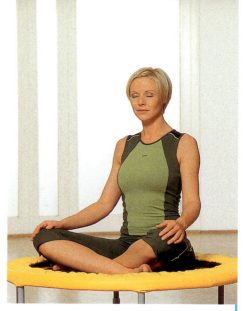

Eine der effektivsten Schlankregeln lautet: Bauen Sie viele Entspannungsmomente ins Leben ein. Nichts macht dicker als Stress.

eventuelle Verletzungen werden repariert. Sogar für den seltenen Fall, dass ein Mensch längere Zeit inaktiv verharren und sich irgendwo verkriechen muss, hat Mutter Natur Vorsorge getroffen. Um ein Überleben zu sichern, Stress zu entschärfen, locken spezielle Lebensmittel, in die kleine Glücks- und Entspannungsmomente gepackt sind: Nahrungsmittel mit hohem GLYX. Sie regen trotz Stress die Ausschüttung von beruhigenden Botenstoffen an. Für zwei Stunden. Mehr wäre gefährlich. Unsere Vorfahren fanden in Wäldern und Wiesen nur wenige Nahrungsmittel mit hohem GLYX, zum Beispiel süße Früchte. Wir haben dagegen eine Fülle von Seelentröstern, die uns wenigstens ein, zwei Stunden aus unserem andauernden Stress, den wir weder fliehen noch bekämpfen können, herausholen: Zucker, Schokolade, Weißmehlprodukte, Kartoffeln, Eis, Chips, Fertiggerichte, Fastfood aller Art.

Dauerstress schafft Notvorräte

Es ist im Sinne der Natur, es steht in unserem genetischen Programm, wenn wir akuten Liebeskummer, Ängste oder Überforderungen mal mit einem Riegel Schokolade oder einem Hamburger kompensieren.

Aber Dauerstress ist biologisch nicht vorgesehen. Ständiger emotionaler Druck drosselt den Stoffwechsel auf Minimalflamme. Fettdepots sieht unser Organismus jetzt als überlebenswichtig an und hortet deshalb jedes Milligramm. Und er sendet permanent Signale, möglichst viel mit hohem Kaloriengehalt zu essen. Unser Körper meint nämlich, wir wären in einer Notsituation. Und das hält den Teufelskreis aufrecht: Lebensmittel mit hohem glykämischem Index lassen die Blutzuckerwerte sofort kurz in die Höhe schnellen, verhindern den Abbau von eingelagerten Fettreserven und lassen, wenn der Blutzucker dann wieder drastisch sinkt, erneut Heißhunger auf vermeintlich jetzt Überlebensnotwendiges hochschießen. Das treibt uns, die wir längst in Sicherheit leben, auch nachts an den Kühlschrank.

Der schlanke Weg ...

Der einzige Ausweg ist, die Ursache für das biologisch tief verankerte Verlangen nach kohlenhydrathaltigen Nahrungsmitteln zu beseitigen: den Stress, den Kummer, die Verzweiflung abzubauen. Dabei verschwindet nicht nur sofort der Appetit. Auch die ersehnte wohlige Entspannung durchflutet den ganzen Körper. Das Immunsystem wird gestärkt, Selbstheilungskräfte werden optimiert, und der Abbau von Fettdepots und Stoffwechselschlacken läuft auf Hochtouren. Und auch das verschlossene Herz und der engstirnig gewordene Geist können sich wieder vertrauensvoll und neugierig der zauberhaften Welt öffnen. Es ist unglaublich befreiend, wenn man immer dann, wenn dicke, düstere Luft im Innenleben herrscht, die Seelenfenster weit aufreißt, Sonnenlicht und frischen Wind hereinlässt.

Übung gegen Frust

➤ *Der Sonnenatem*

Genervt? Verzweifelt? Ängstlich? Überfordert? Unsicher? Verletzt? Müde? Jeden Tag erleben wir viele kleine und größere Frustrationen, gegen die wir uns nicht angemessen wehren können. Aber wir können die negativen Gefühle in positive verwandeln.

1 Immer, wenn etwas einen Grauschleier auf Ihre Seele legt, sollten Sie beide Beine fest auf den Boden stellen, Ihre hochgezogenen Schultern fallen lassen, Kopf und Wirbelsäule aufrichten, Mundwinkel leicht nach oben ziehen (lächeln!) und mindestens dreimal tief in den Unterbauch atmen.

2 Stellen Sie sich dann vor, während Sie weiter entspannt atmen, wie alle Ängste, Anspannung, Sorgen und Zweifel beim Ausatmen Ihren Körper verlassen, durch Ihren Mund und Ihre Nase hinausströmen.

3 Beim Einatmen saugen Sie frische, klare, helle Energie, Kraft, Mut und Zuversicht tief in Ihren Körper hinein. Fühlen Sie, wie diese Frische und Lebendigkeit sich in Ihnen mit jedem Atemzug weiter ausbreitet – bis in die Fingerkuppen, die Zehen, die ganze Hautoberfläche, die Haarspitzen.

4 Atmen Sie so lange bewusst weiter Klarheit und Ruhe ein und Belastendes aus, bis Sie sich so leicht und hell fühlen, dass Sie das Licht im Inneren durch jede Hautpore wie eine Sonne nach außen strahlen lassen können. Einen Zentimeter, zehn Zentimeter, einen Meter, viele Meter weit.

So atmen, dass Sie selbst zur Sonne werden, können Sie immer und überall. Am Schreibtisch, im Auto, am Telefon, beim Fernsehen, während eines Gesprächs, beim Einschlafen und beim Aufwachen.

Machen Sie die Sonnenatmung ruhig auch ab und zu beim Trampolinspringen. Das steigert die Effizienz des Trainings – und schenkt doppelt gute Laune.

MEDITATION – DAS GLÜCK AUS DER EIGENEN MITTE

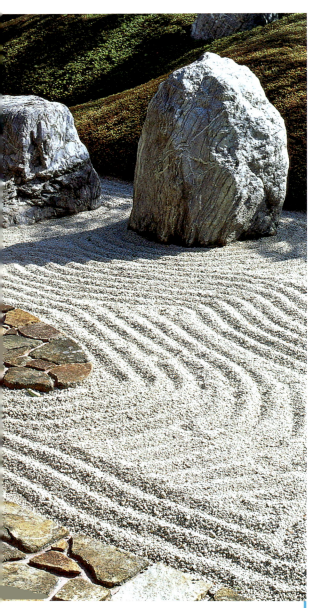

Stolpern Sie nicht länger blind durch diese wunderbare Welt. Schaffen Sie sich kleine eigene Zengärten: Besinnen Sie sich auf den Moment. Meditieren Sie.

Sie kennen das: Nichts ist schöner, als verliebt zu sein. Man schwebt federleicht durch den Tag, die ganze Welt erscheint wie verzaubert, man sieht sie wieder so wundervoll farbig und klar wie als Kind. Nichts kann einen erschüttern, kein Stau, kein brüllender Chef, keine Rechnung, kein grummliger Nachbar … Hunger? Glücklich Verliebte brauchen bekanntlich keinen Eisbecher Royal mit Sahne als Seelentröster, sondern ernähren sich buchstäblich fast nur von Luft und Liebe. Die rosarote Brille ist die effizienteste und garantiert superschnell wirksame Abnehmstrategie. Das wirksamste Schmerzmittel. Und das heilkräftigste Medikament. Und die allerbeste Stressbremse. Und der optimale Fitnesstrainer, weil die vielen Schmetterlinge im Bauch so heftig herumschwirren, dass selbst 150-Kilo-Menschen nichts mehr im Fernsehsessel hält. Deswegen können Verliebte nicht stillsitzen, sie wollen Freudensprünge vollführen. Deswegen laufen Verliebte nicht mehr: Sie schweben. Sie tanzen durchs Leben. Nur: Wo findet man den perfekten Traumpartner, der einen dauerhaft ins Paradies entführt und nicht nach wenigen Tagen unsanft auf den harten Boden der Realität zurückplumpsen lässt? Tief in sich selbst. In der eigenen Mitte, in der Meditation.

Wie Verliebtsein

Wenn Sie sich verlieben, achten Sie nicht auf Äußeres. Nichts hat Bedeutung, selbst der ewig plappernde Verstand schweigt still. Sie blicken einfach nur in unglaubliche Augen, ganz tief – und erkennen dort die Seele, das wirkliche Wesen Ihres Gegenübers. Und schon schweben Sie im siebten Himmel, völlig losgelöst von Raum und Zeit. Sich endlich einmal selbst ganz tief in die Augen schauen, das ist Meditation.

Weg zum wahren – schlanken – Ich

Studien in den USA und Indien ergaben, dass übergewichtige Menschen, die regelmäßig meditieren, automatisch an Gewicht verloren. Ohne eine bestimmte Diät zu befolgen oder sich zu mehr Bewegung zu zwingen. Ganz von allein bekamen sie Lust auf leichtere Mahlzeiten. Und wie von selbst fanden sie die Freude am eigenen Körper, am Laufen, Toben, Springen wieder. Sogar organische Folgen von jahrelangem Übergewicht wie hoher Blutdruck, Stoffwechselstörungen, Diabetes, Arteriosklerose verschwanden mit den überflüssigen Pfunden nach und nach. Ihr Körper heilte sich selbst.

Wie soll man meditieren?

Es gibt unzählige Formen der Innenschau: Gebete wie Rosenkranz oder Mantras. Körperliche Rituale wie Yoga, Sufi-Tanz, Qigong oder Tai Chi. Verschiedenste ruhige Stellungen wie Knien, Lotossitz, Liegen oder Stehen. Jeder kann den Weg zu sich selbst wählen, der ihm am sympathischsten ist, der ihn am meisten anspricht. Und man muss nicht gleich in ein Zenkloster fahren oder eine Yogaschule besuchen, wenn man meditieren möchte. Wie wir uns verlieben, haben wir schließlich auch von niemandem gelernt. Die Grundregel aller Arten von Meditation ist einfach: regelmäßig immer das gleiche Ritual durchführen. Eine Anleitung für die äußerst wirkungsvolle Drei-Minuten-Meditation finden Sie auf Seite 122.

Die große Liebe im Alltagstest

Das verliebte Hochgefühl flaut irgendwann langsam ab, denn der Alltag hat uns wieder. Alltagstrubel lässt auch die Verbindung zu unserer eigenen Mitte abreißen, bringt die Schmetterlinge im Bauch zum Absturz. Weise Menschen entwickelten deshalb bereits vor tausenden von Jahren Methoden, um aus den lästigen Tücken des Alltags herrliche Edelsteine der Liebe zu schleifen. Sie machten alles, was sie taten, zur Meditation. Achtsamkeit nennt man dies im Buddhismus.

Es bedeutet, dass man sich mit allen Sinnen, allen Gedanken und Gefühlen auf das konzentriert, was man gerade tut, es regelrecht zelebriert: Gehen, wenn man geht; essen, wenn man isst; reden, wenn man redet; arbeiten, wenn man arbeitet; und ruhen, wenn man ruht. Klingt so banal. So einfach. Ist es aber nicht. Niemand von uns schafft das auch nur für eine einzige Minute.

Wir sind nie 100-prozentig bei der Sache, nie ganz in der Gegenwart. Wenn wir zum Beispiel gehen, denken wir an tausend andere Dinge. Wir nehmen nicht wahr, wie sich Gehen anfühlt, sehen kaum, wo unsere Füße hintreten, übersehen Bäume, Kinderlachen, Wolken, Schmetterlinge und überhören das Zwitschern der Vögel, das Säuseln des Windes, das Vorbeirauschen der Autos.

Wir stolpern praktisch blind, taub und gefühllos durch diese wundervolle Welt, weil unsere inneren Bilder, unsere ständig plappernden Gedanken uns vollkommen gefangen nehmen. Wir gehen am echten Leben vorbei – und merken es nicht einmal. Nur wenn wir lieben, sind wir ganz da. Wirklich lebendig. Im Jetzt. Man kann wieder lernen, das Leben kindlich zu lieben. So unbändig und bedingungslos zu lieben, dass wir alle kleinlichen Sorgen, Ängste und Nöte völlig vergessen. Wie geht das?

▶ **Be-Sinnen**, sich mit allen Sinnen auf das konzentrieren, was Sie tun. Schenken Sie dem Einkaufen, dem Essen, dem Trinken und allen Dingen, die Ihnen wichtig sind, ungeteilte Aufmerksamkeit. Machen Sie ein Ritual daraus. Wie, steht auf Seite 123.

Meditation – das Glück aus der eigenen Mitte

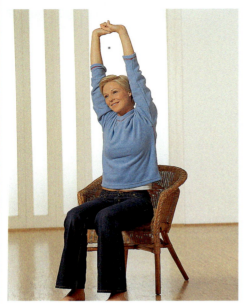

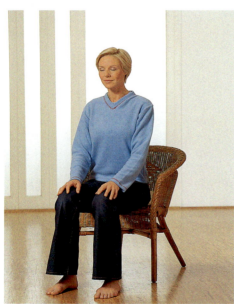

Erst alle Glieder recken und strecken. Locker werden. Dann machen Sie sich auf eine kleine Reise zu sich selbst – wecken Sie die Schmetterlinge im Bauch.

Übung gegen Stress

➤ *Drei-Minuten-Meditation*

Starten Sie mit dieser kleinen Besinnungspause. Wenn Ihnen das Meditieren gefällt, dann werden mit Sicherheit bald mehr und mehr Minuten daraus.
Ideal ist, wenn Sie die Drei-Minuten-Meditationspause morgens, mittags und abends vor dem Einschlafen einlegen.

1 Gehen Sie in einen ruhigen Raum, stellen Sie sich einen leisen Wecker, und setzen Sie sich aufrecht auf einen Stuhl. Die Hände liegen locker nach oben geöffnet auf den Oberschenkeln. Stellen Sie beide Füße fest auf den Boden, richten Sie die Wirbelsäule auf, lassen Sie Schultern sinken. Lächeln Sie leicht, und schließen Sie die Augen.
2 Beobachten Sie Ihren Atem, wie er ein- und ausströmt. Lenken Sie sanft die Atemzüge immer weiter hinunter bis in den Unterbauch, dorthin, wo die Schmetterlinge schlafen. Ihr Atem weckt sie auf. Sie werden fühlen, wie es plötzlich warm wird und angenehm kribbelt im Bauch. Dieses wohlige Gefühl breitet sich vom Bauchraum her mehr und mehr im ganzen Körper aus.
3 Lassen Sie sich nicht stören von Gedanken und Gefühlen, lassen Sie alles zu, aber schenken Sie nichts Aufmerksamkeit. Beobachten Sie nur, wie die Schmetterlinge in Ihnen herumschwirren.
4 Wenn Sie den Wecker hören, streichen Sie zart dreimal mit den Händen über Ihr Gesicht und die Haare. Öffnen Sie die Augen, räkeln Sie sich. Atmen Sie entspannt weiter, lassen Sie die Schmetterlinge im Bauch einfach weiterfliegen, auch wenn Sie sich dem Alltag zuwenden.
Wenn Sie diese Übung ein paar Mal gemacht haben, können Sie in jeder Situation mit drei tiefen Atemzügen Ihre Schmetterlinge im Bauch aktivieren, jederzeit in Ihre eigene freudige Mitte finden.

Die Kraft der Rituale

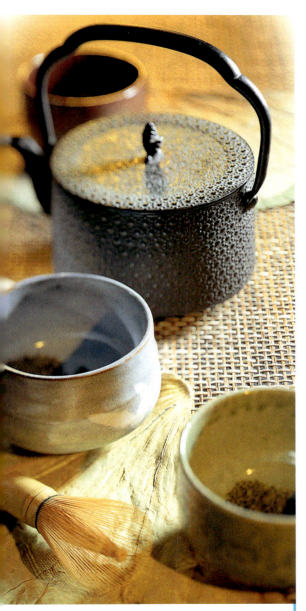

Japaner zelebrieren das, was ihnen wichtig ist. Zum Beispiel Tee. Tun Sie das künftig auch. Bauen Sie Rituale in Ihr Leben ein.

Rituale gibt es, seit der Mensch vom Baum gestiegen ist. Jede Kultur hat ihre Rituale, vom japanischen Tee-Kredenzen bis zum westlichen Polterabend vor der Hochzeit.

Ritual kommt aus dem Lateinischen: *Ritus* bedeutet feierlicher, religiöser Brauch, Zeremoniell. In unserer Zeit haben Rituale einen Wandel erfahren. Sie brauchen nicht unbedingt ein religiöses Motiv. Aber wir brauchen Rituale. Denn sie holen uns aus dem Alltag. Aus eingefahrenen Rhythmen. Ein Ritual hilft uns, einen Rhythmus zu verlassen, und führt in einen neuen. Sie kennen das: Wenn Sie aus der Arbeit kommen, wechseln Sie die Kleider, legen eine CD auf oder gehen mit dem Hund spazieren. Sie wechseln in einen langsameren Rhythmus, von der Hektik der Arbeit in die Freizeit.

Ein Ritual ist mehr als eine Gewohnheit – und hat die Kraft, alte Gewohnheiten zu brechen. Es ist das bewusste Zelebrieren einer Tätigkeit, eines Gegenstandes. Es ist ein Aufwachen, ein Bewusstwerden, ein Sich-mit-allen-Sinnen-Besinnen. Ein Aufgehen im Augenblick. Das Zelebrieren dessen, was einem wichtig ist.

Sie sind wichtig. Ihre Gesundheit ist wichtig. Ihr Körper ist wichtig. Essen und Trinken und Entspannen und Bewegen sind Ihnen wichtig. Machen Sie Rituale daraus. Und bauen Sie diese in Ihr neues, schlankes, agiles, zufriedenes Leben ein.

Wie baut man neue Rituale in sein Leben ein?

Man hängt das Ritual erst einmal an eine Gewohnheit. Zelebriert es vier Wochen lang. Und dann gehört es wie das Atmen zum Leben. Welche Gewohnheiten haben Sie?

▶ Wo tun Sie etwas immer zur gleichen Zeit? Dorthin legen Sie einen Zettel mit dem Ritual, das Sie in Ihrem Leben verankern wollen. Zum Beispiel ans Telefon. Zu dem

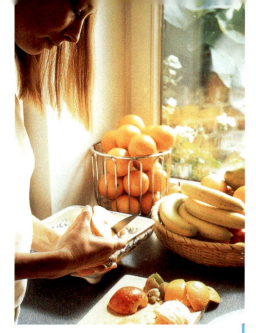

Machen Sie das Obst am Morgen zu einem Ritual. Freuen Sie sich mit allen Sinnen an den Früchten, die Ihnen Energie schenken.

greifen Sie häufiger am Tag. Dort steht ein Zettel: Sonnenatem. So bauen Sie Ihre kleine Antistressübung (Seite 119) in Ihr Leben ein. Gucken Sie immer abends die Tagesschau? Dann liegt neben der Fernbedienung ein Zettel: »Workout«. Sie machen dann Ihre Muskelübungen von Seite 155.
Es lohnt sich, die folgenden Rituale in ein schlankes, neues Leben einzubauen.

Das Morgenritual – für Gesundstoffe

➤ Wenn Sie gewohnt sind, morgens einen Kaffee oder Tee aufzubrühen, dann hängen Sie da Ihr Ritual dran. Das Ritual für Ihre schlanke Linie, Ihre 70 Billionen Körperzellen. Neben der Teekanne, der Kaffeemaschine liegt eine Liste. Auf der steht:
♦ meine Vitamine
♦ meine Mineralien
♦ mein Obst
♦ mein Eiweiß
♦ mein Teelöffel Leinöl
♦ mein Saft

Während der Kaffee durch die Maschine läuft, schnipseln Sie Ihr Obst zurecht, machen sich Ihren Fatburner-Drink. Und genießen dabei jede Sekunde bewusst. Bestaunen Sie die natürliche Schönheit eines Apfels, die gesunde Farbe des Leinöls, schnuppern Sie an der Grapefruit. Freuen Sie sich daran, was da alles für Sie, für Ihren Körper drin steckt. Lauschen Sie, wie der Mixer seine Kraft reinsteckt – und dann trinken Sie mit all Ihren Sinnen. Genießen Sie. Das Rezept finden Sie auf Seite 170. Sie können natürlich auch einen Obstsalat schnipseln und mit einem Milchprodukt genießen.
Und dann können Sie auch gleich Ihre Vitaminpillen oder Obst- und Gemüsepulver aus Kapseln nehmen – wenn Sie der Meinung sind, Ihr Körper braucht Nahrungsergänzungspräparate (Seite 102). Denn im Verbund mit der Natur wirkt auch das vom Apotheker. Tun Sie das vier Wochen lang – und der morgendliche Gesundmix gehört wie das Atmen zu Ihrem Leben. Und das Ritual hat eine Gewohnheit gebrochen: morgens nur schnell eine Tasse Kaffee zu trinken und ein Brötchen zu essen.

Das Einkaufsritual

Sie hetzen in den Supermarkt, laden den Einkaufswagen voll. Stehen an der Kasse an. Kommen gestresst nach Hause.
➤ Brechen Sie einmal mit dieser Gewohnheit. Gehen Sie mit Ihren Sinnen einkaufen. Mit Ihrem Labor: mit Ihren Augen, Ihrer Nase, Ihrem Geschmack. Gesundheit können Sie nämlich messen: Geschmack und Aromastoffe stehen für Gesundheit. Gehen Sie auf einen Gemüsemarkt oder in einen Bioladen – und, warum nicht, zum Bauern selbst. Viele Menschen haben vergessen, wie eine echte, eine gesunde, eine gute Tomate schmeckt. Machen Sie sich eine Messlatte für die Zukunft. Riechen und schmecken

> **TIPP**

Keine Zeit für Biomärkte

Dann bestellen Sie sich doch einfach eine Biokiste ins Haus. Im Internet oder Branchenbuch finden Sie Dienstleister, die Bioware nach Hause liefern. Auch das ist ein Ritual, wenn Mittwochs die Kiste vor der Tür steht – immer mit einem neuen Obst oder Gemüse der Saison, einem anders gewürzten Käse. Köstlichem Joghurt, gutem Brot ... Probieren Sie es aus.

Sie, wie eine Tomate, eine Aprikose aus biologischem Anbau auf Ihr Labor, Ihren Körper wirkt. Eine Biotomate lebt. Sie verschimmelt nach einer Woche. Das ist normal. Eine Tomate aus dem Supermarkt hält Wochen. Verändert sich nicht. Das ist mit dem Leben nicht mehr vereinbar. Da stimmt was nicht. Wenn Sie einmal direkt vom Bauern gekauft haben, in seinem Garten waren, ihn am Marktstand besucht haben, dann können Sie künftig alles andere daran messen. Und vielleicht wird Ihr Einkauf dann zum Ritual. Sie kennen den Menschen, der Ihnen Ihren Treibstoff verkauft. Vielleicht mögen Sie ihn, lassen sich von ihm beraten. Tauschen Rezepte aus. Und schon wandelt sich der Einkauf vom Stress zum Ritual.

Das Gemüse-Ess-Ritual

Sie brauchen Gemüse. Dort stecken die Vitalstoffe drin, die Ihren Fettstoffwechsel auf Trab halten. Die Ihnen helfen abzunehmen, während Sie essen. Vitalstoffe, die jede Ihrer Zellen schützen: Sekundäre Pflanzenstoffe, so haben die Wissenschaftler erkannt, sind noch viel wirkungsvoller als Vitamine im Kampf gegen den oxidativen Stress, gegen die freien Radikale, die im Körper wüten, alt und krank machen. Gemüse entschärft die freien Radikale. Nun, wie bringt man mehr Gemüse in den Alltag? Einfach an eine Gewohnheit gekoppelt:

➤ Sie sind gewohnt zu essen – also machen Sie es sich zum Ritual, vorher eine große Schüssel Salat, eine Gemüsesuppe oder einen Rohkostteller zu essen. Rezepte finden Sie in diesem Buch. Genießen Sie mit allen Sinnen – schon beim Zubereiten. Es gibt Menschen, die entspannen beim Abwasch. Warum entspannen Sie nicht beim Zubereiten einer Portion Fitness und gute Laune?

➤ Eine weitere Möglichkeit, Gemüse in Ihren Alltag zu integrieren, sind Gemüsestreifen. Schnipseln dann, wenn Sie Zeit haben. Essen dann, wenn Sie Lust auf Knabbereien haben. Statt des Riegels im Büro, statt der Chips vor dem Fernseher. Ein Hochgenuss, wenn Sie Möhren, Selleriestangen, Paprika, Gurken, Zucchini in einen Dip tauchen. Rezepte finden Sie auf Seite 184.

➤ Eine dritte Möglichkeit ist Saft. Daraus können Sie ein Ritual machen. Kurz bevor

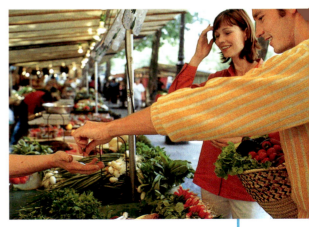

Sehen Sie das Einkaufen als eine Exkursion in die Welt der guten Dinge – auf dem Markt ist es ein Abenteuer für alle Sinne.

Die Kraft der Rituale

Sie sich abends zum Essen setzen: frisch geschnipseltes Gemüse in den Entsafter geben. In ein hübsches Glas abfüllen. Und als Aperitif genießen. Das ist pure Medizin. Die schnelle Lösung, wenn mal keine Zeit ist: Ich habe immer vier gute Biogemüsesäfte in der Küche stehen. Und schütte mir zweimal am Tag ein großes Glas voll. Ich mixe Sauerkraut, Tomate, Karotte, Rote Bete (2:2:1:1). Mit einem kleinen Schuss Tabasco ein Gedicht.

Das Wassertrinken-Ritual

Sie sollten jede Stunde ein Glas Wasser trinken. Machen Sie ein Ritual daraus. Ideal ist, wenn Sie Leitungswasser durch einen guten Aktivkohlefilter gefiltert haben.

➤ Wenn das Wasser in einer schönen Karaffe in Ihrer Nähe steht, dann denken Sie auch dran. Es sieht übrigens auch ziemlich hübsch aus, wenn Sie dem Wasser in der Karaffe mit einem Bergkristall ein bisschen Energie zurückgeben. Gießen Sie also einmal in der Stunde aus der Karaffe ein Glas voll, pressen Sie eine halbe Zitrone hinein. Das Vitamin C und die Flavonoide der Zitrone unterstützen beim Entschlacken. Und fühlen Sie beim Trinken, wie jede Zelle sauber durchgespült wird, um Gifte aus dem Körper in die Kanalisation zu schicken.

➤ Auch auf dem Nachtkästchen sollte eine Karaffe stehen. Denn der erste Griff morgens sollte der zum Wasser sein. Das beseitigt nämlich morgendliche Sitzungsprobleme. Der Arzt sagt dazu: Binnen zehn Minuten haben Sie einen gastrokolischen Reflex.

Das Tee-Ritual

Grüner Tee ist mehr als ein Getränk, es ist Lebenselixier. Wer täglich vier Tassen trinkt, erntet die Zauberstoffe der Teeblätter, die Krebs vorbeugen, das Herz schützen, den Energiestoffwechsel in Richtung schlank dirigieren. Machen Sie Grüntee zum Ritual. Oder wenn Ihnen Ihr Arzt eine chinesische Mischung verschrieben hat, dann die.

➤ *Ihre Grüntee-Zeremonie*

Suchen Sie sich einen täglichen Zeitpunkt, an dem Sie Ihr Ritual zelebrieren wollen. Zum Beispiel morgens, kurz bevor Sie sich an den Schreibtisch setzen – oder nachdem die Kinder im Kindergarten sind. Kochen Sie eine Thermoskanne für den ganzen Tag.

1 Bringen Sie Wasser zum Kochen. Verwenden Sie immer frisches Wasser. Ist es stark kalk- oder chlorhaltig, filtern Sie es.

2 Füllen Sie Tee in ein Sieb. Die Teeblätter brauchen viel Platz, um ihr gesamtes Aroma zu entfalten. Am besten: Tee frei schwimmend in der Kanne ziehen lassen und zum Servieren in eine zweite Kanne filtern. Oder besorgen Sie sich eine Teekanne, die einen Filter besitzt, der fast so groß ist wie die gesamte Kanne. Tee-Eier sind völlig ungeeignet, denn sie sperren die Teeblätter ein.

3 Wenn das Teewasser gekocht hat, lassen Sie es fünf Minuten abkühlen, weil kochendes Wasser die Vitamine im grünen Tee zerstört und weil die Aromen sich bei niedrigerer Temperatur besser entfalten. Nutzen Sie die Zeit für einen entspannten Ausflug der Gedanken. Oder: Warum nicht für den Sonnenatem (Seite 119)?

4 Übergießen Sie dann den Tee mit dem Wasser. Schnuppern nicht vergessen. An der Farbe freuen. 2 bis 4 Minuten ziehen lassen.

5 Suchen Sie sich einen ruhigen Platz, und dann *genießen* Sie einfach jeden Schluck. Denken Sie an nichts als an das Getränk, das Ihren Magen wärmt, schmecken Sie, riechen Sie.

♦ Sie können das Ritual beliebig ausdehnen. In Asien lässt man den ersten Aufguss nur 30 Sekunden ziehen und schüttet ihn dann weg. Im ersten Aufguss findet sich mehr anregendes Koffein. Der zweite oder sogar erst der dritte wird dann genossen. Das Aufgießen können Sie innerhalb von fünf Stunden bis zu viermal wiederholen, wenn Sie gute Teequalität gewählt haben.

♦ Wählen Sie die Teesorten nach Ihrem Geschmack. Für Einsteiger empfiehlt es sich, mildere Sorten zu testen: Bancha, Chun Mee, Grüner Assam, Gunpowder, Grüner Jasmintee oder Sencha. Teefreaks können gleich mit japanischen Tees beginnen, die etwas herber ausfallen.

♦ Gemeinsam zelebrieren: In Japan wird die Teezeremonie immer mit Gästen durchgeführt. Sie vermittelt Harmonie und Respekt für den Mitmenschen, Reinheit des Herzens und des Verstandes. Dieses über zwei Stunden dauernde Ritual zu lernen ist schwierig. Aber Ihr Teeritual könnten Sie doch mal mit der Familie oder Freunden zelebrieren.

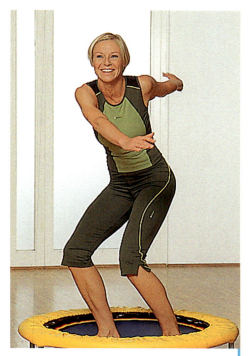

Jedes Mensch-beweg-dich-Ritual bringt Glück ins Leben. Starten Sie am besten morgens mit dem Trampolin.

Das Mensch-beweg-dich-Ritual

Ein rundes Ritual zieht hoffentlich mit diesem Buch in Ihr Leben ein: das Trampolin. Es bringt Bewegung in den Morgen, gute Laune in den Tag. Aber auch sonst sollten Sie nicht Trägheit walten lassen, sondern Dynamik ins Leben bringen. Das tut gut – der Seele und dem Körper. Womit wir bei den Gewohnheiten wären.

➤ Nehmen Sie immer den Fahrstuhl? Dann machen Sie aus dem Treppenhaus ein Ritual. Machen Sie sich bewusst, dass Sie mit jeder Stufe Ihren Kreislauf trainieren, Fett verbrennen und Gute-Laune-Botenstoffe produzieren. Wie kommen Sie zur Arbeit, zum Einkaufen, zum Kindergarten? Alles, was im Umkreis von ein bis drei Kilometer ist, können Sie doch auch mit dem Fahrrad erreichen. Oder zu Fuß. Die Bestsellerautorin Hera Lind brachte ihre Kinder täglich mit dem Baby-Jogger drei Kilometer in den Kindergarten – und holte sie joggend wieder ab. Sie machte ein Ritual daraus.

Wo haben Sie träge Gewohnheiten, die Sie mit einem aktiven Ritual brechen können? Jede Minute zählt. Bewegung macht Sie glücklicher, jünger, schlanker und gesünder. Warum wippen Sie nicht auf den Zehen beim Zähneputzen? Kräftigen Ihre Armmuskeln nicht am Steuer an der Ampel? Trainieren im Sitzen nicht ab und zu den Po zusammenzwickend die Beckenmuskulatur? Gehen zum Kollegen rüber, statt zum Telefon zu greifen? ... Es gibt so viele Möglichkeiten, ein kleines Bewegungsglück zu tanken. Machen Sie viele kleine Rituale daraus.

Die Kraft der Rituale

DER WEG ZUM ERFOLG FÜHRT ÜBER DAS ZIEL

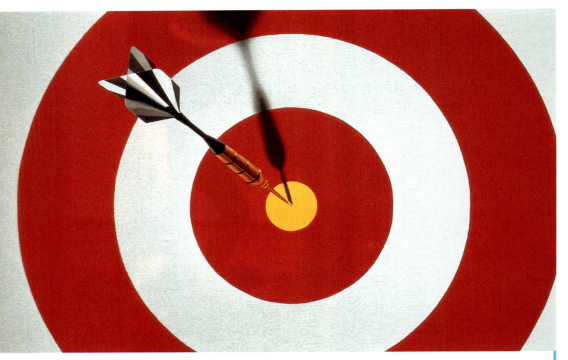

Haben Sie ein klares Ziel? Eine Vision? Wenn Sie wissen, was Sie wirklich wollen, ist der Erfolg garantiert. Auch beim Abnehmen.

Alle, die wirklich Erfolg haben, wissen ziemlich genau, was sie wollen. Sie setzen sich Ziele und verfolgen sie. Der Weg ist einfach – mit der Strategie, die Professor Dr. Lothar Seiwert, Deutschlands führender Zeitexperte, empfiehlt: »Wissen, was ich will, Zeit abzwacken, das Wollen lernen, eine Vision haben und smart formulieren.«

1. Schritt: Wissen, was ich will

Spüren Sie zuerst dem nach, was Sie wollen. Sie wollen ja nicht nur abnehmen. Es gibt bestimmt mehr Dinge, die Sie wollen.

Was will ich eigentlich?

Kreuzen Sie an, was auf Sie zutrifft:

- Ich will abnehmen.
- Ich will dauerhaft abnehmen.
- Ich will aber nicht hungern.
- Ich will mich dabei gut fühlen.
- Ich will genießen.
- Ich will besser aussehen.
- Ich will nicht mehr frustriert sein.
- Ich will meine Blutwerte verbessern.
- Ich will andere Klamotten tragen.
- Ich will mehr Kondition kriegen.

➤ Welche Wünsche haben Sie noch? Machen Sie doch eine Liste.

2. Schritt: Zeit abzwacken

Die meisten Menschen, die abnehmen wollen, äußern, dass sie ein Zeitproblem hätten. Fastfood geht halt schneller. Und eine halbe Stunde Zeit für Sport ist schon gar nicht drin. Wie soll man das machen bei einem 14-Stunden-Job, bei drei Kindern zu Hause? Sie brauchen also mehr Zeit für sich. Mehr Zeit, die Sie in die Fitness und ins Essen stecken. Wenn Sie wirklich mehr Zeit für sich und Ihre Gesundheit wollen, müssen Sie dem Alltag etwas abtrotzen. Wie tut man das? Der Zeitexperte Professor Lothar Seiwert rät: »Man sucht nach verlorener Zeit. Im Job und im Privatleben.« Und zwar so:

Was klaut Ihnen Stunde um Stunde?

Kreuzen Sie an, was auf Sie zutrifft:

- Post, Fax, Mail, die Hälfte Werbemüll – Dringlichkeiten anderer halten mich auf.
- Das Telefon klingelt ständig, und die Gespräche dauern zu lange.
- Dreißigmal am Tag steht jemand in meiner Tür und will mit mir quatschen.
- Ich vertue viel Zeit mit Suchen.
- Ich kann nicht Nein sagen, wenn mir jemand was aufs Auge drückt.
- Ich nehme mir generell zu viel vor und bin abends frustriert.
- Ich muss alles perfekt machen.
- Ich tue viele Dinge, die mir keinen Spaß machen, die andere billiger und schnellere erledigen könnten.
- Ich spanne meine Familie zu selten ein.
- Größere Aufgaben schiebe ich halb angefangen vor mir her, bis sie brandeilig werden.

Setzen Sie sich doch eine halbe Stunde hin und denken Sie über jeden einzelnen Punkt, den Sie angekreuzt haben, nach. Und da fallen Ihnen mit Sicherheit auch Lösungen ein.

Sagen Sie, was Sie wollen

▶ Sagen Sie dem Partner, dem Chef, dem Kollegen, was Ihnen wichtig ist, was Sie wollen, und zwacken Sie sich Zeit dafür ab.
Sagen Sie: »Kannst Du die Kinder für die Schule fertig machen? Ich geh' jetzt 20 Minuten aufs Trampolin.« Oder zum Chef, wenn Ihnen morgens die Zeit davon läuft: »Ich würde gerne 15 Minuten später beginnen. Ich bleibe dafür abends länger da.« Tun Sie sowieso schon? Sie kommen nie pünktlich in den Feierabend? Müssen sich von Call-a-Pizza ernähren?
Halten Sie sich an Professor Lothar Seiwert: »Das sieht heute kein Chef mehr gerne. Smart Work ist im Trend. Clever arbeiten. Pünktlich nach Hause gehen. Kraft tanken für den nächsten Tag.«

So gewinnen Sie Zeit im Job – und kommen früher nach Hause

▶ Das Post-Erledigen vom Morgen auf die Zeit nach dem Mittagessen verlegen. Gebündelte Routineaufgaben erledigen sich schneller – am besten im Leistungstief.
▶ Wenn Kollegen mit Ihnen reden wollen, dann verabreden Sie sich gleich mittags in der Kantine.
▶ Am Telefon fragen Sie: »Darf ich Sie in drei Minuten zurückrufen?«, machen sich Notizen, worüber *Sie* reden wollen, legen Unterlagen bereit. Gute Ausrede: »Ich hatte gerade ein Gespräch hier im Büro.«
▶ Arbeiten, die andere billiger und schneller machen, delegieren.
▶ Sich auf die Arbeiten konzentrieren, die anderen das meiste bringen, die man gut kann und die Spaß machen.
▶ Die Hauptsache zuerst machen und in der restlichen Zeit den Kleinkram erledigen. Plötzlich haben Sie kein schlechtes Gewissen mehr, wenn Sie Feierabend machen.

Der Weg zum Erfolg führt über das Ziel

3. Schritt: Das Wollen lernen

So. Nun müssen Sie noch lernen, richtig zu wollen. Wollen tun Sie ja viel. Abnehmen, sich gut dabei fühlen, nicht hungern, fit werden … Aber wollen Sie das richtig?
Was heißt das denn genau? Ganz einfach:
➤ Sie müssen sich für jedes »Ich will« etwas ganz Konkretes ausdenken, nur dann klappt es auch.

Gleich mal durchspielen

♦ Mich sicher fühlen. Am Montag mache ich einen Termin beim Arzt, lasse mal die Blutwerte checken. Mache eine Spiroergometrie, die misst, wieviel Fettverbrennungsenzyme ich habe. Lasse per Bio-Impedanz-Analyse den Fettgehalt bestimmen. Bespreche mit dem Arzt, welche Vitaminpräparate ich nehmen soll. Und bitte ihn, meinen Abnehmerfolg kontrollierend zu begleiten.
♦ Schnell etwas abnehmen. Den Gürtel wenigstens bis zum Montag ein Loch enger schnallen. Die drei Fatburner-Tage von Seite 134 versprechen schnelle zwei bis drei Kilo, die motivieren, weiterzumachen. Ich starte am Freitag.
♦ Fit sein und gute Laune haben. Das Trampolin besorge ich mir gleich heute Nachmittag. Dann hab' ich morgen ein Sprungbrett in den fröhlichen Tag.
♦ Gesund abnehmen: Ich hole mir nachher im Bioladen frisches Gemüse und Leinöl. Ich lasse mich da einfach mal beraten.
Und was fällt Ihnen noch ein? Vielleicht wollen Sie sich ja von alten Gewohnheiten trennen und räumen erst einmal die Fertigprodukte, Kekspackungen weg.
Ist gar nicht so schwierig – oder? Zielchen. Ist aber das Geheimnis. Jedes Zielchen bringt einen weiter zum großen Ziel.

> **TIPP**
>
> ### Ziele smart formulieren
>
> Zwischen vagen Wünschen und präzisen Zielen liegen Welten. Sie trennen die ewigen Träumer von den Zufriedenen, die ihre Vorhaben in die Tat umsetzen. Formulieren Sie Ihre Ziele mit der »SMART«-Formel, dann versteht es auch Ihr Unterbewusstsein – und treibt Sie motivierend an.
>
> ➤ **S = spezifisch.** So konkret wie möglich. Statt »weniger Süßigkeiten« zum Beispiel: »Ich halte mich ab morgen an die GLYX-Tabelle (ab Seite 73 und im GLYX-Guide). Und genieße hauptsächlich Lebensmittel mit GLYX-niedrig. Und ab und zu ein Stück Bitterschokolade.«
> ➤ **M = Messbar.** Ihr Ziel braucht einen konkreten Maßstab. Wie: »10 Kilo in drei Monaten. Ich beginne am Montag.« Oder: »Ich kaufe mir morgen eine Jeans Größe 38. Und möchte sie im Mai tragen.«
> ➤ **A = Aktionsorientiert und affirmativ.** Also eine konkrete Handlung positiv bejahend formulieren. Nicht: »Weniger essen.« Da sträuben sich Ihrem Unterbewusstsein die Haare. Besser: »Als erstes koche ich mir für die GLYX-Diät das karibische Fischfilet. Da läuft mir jetzt schon das Wasser im Mund zusammen.«
> ➤ **R = Realistisch.** Ein unrealistisches Ziel frustriert nur. 10 Kilo in zwei Wochen ist nicht realistisch. Besser: »Ich will zehn Kilo abnehmen. Mal sehen, wie lange mein Körper dafür braucht.«
> ➤ **T = Terminiert.** Fortschritte kann man messen, und sie sind eine unglaubliche Triebfeder. Terminieren Sie also Zwischenziele. »In zwei Wochen möchte ich die ersten Komplimente einheimsen. Man sollte dann schon einen Erfolg sehen. Weihnachten passe ich in meine alte Jeans.«

4. Schritt: Eine Vision malen

Nun machen Sie sich an Ihre Vision. Der Wunschtraum, der in Ihnen steckt. Das, was Sie erreichen wollen. Die Vision Karl Lagerfelds war, binnen einem Jahr die schmale Mode junger Männer tragen zu können. Wie sieht Ihre Vision aus? Sie wird sie zum Erfolg tragen.

➤ Holen Sie sich Ihre Vision, das Bild von Ihrem Wunsch in den Kopf: Wie es aussieht, wenn es fertig ist. Sie zehn Kilo schlanker im kleinen Schwarzen, flirtend mit dem schönsten Mann der Welt. Oder: Sie, 50 Kilo schlanker im Jogginganzug im Wald oder in Jeans und Cowboyhut auf einem Pferd.

Egal, wie Ihr Bild aussieht, es sollte nur viele Farben haben und konkret sein. Denn dieses Bild wird Sie zum Ziel tragen.

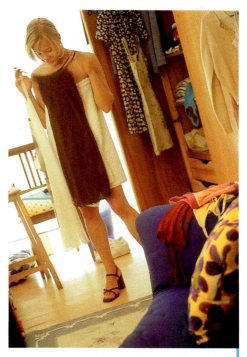

Holen Sie sich ein Lieblingskleid. Malen Sie sich in Gedanken eine Vision: Sie in diesem Kleid, 10 Kilo schlanker.

Schritt für Schritt zum Ziel gehen

»Eine Reise von tausend Meilen beginnt mit dem ersten Schritt«, sagen die Chinesen. Machen Sie Ihren ersten Schritt in Ihr neues, schlankes Leben binnen der nächsten 72 Stunden. Denn wenn man etwas länger auf die Bank schiebt, tut man es nie mehr, fanden Psychologen heraus.

➤ Wenn Ihnen etwas zu groß erscheint, wie 20 Kilo weniger oder 10 Kilo weniger, dann lassen Sie sich nicht einschüchtern. Zerlegen Sie das Ganze in kleine Teile. Und machen Sie immer einen Schritt nach dem anderen. Stecken Sie sich das Ziel:

♦ Entschlacken in drei Tagen mit den Fatburner-Suppen. Das abnehmen, was der Körper hergibt.

♦ Dann raus aus der GLYX-Falle: ein paar weitere Kilo mit der GLYX-Woche.

♦ Lernen, dass das richtige Essen Ihnen gut tut. Und während Sie in den nächsten Wochen mit dem Baukastensystem spielen, weitere Kilo verlieren.

Schriftlich festhalten

➤ Schreiben Sie Ihre Vision und Ihr Ziel auf. Und hängen Sie den Zettel dorthin, wo Sie ihn morgens schon sehen.

Sie können Ihre Vision auch malen. Warum nicht? Das bringt Sie noch tiefer in Ihr Unterbewusstsein, das Sie in Ihr Ziel trägt. Das Ziel bleibt im Hinterkopf als Kompass. Die Vision, Ihr Bild von sich, hält Sie bei der Stange.

Aber entscheidend ist immer der nächste Schritt. Viel Glück.

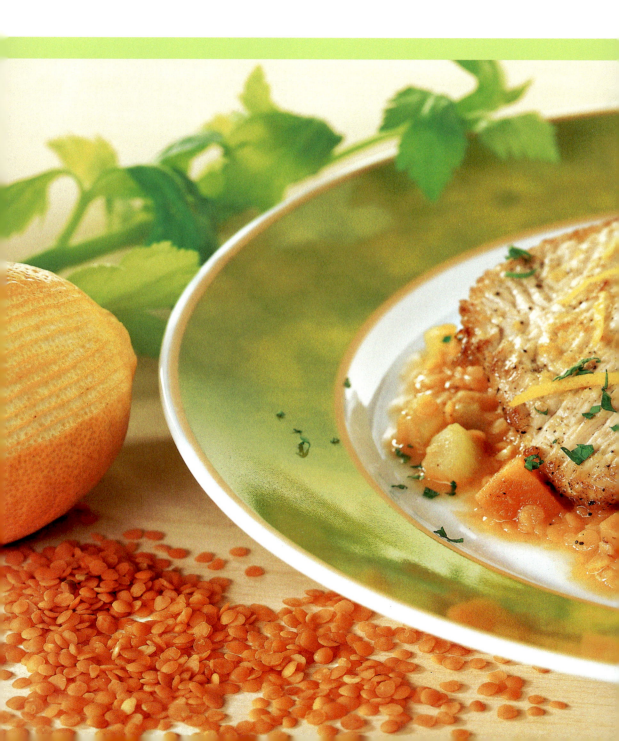

Das *GLYX-SPIEL* KANN BEGINNEN ...

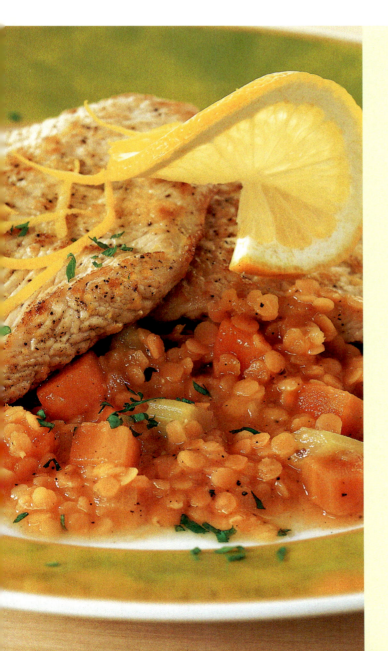

STELLEN SIE SCHON MAL IHRE STEINCHEN AUF: In drei Stufen und mit 30 Spielregeln geht's jetzt ab in die Leichtigkeit des Seins. Fangen Sie gleich an: Mit dem Trampolinprogramm – und mit den Fatburner-Suppentagen. Und schauen Sie schon mal rein in das Rezept-Baukastensystem. Hier können Sie sich ab der dritten Stufe rauspicken, auf was Sie Lust haben: alles fürs Frühstück, bürotaugliche Imbisse, Blitzgerichte, köstliche Hauptmahlzeiten und kleine Leckereien für den Hunger zwischendurch.

DAS GLYX-DIÄTPROGRAMM

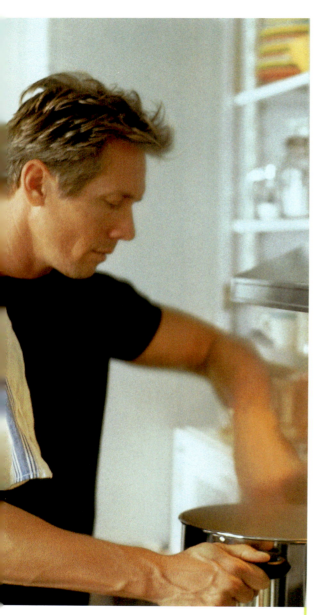

Die Fatburner-Suppen können Sie auf Vorrat kochen, in der Thermoskanne mitnehmen – und sie sind junggesellentauglich.

1. Stufe: Fatburner-Suppentage

Mit den drei Fatburner-Suppentagen kommen Sie raus aus der GLYX-Falle (Süßes, Heißhunger, Süßes …) und entschlacken Ihren Körper. Die Suppen verwöhnen mit Gesundstoffen und Flüssigkeit und putzen so richtig durch. Fast wie beim Fasten, nur dass Sie keinen Hunger haben, weil Sie so viel Suppe essen dürfen, wie Sie wollen.
Die Fatburner-Suppen entgiften auf vier Ebenen: Verdauungstrakt, Lymphe, Herz-Kreislauf- und Immunsystem. Mineralstoffe, viel Wasser und Vitalstoffe verbessern die Durchblutung, vor allem in Gewebe, in dem die Schlacken stecken. Ballaststoffe binden Gallensäure im Darm, sodass die Leber mehr Gallensäuren aus Cholesterin produzieren muss. Vitamine wie Vitamin C, E und Beta-Carotin trainieren das Immunsystem. Und das Trampolin ist der ideale Begleiter, um Kreislaufsystem und Lymphe zu reanimieren.

So geht's

➤ Kochen Sie sich, so oft Sie wollen, einen großen Pott Suppe Ihrer Wahl. Die Rezepte finden Sie auf Seite 167.
➤ Halten Sie sich an die dreißig GLYX-Spielregeln ab Seite 138. Außer an die Eiweißformel: Während dieser drei Tage brauchen Sie kein Eiweiß extra.
➤ Essen Sie so viel Suppe, wie Sie wollen. Sind Sie außer Haus, nehmen Sie am besten immer eine Thermoskanne voll mit.
➤ Trinken Sie jede Stunde ein Glas Wasser. Gut: mit Zitronensaft. Auch Gemüsesäfte (außer Rote Bete und Karotte), Kräuter- und Früchtetees sind erlaubt.
➤ Es kann sein, dass Sie sich müde und schlecht gelaunt fühlen. Kein Wunder, der

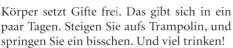

Körper setzt Gifte frei. Das gibt sich in ein paar Tagen. Steigen Sie aufs Trampolin, und springen Sie ein bisschen. Und viel trinken!

➤ Haben Sie nach dem zweiten Tag schon genug? Dann starten Sie gleich mit der zweiten Stufe. Sie müssen sich nicht zwingen. Auch zwei Suppentage sind gesund.

➤ Natürlich starten Sie auch gleich mit Ihrem Trampolinprogramm (Seite 144).

➤ Wenn Sie schlechte Laune haben, traurig sind oder im Stress, dann wenden Sie die Sonnenatem-Übung von Seite 119 an.

➤ Wenn Sie Currywurst oder Pralinen essen wollen, machen Sie erst die Übung für schlanke Gefühle von Seite 117.

➤ Begrüßen Sie den Tag gemütlich im Bett mit der 3-Minuten-Meditation (Seite 122).

2. Stufe: Fatburner-GLYX-Woche

Eine Woche lang jeden Tag ein Pfund verlieren – dabei hilft die clevere Kombi GLYX-niedrig und Fatburner satt.

➤ Zum Frühstück gibt's den Fatburner-Drink von Seite 170. Die Menge ist so ausgelegt, dass Sie für nachmittags auch gleich noch ein Glas haben. Oder: Sie essen den Fruchtigen GLYX-Salat von Seite 170.

➤ Lesen Sie noch einmal die »Spielregeln« ab Seite 138. Und halten Sie sich daran, vor allem an die Eiweißformel auf Seite 139.

➤ Essen Sie dreimal am Tag. Wenn Sie Hunger haben: fünfmal. Halten Sie sich bitte an die Reihenfolge: Das Abendessen muss aus GLYX-niedrig-Lebensmitteln bestehen.

➤ Trinken Sie jeden Tag ein großes Glas Gemüsesaft – frisch oder aus dem Reformhaus. In dieser Woche sollte es kein Karotten- oder Rote-Bete-Saft sein, diese beiden Gemüse haben einen hohen GLYX.

➤ Als Vorspeise können Sie einen Fatburner-Salat oder eine Fatburner-Suppe essen.

Als Nachspeise dürfen Sie mittags Obst mit niedrigem GLYX essen.

➤ Essen Sie nicht mehr als ein Stück GLYX-niedrig-Brot am Tag (Vorschläge finden Sie in der Tabelle auf Seite 73).

➤ Sie können die Gemüseportionen im Rezept beliebig erhöhen. Sie können sich auch Gemüse Ihrer Wahl (GLYX-niedrig) mit Olivenöl dazu dünsten.

➤ Trinken Sie jede Stunde ein Glas Wasser. Gut: mit Zitronensaft. Kräuter- und Früchtetees können Sie trinken, so viel Sie wollen. Auch Kaffee (zwei Tassen) und Tee ist erlaubt. Und abends ein Glas trockener Wein.

➤ Natürlich machen Sie mit Ihrem Trampolinprogramm ab Seite 144 weiter.

➤ Wenn Sie schlechte Laune haben, traurig sind oder im Stress, dann holt Sie der Sonnenatem von Seite 119 aus dem Tief. Wenn Sie Lust auf Dickmacher haben, kommen Sie mit der Übung von Seite 117 zurück zur Leichtigkeit des Seins.

➤ Begrüßen Sie den Tag noch im Bett mit der 3-Minuten-Meditation (Seite 122).

> ### ➤ TIPP
>
> *Tauschen erlaubt*
>
> Wenn Ihnen eines dieser Rezepte nicht so taugt, können Sie im Baukastensystem unter den Rubriken »Imbiss« oder »Hauptmahlzeiten« ein anderes auswählen. Achten Sie nur darauf, dass es viel Eiweiß enthält. Und essen Sie abends keine Beilagen – außer gedünstetem Gemüse Ihrer Wahl (GLYX-niedrig). Am siebten Tag der zweiten Stufe dürfen Sie auch Pasta essen.

> **INFO**

Die Rezeptvorschläge für die zweite Stufe

▶ 1. Tag
♦ Frühstück: Fruchtiger GLYX-Salat oder Süßer Fatburner-Drink (Rezepte Seite 170)
♦ Imbiss: Blumenkohl mit Kresse-Dickmilch (Rezept Seite 175)
♦ Warme Mahlzeit: Tomaten-Seelachs (Rezept Seite 189)

▶ 2. Tag
♦ Frühstück: Fruchtiger GLYX-Salat oder Süßer Fatburner-Drink (Seite 170)
♦ Imbiss: Pfeffer-Hähnchenfilet mit Orangen-Chicorée (Seite 177)
♦ Warme Mahlzeit: Gemüsespieße mit Roquefortsauce (Seite 189)

▶ 3. Tag
♦ Frühstück: Fruchtiger GLYX-Salat oder Süßer Fatburner-Drink (Seite 170)
♦ Imbiss: Tofu auf Weißkohlsalat (Seite 175)
♦ Warme Mahlzeit: Karibisches Fischfilet mit Zitrusfrüchten (Seite 190)

▶ 4. Tag
♦ Frühstück: Fruchtiger GLYX-Salat oder Süßer Fatburner-Drink (Seite 170)
♦ Imbiss: Thailändisches Edelfisch-Carpaccio (Seite 181)
♦ Warme Mahlzeit: Gratinierter Chicorée (Seite 194)

▶ 5. Tag
♦ Frühstück: Fruchtiger GLYX-Salat oder Süßer Fatburner-Drink (Seite 170)
♦ Imbiss: Chili-Putenschnitzel mit Rucola-Salat (Seite 178)
♦ Warme Mahlzeit: Brokkoli-Aprikosen-Curry (Seite 188)

▶ 6. Tag
♦ Frühstück: Fruchtiger GLYX-Salat oder Süßer Fatburner-Drink (Seite 170)
♦ Imbiss: Marinierter Spinat auf Ei (Seite 175)
♦ Warme Mahlzeit: Thunfisch in Folie – ohne Kartoffelbeilage! (Seite 192)

▶ 7. Tag
♦ Frühstück: Fruchtiger GLYX-Salat oder Süßer Fatburner-Drink (Seite 170)
♦ Imbiss: Marinierte Forellenfilets auf Tomaten (Seite 183)
♦ Warme Mahlzeit: Pasta mit Sauce Ihrer Wahl (ab Seite 197)

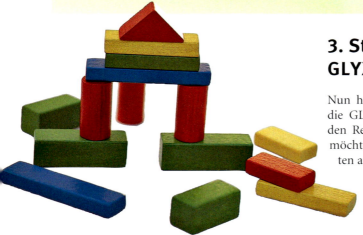

3. Stufe: GLYX-Baukastensystem

Nun haben Sie ein Gefühl bekommen für die GLYX-Küche. Sie können ab jetzt aus den Rezepten selbst wählen, was Sie gerne möchten. Essen Sie weiterhin drei Mahlzeiten am Tag, wenn Ihnen das gut tut. Wenn Sie mehr brauchen, fünf: ein Frühstück, einen Fitnessdrink, einen Snack, einen Imbiß, eine Hauptmahlzeit.

▶ DAS GLYX-SPIEL KANN BEGINNEN

▶ In jeder Rubrik finden Zeitlose auch Vorschläge für »Schnell gemacht«.
▶ Kochen Sie, wenn Sie Zeit haben, auf Vorrat. Die Rezepte finden Sie auf Seite 162.
▶ Achten Sie auf Abwechslung, sodass Sie jeden Tag etwas anderes bekommen. Essen Sie nicht zweimal am Tag Fleisch – und nicht jeden Tag.
▶ Essen Sie ruhig drei- bis fünfmal die Woche Fisch.
▶ Achten Sie auf Ihre Eiweiß-Formel: Jeden Tag brauchen Sie pro Kilogramm Körpergewicht ein Gramm Eiweiß. Unter den Rezepten steht, wie viel Eiweiß Ihnen ein Gericht liefert. Wenn Sie viel wiegen, dann müssen Sie Ihre Eiweißportion erhöhen: mit einem Lebensmittel aus der Tabelle auf Seite 80. Oder mit Hilfe eines Eiweißkonzentrats, das Sie in Ihre Buttermilch oder Ihren Fatburner-Drink mixen.
▶ Von Obst und Gemüse mit niedrigem GLYX sollten Sie essen, so viel Sie können. Das Obst am besten zu den Mahlzeiten. Gemüse knabbern können Sie zwischendurch.
▶ Kreuzt ein Braten, ein Sieben-Gänge-Menü Ihren Weg? Dann legen Sie am nächsten Tag einfach einen Fatburner-Suppentag ein. Und peppen Sie die Suppen-Hauptmahlzeit mit Fisch, Meeresfrüchten oder Geflügel auf.
▶ Bleiben Sie bei Ihrem Wasser-Ritual (Seite 126). Kochen Sie sich grünen Tee. Und wenn Sie wollen, können Sie abends gerne ein Glas trockenen Wein trinken.
▶ Natürlich machen Sie mit Ihrem Trampolinprogramm ab Seite 149 weiter.
▶ Wenn Sie schlechte Laune haben, traurig sind oder im Stress, dann machen Sie die Übung »Sonnenatem« (Seite 119).
▶ Und wie bislang begrüßen Sie den Tag mit der Meditationsübung von Seite 122 – oder springen gleich aufs Trampolin.

Guten Appetit, viel Spaß – und viel Glück!

> **TIPP**

GLYX-Führer durchs Restaurant

Natürlich können Sie auch essen gehen. Hier schlanke Tipps:

♦ **Beim Griechen:** Fischplatte – ohne Panade. Fleischgerichte – ohne Kartoffeln, Reisnudeln. Artischockenböden mit Tsatsiki. Gebratene Aubergine. Bauernsalat. Wenig Brot, Pita ist besser als Weißbrot. Dazu trockenen Rotwein.

♦ **Beim Italiener:** gemischte Vorspeisen aus Gemüse, Pilzen, Meeresfrüchten. Kein oder wenig Brot dazu essen. Pizza ist tabu. Dafür dürfen Sie sich durch die Nudelkarte essen. Auch gut: Fisch vom Grill, Saltimbocca. Dazu einen trockenen Weißwein. Nachtisch: Früchte, Sorbet. Espresso mit wenig Zucker.

♦ **Beim Inder:** Verzichten Sie auf die Vorspeisen. Die frittierten Taschen sind sehr fetthaltig, oft mit Kartoffeln gefüllt. Halten Sie sich an die Hauptspeisen. Ob Currygerichte, Tofu-Gemüse, Tintenfisch, rote Linsen – alle sind Fatburner. Mit Basmatireis (GLYX-mittel) bleibt der Blutzucker auch unten. Dazu: Lassi (Getränk aus Joghurt) oder Jasmin-Tee.

♦ **Beim Deutschen:** Als Vorspeise eine Suppe wie Bouillon oder Tomatensuppe. Als Hauptgericht Wild, Geflügel oder Fisch wählen. Mit einer großen Portion gedünstetem Gemüse, zwei kleinen Kartöffelchen oder einer kleinen Portion Reis. Dazu Wasser oder ein Glas Wein.

♦ **Beim Chinesen:** Asiaten kochen »light«. Essen Sie ein Gemüse- oder Hühnergericht mit wenig Reis. Rot zeigt die Ampel nur bei Frühlingsrollen und süß-sauren Saucen. Trinken Sie dazu grünen Tee, so viel Sie wollen.

♦ **Beim Japaner:** Ideales Fatburner-Restaurant. Roher Fisch, Algen, fettarmes Rinderfilet, Reis ... Alles erlaubt.

Die 30 SPIELREGELN

... DER GLYX-DIÄT

Sie haben sich entschlossen, wollen sich von Ihren Pfunden trennen. Oder wie Karl Lagerfeld so schön sagt: »Das einzige Spiel spielen, bei dem Sie gewinnen, wenn Sie verlieren.« Dann lesen Sie die Gebrauchsanleitung, und spielen Sie los.

▶ 1. KONTROLLE IST BESSER

Die GLYX-Diät ist gesund. Trotzdem sollten Sie mit Ihrem Arzt sprechen. Vor allem, wenn Sie gesundheitliche Probleme haben, regelmäßig Medikamente nehmen. Gut ist, wenn er Sie während der Diät begleitet: Ihnen individuell Präparate für Ihren Vitalstoffbedarf verschreibt und mit der so genannten Bio-Impedanz-Analyse Ihren Fett- und Muskelanteil kontrolliert. Wenn Sie Diätfehler machen – zu wenig essen –, dann baut Ihr Körper nämlich Muskeln ab. Und das darf nicht sein.

▶ 2. LUFTSPRÜNGE FÜR DIE SEELE

Wenn Sie jeden Tag ein Pfund loswerden wollen, dann sollten Sie jeden Morgen auf dem Trampolin trainieren. Jeden Morgen. Und zwar nüchtern. Denn dann wird das Fett verbrannt, welches das Wachstumshormon nachts aus den Fettzellen befreit und in den Blutkreislauf geschickt hat. Besorgen Sie sich ein Trampolin und eine Pulsuhr. Machen Sie morgens Ihr Fatburner-Programm (ab Seite 149).

▶ 3. MACHEN SIE ABENDS IHR MUSKEL-WORKOUT

Die Nachrichten gucken Sie sowieso, da können Sie auch Ihre Muskeln ein bisschen spielen lassen – auf dem Trampolin mit dem Flexband.

> ### ▶ TIPP
>
> *Was Sie zu Hause haben sollten*
>
> Das besorgen Sie sich, wenn Sie es in Absprache mit Ihrem Arzt für nötig halten, **aus der Apotheke:** Vitamin- und Mineralstoff-Präparate, Fischölkapseln (wenn Sie nicht mindestens dreimal die Woche Seefisch essen), Flohsamen für die Entschlackung. Eventuell Carnitin, damit die Muskeln nicht abgebaut werden. Bei starkem Übergewicht kann ein Eiweißpräparat sinnvoll sein.
>
> **Im Sportgeschäft:** Ein Trampolin. Sie können es sich auch nach Hause liefern lassen, eine Bestelladresse finden Sie auf Seite 203. Zwei Flexbänder mit unterschiedlicher Stärke (Seite 145) – auch diese bekommen Sie im Fatburner-Package unter der Bestelladresse auf Seite 203.
>
> **Im Fachhandel:** Eine Waage, die per Bio-Impedanz-Analyse den Wasser- und Fettgehalt Ihres Körpers misst.
>
> **Aus dem Reformhaus oder Bioladen:** Kristallsalz, Weizenkleie, Haferkleie, Leinöl, Olivenöl, Rapsöl, Walnussöl und, wenn Sie wollen, kleine Gourmet-Fläschchen von den anderen Ölen, die Sie in unseren Rezepten finden. Wenn Sie Ihrem Leitungswasser nicht trauen: Aktivkohlefilter, Kristalle (Seite 112 und 126).
>
> **Überlebenswichtig:** Ein guter, kraftvoller Mixer für Ihren Fatburner-Drink. Und wenn Sie es ganz gut mit Ihrem Körper meinen: ein Entsafter für Gemüse.

▶ DAS GLYX-SPIEL KANN BEGINNEN

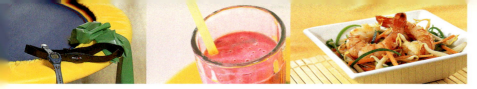
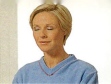

Der Weg zum Erfolg führt über Bewegung, Fatburner und einfache Antistress-Techniken.

Investieren Sie 12 Minuten in mehr Muskeln, die Fett verbrennen, in Powerhormone, die Fett wegschmelzen, in eine straffere Haut und einen aktiveren Energiestoffwechsel, der auch dann noch Fett verbrennt, wenn Sie den Krimi gucken und mit dem Sandmännchen schäkern.

➤ 4. Wechseldusche

Stellen Sie sich morgens nach dem Trampolin-Programm unter die Dusche – 3 Minuten warm. Dann duschen Sie zwanzig Sekunden kalt (15 Grad). Beginnen Sie bei den Füßen und schrecken Sie dann die Beine ab. Nun beide Arme, dann den Oberkörper. Wichtig: Arbeiten Sie mit dem kalten Wasserstrahl von den Extremitäten zum Herzen hin. Dann wieder 30 Sekunden warm duschen, 20 kalt. Drei Durchgänge regen den Kreislauf an, bringen den Stoffwechsel in Schwung und sind eine Gymnastik für Ihre Gefäße. Rubbeln Sie dann noch mit einem Sisalhandschuh die Problemzonen warm. Auch das steigert die Fettverbrennung.

➤ 5. Trink-Regel

Auf dem Nachttisch stehen 0,2 Liter Wasser: Vor dem Aufstehen trinken – das sorgt für eine geregelte Verdauung! Trinken Sie tagsüber jede Stunde 1/4 Liter Wasser. Stilles Wasser fördert die Entschlackung. Es kann ruhig aus dem Wasserhahn kommen. Mit einem guten Kohlefilter gehen Sie auf Nummer sicher. Pressen Sie in jedes Glas 1/2 bis 1 Zitrone (wenn Ihnen das gut tut). Auch okay: Kaffee (nicht mehr als 2 Tassen) oder Tee regen mit Koffein die Fettverbrennung an. Meiden Sie alle Getränke, die Zucker enthalten – mit hohem GLYX: Limonaden, Cola-Getränke, Säfte mit Zuckerzusatz. Verzichten Sie auf Bier (hoher GLYX) und Hochprozentiges. Ein Gläschen trockenen Wein können Sie getrost trinken. Allerdings nicht an den ersten drei Fatburner-Suppentagen.

Wichtig: Trinken Sie täglich einen Fatburner-Drink (Seite 170 und 173).

➤ 6. Dicke Notwendigkeit: Fettsäuren

Täglich sollten Sie 2 Esslöffel Olivenöl, 1 Esslöffel Rapsöl (oder Walnussöl) und einen Teelöffel Leinöl zu sich nehmen. Andere Öle brauchen Sie nicht – außer aus Genießergründen.

➤ 7. Eiweiss-Shake – ja oder nein

Die GLYX-Diät ist auf ausreichend Eiweiß ausgelegt. Wenn Sie keine Zeit zum Kochen haben, löffeln Sie einen Quark, Joghurt oder Hüttenkäse mit Obst oder Gemüse. Oder Sie besorgen

> ### ➤ Tipp
>
> #### Achten Sie auf die Eiweißformel
>
> Wenn Sie arg übergewichtig sind, kommen Sie vielleicht nicht auf Ihre Formel: **1 Gramm Eiweiß pro Kilo Körpergewicht pro Tag.** Dann müssen Sie selbstständig auffüllen. Mit Soja- oder Buttermilch, mit ein bis zwei Joghurt nach dem Essen, mit Fisch, Tofu oder mit Sojasprossen. Magere Eiweißlieferanten, mit denen Sie jede Mahlzeit anreichern können, finden Sie in der Tabelle auf Seite 80.
> Oder Sie besorgen sich ein gutes Eiweißkonzentrat (auf Sojabasis, mit möglichst wenig Kohlenhydraten, Seite 78) in der Apotheke und shaken sich eine Extraportion zum Essen oder tun zwei Extralöffel in den Fatburner-Drink.

Die **30 SPIELREGELN**

sich ein gutes Eiweißkonzentrat (auf Sojabasis). Manche Menschen mögen das, andere nicht. Das möchte ich Ihnen überlassen. Wenn Sie eine Mahlzeit ausfallen lassen, dann mixen Sie sich 20 bis 40 Gramm Eiweißpulver in einem Shake und essen das mit Obst. Das dürfen Sie aber nur, wenn Sie wirklich jede Stunde Ihr Glas Wasser trinken, weil sonst der Körper übersäuert. Und lassen Sie sich vom Apotheker gut beraten. Denn manche Billigpräparate machen nur eines leichter: Ihren Geldbeutel.

▶ 8. Starten Sie mit den Fatburner-Suppentagen

Entlasten Sie drei Tage Ihren Stoffwechsel, entschlacken Sie Ihren Körper mit Gemüsesuppe. Schleichen Sie sich erst einmal aus der GLYX-Falle. Die ersten drei Tage sollten Sie nichts anderes zu sich nehmen als Wasser, Tees und warme Suppe, die Sie auch in der Thermoskanne mit sich nehmen können. Zur Abwechslung auch mal püriert.
Davon sollten Sie essen, so viel Sie können. Je mehr, desto besser. Anleitung für Ihre Suppentage finden Sie auf Seite 134 und 167.

▶ 9. Die GLYX-Fatburner-Woche

Dann, ab Seite 135, finden Sie die anschließende 7-Tage-Biostoff-Diät. Auch in diesen Tagen stehen nur gesunde Kohlenhydrate auf dem Plan – und natürlich Fatburner-Lebensmittel. Gut ist, wenn Sie für den Hunger zwischendurch eine Fatburner-Suppe parat haben. Alle Rezepte finden Sie ab Seite 162.

▶ 10. Dann folgen GLYX-Wochen mit dem Baukastensystem

Drei Wochen sollten Sie die GLYX-Diät weitermachen. Denn es dauert vier Wochen, bis Sie wirklich spüren, wie gut Ihnen das tut. Und in dieser Zeit bekommen Sie auch ein Gefühl für Lebensmittel, die Sie schlank und fröhlich machen, die Ihnen die neu errungene Leichtigkeit des Seins erhalten. Dabei hilft Ihnen das Baukastensystem ab Seite 136. Und der GLYX-Guide, den wir diesem Buch beigelegt haben.

▶ 11. Mut zur Abwechslung

Nach dem 10-Tage-Fatburning-Programm müssen Sie sich nicht sklavisch an die Rezepte halten. Sie dienen nur dazu, Ihnen ein Gefühl für »richtiges Essen« zu vermitteln. Wählen Sie aus dem Baukastensystem, was Ihnen schmeckt. Die einzige Voraussetzung: Sie müssen abwechseln. Essen Sie nicht jeden Tag das Gleiche. Die Gemüse/Salat-Angaben dürfen Sie beliebig erweitern. Frühstücksmuffel können den Tag auch nur mit Obst und einem Milchprodukt beginnen (ideal!) oder mit einem frisch gepressten Saft, Zeitlose mit einem GLYX-Brot (Seite 162) mit Olivenöl und Tomatenscheiben oder mit der Fatburner-Marmelade (Seite 163).

▶ 12. Unverträglichkeiten?

Wenn Sie ein Lebensmittel aus den Rezepten nicht vertragen, dann lassen Sie es weg, ersetzen es durch ein gleichwertiges – oder Sie picken sich aus dem Baukastensystem einfach ein anderes Rezept heraus.

▶ 13. Geteilte Freude

Bringen Sie doch Ihren Partner dazu, mitzumachen. Zu zweit haben Sie doppelt so viel Spaß. Die Rezeptzutaten sind meistens für eine und

▶ Das GLYX-Spiel kann beginnen

manchmal für zwei Personen ausgelegt. Die Gerichte können Sie getrost auch für die ganze Familie kochen. Oder wenn Freunde kommen. Multiplizieren Sie einfach die Zutatenmengen mit der Anzahl der Personen.

▶ 14. Bitte mehr!

Sie dürfen nicht hungern. Das tut weder Seele noch Körper gut. Für Salat, Gemüse, Obst (GLYX-niedrig) gibt es keinerlei Mengenbeschränkung. Essen Sie vor allem viele saure Äpfel. Und knabbern Sie Gemüsestreifen. Einzige Regel: nach 17 Uhr kein Obst mehr. Das belastet den Verdauungsapparat. Von Vollkornreis und Pasta können Sie auch eine größere Portion genießen, als im Rezeptteil angegeben ist – wenn eine noch größere Portion Gemüse dabei ist. Und wenn Sie vorher Ihre Fatburner-Suppe oder eine große Schüssel Salat gegessen haben.

▶ 15. Vor dem Essen: Rohkost oder Salat

Ideale Vorspeise, die Sie immer vor jede Mahlzeit schieben können: eine große Schüssel Salat. Fatburner-Saucen finden Sie auf Seite 164. Oder Sie essen einen Teller mit Rohkost. Ein Rezept für Gemüsestreifen mit Dip finden Sie auf Seite 184. Natürlich können Sie auch eine Fatburner-Suppe vorher löffeln.

▶ 16. Drei oder fünf Mahlzeiten?

Finden Sie heraus, was für Sie besser ist. Wenn Sie nur drei Mahlzeiten essen, dann hat Ihr Körper zwischendurch genug insulinfreie Zeit, um Fett abzubauen. Sie können unsere süßen oder herzhaften Snack-Vorschläge dann einfach vor oder nach dem Essen genießen. Genauso wie den Fatburner-Drink, den Sie täglich zu sich nehmen sollten. Hunger-Typen brauchen aber mehr, denn hungern darf man nicht: Sie können einen GLYX-niedrig-Snack (ab Seite 183) zwischendurch genießen und den Fatburner-Drink, Seite 170 und 173.

▶ 17. Bitte eine Nachspeise und etwas zum Knabbern

Sie haben noch Lust auf eine Nachspeise? Dann wählen Sie einen süßen Snack. Die Rezepte finden Sie ab Seite 184. Knabbern können Sie zum Beispiel die Mixed Pickles, Rezept Seite 165. Oder die Gemüsestreifen mit Dip von Seite 184.

▶ 18. GLYX-Tricks

Wenn Sie Lust auf ein Lebensmittel mit hohem GLYX haben, dann gönnen Sie sich eine ganz kleine Portion. Und essen Sie ein Lebensmittel mit niedrigem GLYX dazu – als große Portion. Beispiel: ein Rippchen Schokolade mit einem Apfel, eine große Schüssel Salat mit einem Scheibchen Baguette.

▶ 19. Ein Leben ohne Fertigprodukte kostet zu viel Zeit?

Nein. Sie können natürlich die Convenience-Produkte aus der Tiefkühltruhe nutzen. Fisch, Gemüse, Fleisch, Obst gibt es küchenfertig zubereitet – auch ohne Sauce. Wechseln Sie aber ab mit frischen Produkten, denn diese bieten einfach noch ein bisschen mehr Gesundheit. Ein Fisch in der Pfanne kostet Sie fünf Minuten, ein Stück kurz gebratenes Fleisch nicht viel mehr. Sie haben

Die 30 Spielregeln der GLYX-Diät

Die 30 SPIELREGELN

sicherlich öfter mal keine Zeit zu kochen. Dafür haben wir ein paar Rezepte parat, die Sie auf Vorrat zubereiten können. Zeitlose finden im Rezeptteil auch viele »Schnell gemacht«-Tipps.

▶ 20. Auf Vorrat

Haben Sie schon mal Brot gebacken? Ihr eigenes Brot. Das ist ein Erlebnis. Probieren Sie es aus. Und genießen Sie es mit allen Sinnen. Stecken Sie Zeit in Ihr Essen – dann, wenn Sie sie haben. Und genießen Sie, wenn Sie keine Zeit haben. Beides macht Freude. Unsere Fatburner-Vorratsrezepte finden Sie ab Seite 162. Das GLYX-Brot, die Fatburner-Marmelade. Ein GLYX-Müsli, Fatburnerd-Dressings für Ihre tägliche Schüssel Salat. Mixed Pickles zum Knabbern – und sogar ein Eis.

▶ 21. Resteküche

Bleibt beim Kochen Gemüse übrig – genießen Sie es im Salat, als Rohkost mit Dip.

▶ 22. Kristallsalz statt Natriumchlorid

Kristallsalz ist teuer. Aber Ihrem Körper geht es damit besser, weil es über 80 Mineralien enthält und nicht nur drei wie das jodierte Natriumchlorid (Kochsalz). Würzen Sie also mit Kristallsalz (Seite 108). Aber vergessen Sie nicht: Sie müssen auch trinken.

▶ 23. Restaurant-Anleitung

Sie wollen auswärts essen? Kein Problem. Bestellen Sie einfach Salat (selbst anmachen mit Olivenöl und Essig) mit einem mageren Stück Fleisch vom Grill oder Fisch. Auch erlaubt: gedünstetes Gemüse mit Geflügel/Fleisch/Fisch, Tomaten mit Mozzarella (und einem winzigen Scheibchen Brot), Nizzasalat, Spaghetti (besser aus Vollkorn) mit Garnelen oder Tomatensauce. Naturreis mit Gemüse. Austernpilze auf Blattsalaten. Von all dem dürfen Sie ruhig einen großen Teller essen. Halten Sie sich einfach an die Lebensmittel mit niedrigem GLYX (🚶). Noch mehr Restaurant-Tipps finden Sie auf Seite 137.

▶ 24. Auf Körpersignale hören

Mittags tickt die Uhr Kantinenzeit. Sie gehen essen? Entziehen Sie sich künftig der Diktatur der Uhr, lauschen Sie auf die Signale Ihres Körpers. Warten Sie, bis der Bauch sanft knurrend anmerkt, dass er etwas braucht.
Und dann spüren Sie nach, worauf Ihr Körper Appetit hat – Ihr Körper, nicht der Kopf. Denn er sagt bestimmt nicht: »Schweinebraten mit Knödel!« Danach haben Sie sich nie richtig wohl gefühlt. Sie waren müde, pappsatt, reif für ein Schläfchen. Es könnte aber sein, dass Ihr Körper sagt: »Erdbeeren mit Quark oder eine große Schüssel frischen Salat mit einem Stück Putenschnitzel.« Denn damit hat er gute Erfahrungen gemacht! Beachten Sie also Ihre Körpersignale. Warten Sie das Gefühl »leichter Hunger« ab – aber lassen Sie ihn nicht wachsen. Hören Sie in sich hinein, auf was Ihr Körper Appetit hat. Und achten Sie darauf, wie Sie sich nach dem Essen fühlen: Müde? Oder könnten Sie Berge versetzen?

▶ Tipp

Ihr GLYX-Guide

Diesem Buch liegt ein GLYX-Guide bei. Das Heftchen im Taschenformat bietet viele Informationen und Tabellen mit Lebensmitteln, die Sie schlank und fit halten. Der Guide hilft Ihnen unterwegs, beim Einkaufen und im Restaurant.

▶ Das GLYX-Spiel kann beginnen

➤ 25. Schoko-Lust

Will die Schokolade nicht aus Ihrem Kopf? Dann genießen Sie einen Riegel Bitterschokolade – oder springen Sie ein paar Takte auf dem Trampolin. Dabei bekommen Sie schöne, wichtigere Gedanken.

➤ 26. Brot-Auswahl

Die ersten drei Tage verzichten Sie ganz auf Brot. In der darauf folgenden Fatburner-Woche essen Sie nicht mehr als eine Scheibe pro Tag. Dann sind zwei erlaubt.
Nageln Sie Ihren Bäcker beim Einkaufen darauf fest, dass es wirklich Vollkornbrot oder Schrotbrot ist – ohne Weißmehl. Auch gut: Rogenschrotbrot. Bei abgepacktem Brot hilft das Etikett weiter. Nehmen Sie Brot aus kontrolliert-biologischem Anbau – da steckt dann auch eine »GLYX«-gesunde Philosophie dahinter. Natürlich können Sie sich auch das GLYX-Brot von Seite 162 backen.

➤ 27. Nudel-Fans

… müssen überhaupt nicht verzweifeln. Probieren Sie einfach mal die Vollkornnudeln (italienisch: Pasta integrale). Sie schmecken genauso gut. Und auch Nudeln aus Hartweizengrieß haben einen niedrigen GLYX. Das Gleiche gilt für Naturreis.

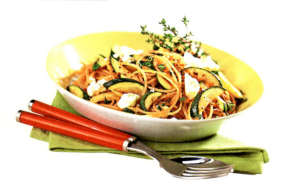

> ➤ **Tipp**
>
> *Nutzen Sie die Kraft der Rituale*
>
> Sicherlich müssen Sie mit einigen Gewohnheiten brechen. Der Griff in die Pralinenschachtel, wenn der Chef brüllt, das schnelle Brötchen morgens … Tauschen Sie das gegen neue Rituale ein. Verschiedene Anleitungen finden Sie ab Seite 123.

➤ 28. Null Waagenfrust

Achten Sie nicht so sehr darauf, was die Waage anzeigt. Denn Sie werden, wenn Sie täglich Sport treiben, Muskeln zulegen und Fett abbauen. Nur: Muskeln sind schwerer als Fett. Die Lieblingsjeans und Ihr prüfender Blick sagen mehr als der Waagenzeiger. Ideal wäre, wenn Sie einen Arzt kennen, der per Bio-Impedanz-Analyse den Fett- und Muskelgehalt im Körper bestimmt. Und auch während der Diät immer mal wieder kontrolliert.

➤ 29. Kümmern Sie sich um Ihre hungrige Seele

Wenn Sie traurig sind, gefrustet, genervt oder gestresst, machen Sie die Sonnenatemübung von Seite 119. Und wenden Sie auch immer mal wieder die Übungen »für schlanke Gedanken« und »für schlanke Gefühle« an (ab Seite 115).

➤ 30. Begrüssen Sie den Tag

… mit der 3-Minuten-Meditation (Seite 122). Machen Sie sie auch mittags zum Entstressen und Krafttanken. Und abends vor dem Einschlafen lockt die Meditation den Sandmann.

Das Trampolinprogramm

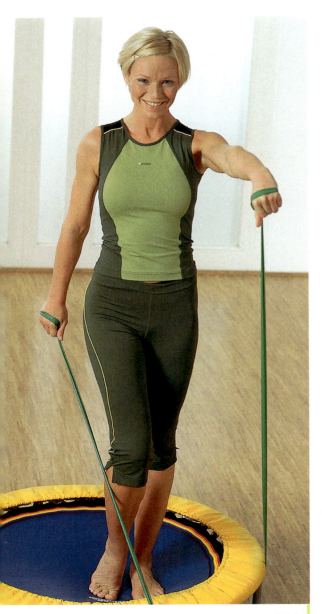

Nirgends verbrennen Sie Fett so effektiv wie auf dem Trampolin. 10 Minuten Training wirken wie 30 Minuten Joggen.

Sie haben sich entschlossen, etwas in Ihrem unbewegten Leben zu ändern? Gut so. Hier finden Sie das Fatburner-Programm für Anfänger und Fortgeschrittene, ein Muskel-Workout und ein kurzes, aber sehr effektives Dehnprogramm.

Das Fatburner-Programm

Starten Sie morgens nüchtern mit dem leichten Ausdauerprogramm. In 20 Minuten verbrennen Sie Fett, regen den Stoffwechsel an, tanken gute Laune, werden fit und wach für den Tag – und kreativ. Beginnen Sie mit dem Anfängerprogramm. Sobald es Ihnen langweilig wird, machen Sie das Basisprogramm. Und wenn Sie fitter sind, dann hüpfen Sie ins Expertenprogramm.

Das Fatburner-Programm ...

♦ kurbelt den Fettstoffwechsel an
♦ steigert den Grundumsatz (Energieverbrauch in Ruhe)
♦ erhöht den Energieumsatz
♦ steigert die körperliche Leistungsfähigkeit
♦ lockt Gute-Laune-Botenstoffe
♦ stärkt das Herz
♦ verbessert die Immunabwehr
♦ vitalisiert durch mehr Sauerstoff
♦ halbiert das Herzinfarktrisiko
♦ halbiert das Risiko für Stoffwechselerkrankungen (zum Beispiel Diabetes)
♦ senkt die Blutfettwerte
♦ senkt hohen Blutdruck
♦ fördert den Lymphfluss, entschlackt
♦ macht kreativ – regt die Kommunikation zwischen beiden Hirnhälften an

Das Muskel-Workout

Abends, beim Nachrichtengucken, machen Sie das Zwölf-Minuten-Programm für mehr Muskeln (die ja wieder Fett verbrennen) und einen schöneren, strafferen Körper.

Sie haben keine Zeit für zwei Workouts am Tag? Dann machen Sie das Ausdauer- und Kraftprogramm direkt hintereinander. Das sind 30 Minuten, die sich lohnen.

Das Muskel-Workout schenkt Ihnen ...
♦ mehr Kraft, Dynamik und Vitalität
♦ mehr Muskelmasse
♦ ein strafferes Gewebe
♦ wohlgeformte Körperpartien
♦ eine bessere Haltung
♦ verbesserte Stabilität und Führung der Wirbelsäule und der Gelenke und damit weniger Beschwerden und Verschleiß
♦ stärkere Knochen
♦ Power- und Junghormone, die Ihnen Energie und den Fetten den Laufpass geben

Das Dehnprogramm

Die Muskeln sind die Power-Generatoren für Ihren Körper. Sie sollten sie pflegen und geschmeidig halten. Machen Sie nach Fatburner-Programm und Muskel-Workout ein kurzes Dehnprogramm. Dauert keine fünf Minuten – und ...
♦ verbessert Ihre Beweglichkeit, Bewegungskoordination und Haltung.

Sie brauchen: Ein Trampolin und zwei Flexbänder

♦ Ein Mini-Trampolin bekommen Sie in jedem größeren Sportgeschäft. Es lohnt sich, etwas mehr zu investieren. Denn die teuren Geräte sind elastischer – das schont die Gelenke, wirkt intensiver und macht einfach mehr Spaß. Vor allem, wenn Sie starkes Übergewicht haben, brauchen Sie ein hochelastisches Minitramp. Preis: 150–230 Euro. Kleiner Shopping-Tipp: Sie wollen ein Trampolin, das Ihnen nach Hause geliefert wird, eventuell im Paket mit Flexbändern? Auf Seite 203 finden Sie die Bezugsadresse.

♦ Ideal wäre auch ein Pulsmessgerät. Sie tragen die Uhr am Handgelenk, lesen den aktuellen Puls ab, den ein Brustgurt um den Oberkörper misst. Gibt's ab 50 Euro.
♦ Außerdem brauchen Sie zwei Flexbänder, je 2,20 Meter lang. Ein schwächeres für das Light-Training und ein stärkeres für das Muskel-Workout. Sie bekommen die Bänder in Sportgeschäften und medizinischen Fachhäusern. In der Regel ideal für dieses Programm: die beiden mittleren Stärken.

Flexband-Test
Machen Sie beim Kauf einen kleinen Test:
♦ Nehmen Sie das Band doppelt. Seine Länge sollte Ihrer Schulterbreite entsprechen. Ziehen Sie jetzt das Band mit ausgestreckten Armen mehrmals auseinander.
Kommen Sie schon bei der zehnten Wiederholung ins Schwitzen, haben Sie die richtige Bandstärke fürs Muskel-Workout gefunden. Schaffen Sie 20 Wiederholungen, eignet sich das Band für das Light-Training.

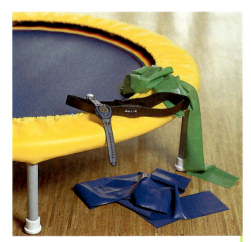

Die Fatburner-Ausrüstung: Trampolin mit hochelastischem Sprungtuch, Flexbänder mittlerer Stärke und eine Pulsuhr.

Das Fatburner-Programm

Beginnen Sie den Tag auf dem Minitramp mit dem leichten Fatburner-Programm. 20 Minuten reichen völlig. Wenn Sie fühlen, dass Ihnen 10 Minuten eigentlich besser tun, dann splitten Sie das Programm in zwei Hälften.

Achten Sie auf Ihren Puls

Der Puls ist der Drehzahlmesser für Ihren Körper. Er zeigt Ihnen an, wie stark Sie sich belasten. Je mehr Sie sich anstrengen, desto schneller schlägt Ihr Herz, desto höher klettert Ihr Puls.
Wie ein Automotor sollte auch Ihr Körper mitteltourig laufen. Belasten Sie sich nämlich zu stark, werden Ihre Muskeln zu wenig mit Sauerstoff versorgt. Dann schalten Sie von Fett- auf Zuckerverbrennung um. Die Pfunde bleiben auf der Hüfte liegen. Und Sie machen schlapp, weil die Muskeln den Leistungskiller Milchsäure produzieren, sobald sie in Sauerstoffnot geraten.
Strengen Sie sich dagegen zu wenig an, dann verbrauchen Sie auch weniger Energie. Die Fettpolster bleiben genauso liegen. Trainieren Sie also am besten mit einer Pulsuhr.

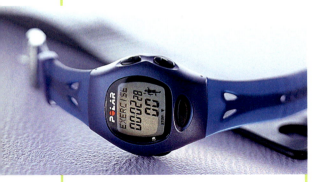

Die Pulsuhr zeigt an, wann Sie mit genug Sauerstoff trainieren – also Fett verbrennen.

Der optimale Fettverbrennungspuls

Der optimale Fettverbrennungspuls ist abhängig von Ihrem Alter und Ihrer Fitness. Generell sollten Sie Ihren Körper langsam an die Belastung heranführen. Halten Sie

> ### ➤ TIPP
>
> ### *Der Risiko-Check*
>
> Bevor Sie mit dem Workout beginnen, sollten Sie Ihren Gesundheitszustand überprüfen. Haben Sie schon seit langem keinen Sport mehr getrieben? Oder sind Sie über 40 Jahre alt? Dann sollten Sie einen Arzt aufsuchen und sich durchchecken lassen. Auf keinen Fall dürfen Sie auf dem Minitramp trainieren, wenn Sie krank sind. Gönnen Sie Ihrem Körper Ruhe zur Genesung. Danach können Sie mit neuer Energie das Programm fortsetzen.
> Lesen Sie die folgenden Fragen. Wenn Sie auch nur eine mit »ja« beantworten, sprechen Sie erst einmal mit Ihrem Arzt:
> ♦ Haben Sie eine Herzerkrankung?
> ♦ Häufig hohen Blutdruck?
> ♦ Geraten Sie beim Treppensteigen oder schnellen Gehen manchmal in Atemnot, wird Ihnen schwindelig, oder spüren Sie ein Brennen, Stechen oder Engegefühl in der Brust?
> ♦ Fühlen Sie sich oft müde und abgeschlagen?
> ♦ Haben Sie stärkere Beschwerden mit Gelenken und/oder der Wirbelsäule?
>
> Wenn Sie Bandscheiben- oder Gelenkprobleme haben, sollten Sie extreme Sprünge meiden. Besprechen Sie dieses Programm doch mit Ihrem Physiotherapeuten.

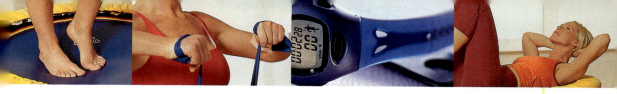

Fett verbrennen ist so einfach: mit Bewegung, die Spaß macht – und dem richtigen Puls.

sich an die folgende Tabelle. Sind Sie völlig untrainiert, beginnen Sie mit den Pulswerten unter »Woche 1«. Haben Sie bereits regelmäßig Sport getrieben, gelten für Sie von Anfang an die Werte unter »Woche 2–4«. Die angegebenen Pulswerte sind die Obergrenze, die Sie nicht überschreiten sollten!

Alter	Woche 1	Woche 2–4	Ab Woche 5
20	120	140	bis 160
30	114	133	bis 152
40	108	126	bis 144
50	102	119	bis 136
60	96	112	bis 128
70	90	105	bis 120
80	84	98	bis 112

Berechnen Sie Ihren Grenzpuls

Wenn Sie wollen, können Sie Ihren individuellen Puls berechnen. Denn der optimale Puls ist nicht nur vom Alter, sondern auch vom Trainingszustand und vom Ruhepuls abhängig. Über den im Folgenden errechneten Puls dürfen Sie im Training niemals kommen. Er heißt Grenzpuls. Die Formel dafür hat der Kölner Sportwissenschaftler Dr. Dieter Lagerstrom 1997 entwickelt. Holen Sie sich einen Taschenrechner.
Wenn Ihr Wert weit von dem der Tabelle abweichen sollte, dann halten Sie sich an Ihren eigenen. Sie müssen ihn allerdings jeden Tag neu berechnen, da der Puls schwankt. Und: Falls Ihnen trotz »richtigem« Puls die Puste ausgeht, dann machen Sie den Überlastungstest (siehe Kasten). Sie müssen Ihrem idealen Puls einfach langsam auf die Spur kommen. Aber Sie werden sehen, es ist gar nicht so schwer, Ihr Körper sagt es Ihnen: »So fühle ich mich pudelwohl. Ich tanke Energie beim Training.«

Trainingsherzfrequenz

= (220 − 3/4 LA − RHF) · X + RHF

LA   ist Ihr Lebensalter
X   ist Ihr Trainingszustand:
      Untrainierte   0,60
      mittelmäßig Fitte   0,65
      Trainierte   0,70–0,75

RHF   ist Ihr Ruhepuls

Ein Rechenbeispiel: Sie sind 40 Jahre alt (3/4 LA = 40 · 3/4 = 30), untrainiert (X = 0,6), Ihr Ruhepuls beträgt 72. Dann berechnen Sie erst einmal das in der Klammer (runden Sie die Stellen nach dem Komma immer auf oder ab) und erinnern Sie sich dabei an die alte Schulregel: Punkt vor Strich.
Beispiel-Trainigsherzfrequenz
= (220 − 30 − 72) · 0,6 + 72 = 118 · 0,6 + 72
= 71 + 72 = 143

> ### ➤ Tipp
>
> ### *Kleiner Überlastungstest*
>
> Sie sind sich nicht sicher, ob Sie sich nicht doch überlasten? Dann machen Sie zwischendurch einen kleinen Test.
> ➤ Absolvieren Sie fünf Minuten lang die »Arm-Bein-Kombination 1« von Seite 152. Atmen Sie aus, während Sie drei Schritte machen, und atmen Sie während zwei Schritten wieder ein. Erhöhen Sie dabei ganz langsam das Tempo und Ihren Puls. Schaffen Sie die Übung, ohne aus der Puste zu kommen, befinden Sie sich noch im grünen Bereich. Geraten Sie dagegen in Atemnot, gucken Sie auf Ihre Pulsuhr, und notieren Sie den Wert. Er ist die Obergrenze, die Sie niemals überschreiten dürfen.

Das Fatburner-Programm

Machen Sie sich erst mit dem Trampolin vertraut

1 Steigen Sie ohne Schuhe auf das Minitramp, am besten barfuß. Mit Socken rutschen Sie zu leicht aus. Tragen Sie Socken mit Rutschstopp (Gumminoppen) oder Ballettschlappen, wenn Sie unter kalten Füßen leiden.

2 Gewöhnen Sie sich langsam an das Gerät mit seinen dynamischen Eigenschaften. Stellen Sie sich auf das Minitramp, Füße etwa hüftbreit. Verlagern Sie Ihr Gewicht vom rechten zum linken Bein und zurück, dann von der Ferse zum Fußballen und zurück. Laufen Sie dann langsam auf dem Trampolin. Jetzt dürfen Sie wippen und die ersten kleinen Sprünge wagen.

Die wichtigsten Regeln

➤ **Auge auf den Puls:** Vergessen Sie nicht, bei den Übungen Ihren Puls zu beobachten. Schießt er hoch, dann machen Sie langsame Walking-Bewegungen.

➤ **Keine Kondition?** Wenn Sie gar keine Kondition haben, dann beginnen Sie einfach mit fünf Minuten – und das machen Sie öfter am Tag. Sie sollten aber auf 20 Minuten kommen. Und das Muskeltraining machen Sie erst dann, wenn Sie sich fit dafür fühlen.

➤ **Die richtige Haltung:** Heben Sie Ihr Brustbein leicht an. Die Schultern locker nach hinten-unten an die Wirbelsäule ziehen. Der Kopf ist aufrecht, so als hingen Sie am Hinterkopf an einem Faden im All. Versuchen Sie in dieser aufrechten Position, eine Muskelspannung im Rumpf aufzubauen. Das stabilisiert die Wirbelsäule. Wenn Sie in aufrechter Haltung auf dem Trampolin federn, durchsaftet und stärkt das die Bandscheiben und Gelenke, es lockert und kräftigt die Muskeln. Eine krumme Haltung, zum Beispiel im Hohlkreuz, führt zu einer einseitigen Belastung und häufig zu Überlastungen und Beschwerden.

➤ **Vorfußlauf:** Da Sie barfuß auf dem Trampolin laufen, federn Sie locker über die Fußballen ab. Das vermindert die Stoßbelastung auf die Gelenke.

➤ **Atmung:** Achten Sie auf eine tiefe, rhythmische Atmung. Nur dann werden Ihre Zellen optimal mit Sauerstoff versorgt. Wenn Sie dagegen die Luft anhalten, geht den Muskeln der Sauerstoff aus, und der Blutdruck steigt stark an.

➤ **Nüchtern und an der frischen Luft:** Beginnen Sie das Fatburner-Programm am besten gleich nach dem Aufstehen. Machen Sie das Fenster auf. Wenn Sie können, stellen Sie das Gerät auf die Terrasse raus. Legen Sie sich eine CD mit heißen Rhythmen auf. Dann macht das Training viel mehr Spaß. Oder: Schalten Sie den Fernseher an.

➤ **Schluss nach 15 Minuten.** Es kann sein, dass Sie nach 15 Minuten schon genug haben. Dass Ihr Körper einfach sagt: »Das reicht mir aber.« Dann zwingen Sie sich nicht. Sondern wippen Sie sich noch kurz aus – und hören Sie auf. Das Gleiche gilt, wenn Ihr Körper nach mehr verlangt. Vielleicht macht es Ihnen ja Spaß, mehr Fett zu verbrennen. Ob das Nebenwirkungen hat? Olympioniken trainieren stundenlang.

Basisprogramm für Anfänger

➤ Wecken Sie erst das Kind in sich. Laufen Sie sich fünf Minuten locker warm, oder wippen Sie leicht auf und ab. Dann tun Sie einfach, was Ihnen in den Sinn kommt. Entdecken Sie den Spaß am Trampolin. Was man so alles auf dem Minitramp machen kann, sehen Sie auf den nächsten Seiten!

➤ Beachten Sie nur, dass Sie nicht über den Fettverbrennungspuls hinaus hüpfen. Sind Ihnen zwanzig Minuten zu viel? Der Puls schnellt ständig hoch? Dann gehen Sie einfach zweimal zehn Minuten auf das Trampolin oder viermal fünf Minuten. Und steigern Sie langsam die Dosis.

➤ Auch das Basis-Programm macht Sie zu einem effektiven Fettverbrenner. Nur wenn Sie Lust haben, wenn es Ihnen langweilig wird, dann springen Sie über zum Aufbauprogramm. Das kann am zweiten Tag sein, nach einer Woche, nach vier Wochen … oder nie. Es liegt allein an Ihnen.

➤ **Wichtig:** Lassen Sie's in der ersten Woche etwas ruhiger angehen. So gewöhnen Sie sich an die Belastung und bekommen ein Gefühl für den Puls.

Und so geht's

1 Beginnen Sie, indem Sie drei Minuten leicht auf- und abschwingen, ohne dass die Füße den Kontakt mit der Matte verlieren. Arme und Schultern baumeln locker mit. Spüren Sie in Ihren Körper hinein, wie alles mitschwingt. Genießen Sie das Gefühl. Fühlen Sie, wie Sie leichter und leichter werden. Wie Sie entspannen und gleichzeitig Ihren Kreislauf aktivieren.

2 Nun beginnen Sie, leicht zu twisten. Schwingen Sie weiterhin auf und ab, bleiben Sie mit den Füßen auf der Matte und drehen Sie Hüften und Beine entgegengesetzt. Die Arme unterstützen aktiv die Bewegung. Dann heben Sie in dieser Bewegung leicht mit den Füßen ab. Twisten, twisten, twisten …

3 Verlagern Sie das Gewicht von einem Bein auf das andere. Heben Sie das unbelastete Bein leicht an, und beginnen Sie, im Stand zu gehen, dann zu joggen. Achten Sie auf Ihren Puls. Steigt er zu sehr an, machen Sie besser langsamere Gehbewegungen.

4 Spielt Ihr Puls noch mit, dann können Sie die Beine stärker anheben. So erhöhen Sie das Gewicht, das auf sie wirkt, das sie trainiert.

5 Wenn Sie Lust haben, bauen Sie noch andere Aktiv-Elemente ein. Aber achten Sie immer auf Ihren Puls.

6 Wippen Sie am Schluss noch einmal ganz entspannt wie am Anfang – zwei Minuten lang.

➤ TIPP

Wenn Sie sich schlecht fühlen …

… dann geben Sie nicht gleich auf. Sie könnten schon beim ersten Wippen oder nach zwei bis drei Tagen das Gefühl bekommen: Mir geht's nicht gut. Könnten sich schlapp fühlen. Vielleicht ein bisschen Kopfschmerzen haben. Es könnten sogar Lymphknoten anschwellen. Das zeigt nur: Entgiftung läuft auf Hochtouren. Das gibt sich binnen zwei bis drei Tagen. Wenn das Problem nicht verschwindet, gehen Sie bitte zum Arzt.

Das Fatburner-Programm

Was man auf dem Trampolin so alles machen kann

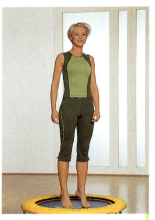
Wippen/Federn

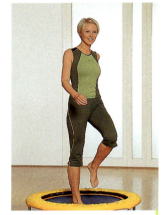
Gehen

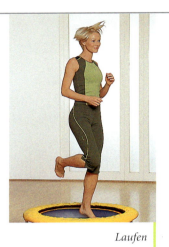
Laufen

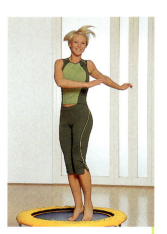
Twisten

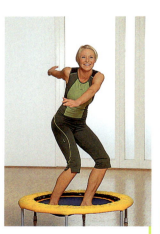
Twisten und dabei tief in die Knie gehen

Springen

▶ Das GLYX-Spiel kann beginnen

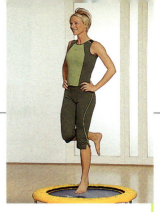

Hüpfen einbeinig

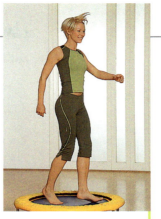

Schrittsprünge (Wechsel von Schrittstellung mit rechtem Bein vorn und Schrittstellung mit linkem Bein vorn)

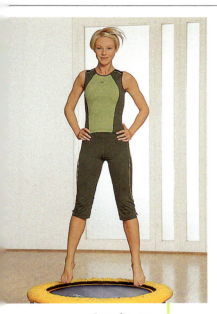

Grätschsprünge (Beine grätschen und wieder zusammenführen)

> **BASISPROGRAMM**
>
> 20 Minuten: 3 Minuten wippen/federn, eine viertel Stunde Freestyle. Zum Abschluss locker auswippen. Achten Sie auf Ihren Puls!
> Variante: 2-mal täglich 10 Minuten oder 4-mal täglich 5 Minuten.

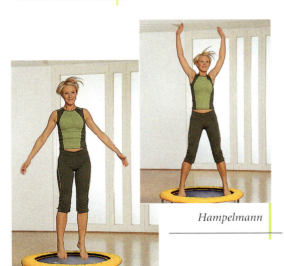

Hampelmann

Hampelmann

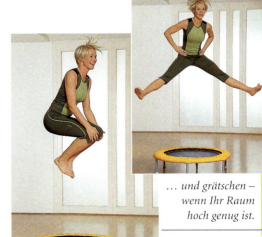

Für Könner: Springen – und in der Luft die Beine leicht anhocken, twisten …

… und grätschen – wenn Ihr Raum hoch genug ist.

Das Fatburner-Programm

Das Fatburner-Programm

Das Aufbauprogramm, sobald es langweilig wird

Arbeiten Sie nun mit Armen und Beinen. Dann trainieren Sie optimal, weil Sie Ihre Muskeln noch stärker fordern.

▶ Das Aufbauprogramm besteht aus drei verschiedenen Arm-Bein-Kombinationen, die Sie direkt hintereinander ausführen sollten – zwei Durchgänge davon. Jede Kombination dauert drei Minuten. Sie trainieren also insgesamt 18 Minuten.

▶ Sie haben das Gefühl, dass Sie Ihren Körper überlasten? Dann sind Sie noch nicht so weit, springen zurück ins Basisprogramm und beschränken das Training zunächst auf die Beinarbeit.

▶ Machen Sie zwischen den Kombinationen kurze Pausen, in denen Sie ohne Armarbeit locker auf dem Tuch federn.

Arm-Bein-Kombination 1

1 Führen Sie das Flexband unter zwei Füßen des Minitramps durch. Oder stellen Sie das Minitramp mit etwa einem Meter Abstand vor eine Tür, und wickeln Sie das Flexband um die Türklinke.
2 Stellen Sie sich auf das Minitramp. Wickeln Sie die Enden des Bandes um Ihre Hände, bis das Band straff ist.
3 Beginnen Sie, langsam auf dem Minitramp zu gehen.
4 Steigern Sie die Übung, indem Sie die Knie heben.
5 Jetzt schwingen Sie die Arme gegengleich mit. Simulieren Sie die Bewegung eines Skilangläufers.

> ▶ **AUFBAUPROGRAMM**
>
> 18 Minuten: alle 3 Übungen am Stück, jede 3 Minuten lang – und das Ganze noch mal. Nach jeder Übung eine kurze Pause für die Arme, weiterfedern. Nur nicht überfordern!

♦ Zeigt Ihre Pulsuhr nach zwei Minuten weniger als Ihren Zielpuls an (Seite 147), erhöhen Sie das Tempo und/oder die Spannung vom Flexband. Überschreitet die Anzeige Ihren Sollwert, schrauben Sie etwas zurück.

Arm-Bein-Kombination 2

1 Twisten Sie mit den Beinen nach rechts und links. Halten Sie das Flexband unter Spannung. Machen Sie die Ausgleichsbewegung der Arme möglichst groß.
♦ Über Twistfrequenz, Sprunghöhe und die Spannung des Flexbandes steuern Sie die Intensität und damit Ihren Puls.

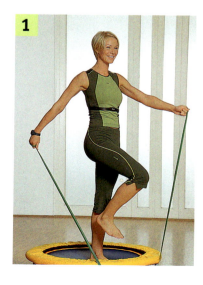
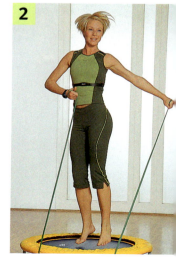

▶ DAS GLYX-SPIEL KANN BEGINNEN

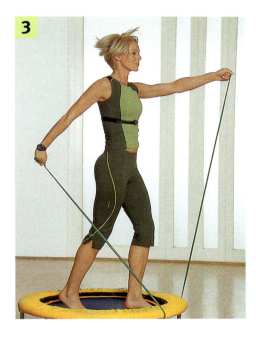

Das Expertenprogramm

Sie beherrschen die Übungen des Aufbauprogramms? Das kann für den einen nach einer Woche sein – für den anderen nach 4 Wochen. Dann brauchen Sie Abwechslung und sind reif für neue Herausforderungen.

➤ Das Expertenprogramm ergänzt das Aufbauprogramm mit drei weiteren Arm-Bein-Kombinationen, die die Muskeln von Schultergürtel und oberem Rücken noch stärker mit einbeziehen. Variieren und kombinieren Sie alle Übungen nach Lust und Laune.

➤ Investieren Sie für das Expertenprogramm wenigstens 20 Minuten. Geben Sie noch fünf Minuten dazu, dann verbrennen Sie noch effektiver Fett – solange Sie immer auf Ihren Puls achten.

Arm-Bein-Kombination 1

1 Springen Sie auf dem Trampolin mit hüftbreiter Beinstellung. Ziehen Sie dabei das Band an den Körper, indem Sie beide Arme anbeugen.
2 Beherrschen Sie die Bewegung, dann ziehen Sie das Band mit beiden Armen gleichzeitig nach oben.

Arm-Bein-Kombination 3

1 Jetzt machen Sie Schrittsprünge. Das heißt: Sie springen und wechseln die Beine wie beim Gehen in der Luft.
2 Die Arme schwingen parallel zu den Beinen: Das rechte Bein ist gleichzeitig mit dem rechten Arm vorn, und das linke Bein mit dem linken Arm.
♦ Schnellt Ihr Puls bei dieser Übung in die Höhe? Dann machen Sie besser immer einen Zwischensprung, bei dem beide Füße nebeneinander landen. Das heißt: Schrittstellung rechter Fuß vorn, beide Füße parallel, Schrittstellung linker Fuß vorn. Und so weiter, immer abwechselnd.

Wichtig: Beim Üben mit dem Flexband müssen Sie die Handgelenke immer gerade und stabil halten, Unterarm und Handrücken bilden eine Linie (Foto Seite 155).

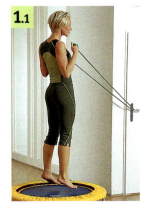
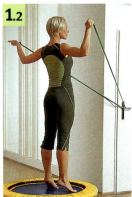

Das Fatburner-Programm

> **EXPERTENPROGRAMM**
>
> 20–25 Minuten lang die drei Übungen beliebig kombinieren – als Ergänzung des Aufbauprogramms.

3 Jetzt kombinieren Sie beide Bewegungen: Erst Arme zweimal beugen, Band an den Körper ziehen, und dann einmal Arme nach oben strecken.
♦ Achten Sie auf eine aufrechte Haltung und einen angespannten Bauch – damit Sie nicht ins Hohlkreuz ausweichen, wenn Sie das Band nach oben ziehen.

Arm-Bein-Kombination 2

1 Lösen Sie das Flexband vom Minitrampolin oder von der Türklinke, und wickeln Sie es um Ihre Hände. Das Band sollte etwas länger sein als Ihre Schulterbreite.

2 Stellen Sie sich auf das Minitramp, und machen Sie mit den Beinen Grätschsprünge. Das heißt: im Sprung Beine seitlich spreizen und wieder schließen.

3 Gleichzeitig ziehen Sie das Band mit leicht angewinkelten Ellenbogen auf Brusthöhe auseinander. Ellenbogen bleiben dabei am Körper. Ziehen Sie in der Endphase kräftig, und drücken Sie die Schulterblätter nach hinten-unten an die Wirbelsäule. Die Hände sind geöffnet, Handgelenke stabil.
♦ Vermeiden Sie ruckartige Bewegungen, und versuchen Sie, die Arme und Beine zu koordinieren.

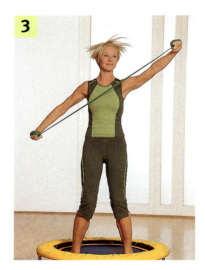

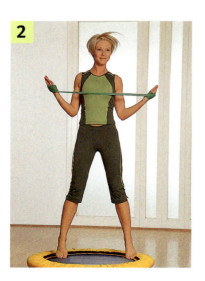

Arm-Bein-Kombination 3

1. Nehmen Sie das Band wie in der vorigen Übung, und machen Sie Grätschsprünge.
2. Jetzt ziehen Sie das Band diagonal auseinander: rechter Arm oben, linker unten, und dann umgekehrt.
3. Und dann kombinieren Sie die verschiedenen Armvariationen.

Das Minitramp-Muskel-Workout

Ab dem 30. Lebensjahr verlieren Sie an Muskulatur, und damit schwinden auch Ihre Jugendlichkeit, Ihre Fettverbrennungsöfchen und Ihre Gesundheit. Wissenschaftliche Studien belegen allerdings, dass man die Muskulatur bis ins hohe Alter weitgehend erhalten kann: Wenn man die Muskeln mit Kraftübungen daran erinnert, dass sie noch gebraucht werden. 12 Minuten Krafttraining täglich reichen völlig – solange man es clever gestaltet und regelmäßig ausführt.

▶ Mit dem Minitramp-Muskel-Workout machen Sie drei effektive Übungen, die alle wichtigen Muskelgruppen gleichzeitig trainieren. Nebenbei schütten Sie Hormone aus, die Ihr Fett wegschmelzen.

▶ Zusätzlich können Sie – aber nur, wenn Sie wirklich wollen – ein Problemzonenprogramm absolvieren. Damit straffen Sie Ihr Gewebe in der Taillen-Hüft-Po-Region.

Grundregeln für das Muskel-Workout

▶ Halten Sie sich bei den Übungen immer aufrecht.
▶ Bauen Sie eine Grundspannung im gesamten Körper auf. Ihr Bauch sollte immer angespannt sein, damit Sie kein Hohlkreuz machen.
▶ Führen Sie die Bewegungen langsam und kontrolliert aus.
▶ Achten Sie auf eine tiefe, rhythmische Atmung. Bei Belastung ausatmen, bei Entlastung einatmen.
▶ Machen Sie 10 bis 20 Wiederholungen. Hören Sie erst auf, wenn Sie die Übung spürbar anstrengt. Denn Muskeln wachsen nur, wenn man sie fordert.
▶ Machen Sie die Übungen täglich oder wenigstens dreimal pro Woche. Wiederholen Sie dann das Programm wenigstens einmal. Also jede Übung zweimal.

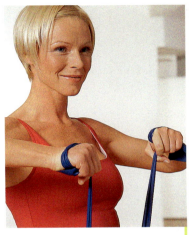

Handgelenke stabil halten. Unterarm und Handrücken bilden eine Linie.

Übung 1: Kräftige Schultern, starke Arme

1 Nehmen Sie das stärkere Flexband, und stellen Sie sich auf dem Minitramp mit beiden Füßen quer auf das Band. Wickeln Sie die Bandenden ein- bis zweimal um die Hände. Bleiben Sie aufrecht stehen, und simulieren Sie wieder den Langläufer:
2 Schwingen Sie einen Arm langsam nach vorn, den anderen nach hinten. Die Beine

> ### ▶ Tipp
>
> *Ohne Minitramp ...*
>
> ... geht's auch. Stellen Sie sich für die erste Übung auf den Boden – nur federn können Sie nicht. Für Übung 2 und 3 legen Sie sich auf eine Gymnastikmatte oder Wolldecke.

DAS MINITRAMP-MUSKEL-WORKOUT

dürfen die Armarbeit wippend unterstützen. Achten Sie auf Ihre Haltung!
3 Nach etwa fünf Zyklen gönnen Sie Ihren Armen eine kurze Pause.
4 Gehen Sie nun ein wenig in die Knie, und neigen Sie den Oberkörper mit geradem Rücken leicht nach vorn. Beugen Sie langsam Ihre Ellenbogen an, und ziehen Sie das Band nach oben. Langsam wieder nachgeben, ohne die Arme ganz durchzustrecken.
♦ Spannen Sie den Bauch an, und federn Sie locker. Zehn Wiederholungen. Die Übung sorgt für kräftige Schultern und wohlgeformte Oberarme.

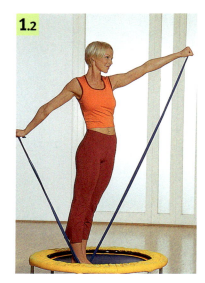

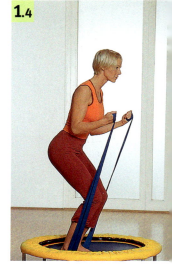

Übung 2: Der Waschbrettbauch

1 Legen Sie sich bequem auf den Rücken in die Mitte des Minitramps. Winkeln Sie Ihre Beine ganz an, und legen Sie Ihre Unterschenkel über Kreuz. Falten Sie Ihre Hände im Nacken, und führen Sie die Ellenbogen weit nach außen.

2 Drücken Sie zunächst Ihre Lendenwirbelsäule in die Unterlage. Heben Sie dann den Kopf, und rollen Sie den Oberkörper langsam nach oben und wieder zurück. Der Blick ist zur Decke gerichtet. Machen Sie beim Zurückgehen keine Pause.
♦ Der Bauch ist immer angespannt. Diese Übung bringt Ihnen kräftige Bauchmuskeln und einen Panzer gegen Rückenschmerzen.

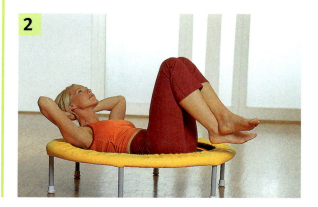

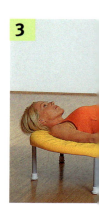

> **MINITRAMP-MUSKEL-WORKOUT**

3 Übungen, je 10 bis 20 Wiederholungen, kurze Pause, dann das Programm noch einmal wiederholen. Dauert insgesamt etwa 12 Minuten. Wenn Sie wollen, machen Sie anschließend das Problemzonenprogramm. Ablauf wie beim Muskel-Workout.

Das Problemzonenprogramm

Die folgenden Übungen können Sie – genau wie beim Muskel-Workout – auch auf einer Gymnastikmatte oder Wolldecke ausführen.

Übung 3: Starker Rücken, kräftiger Po

1 Legen Sie sich mit dem Rücken so auf das Minitramp, dass die Beine angewinkelt sind und die Füße geschlossen nebeneinander auf dem Boden stehen. Nehmen Sie das Flexband doppelt und in Länge Ihrer Schulterbreite in die Hände. Legen Sie das Band über Ihre Hüften, und drücken Sie die gestreckten Arme nach unten.
2 Heben Sie jetzt das Becken von der Unterlage ab – so weit, bis die Hüften gestreckt sind und Oberkörper und Oberschenkel eine Gerade bilden. Heben Sie das linke Bein, und strecken Sie es 10 bis 15 Sekunden lang aus. Dann das rechte Bein.
♦ Nicht die Luft anhalten. Diese Übung kräftigt den unteren Rücken, das Gesäß und schützt vor Bandscheibenbeschwerden.

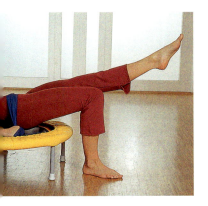

Übung 4: Knackiger Po

1 Gehen Sie auf dem Minitramp auf die Knie in den so genannten »Vierfüßlerstand«. Die Hände stützen sich an der Kante des Trampolins ab und die Arme sind gestreckt. Hüfte und Knie sind um 90 Grad gebeugt. Der Rücken ist gerade. Führen Sie

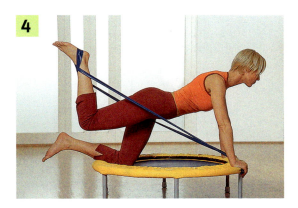

das Band unter der Fußsohle eines Beines, und greifen Sie die Enden mit beiden Händen, sodass sich das Band am Unterschenkel überkreuzt und gespannt ist.
2 Führen Sie das Bein langsam gegen den Widerstand des Bandes nach oben und wieder zurück. Das Knie bleibt gebeugt. Machen Sie den Bauch fest, damit Sie nicht ins Hohlkreuz ausweichen. 15 bis 20 Wiederholungen, dann Seitenwechsel.
♦ Das kräftigt die Gesäßmuskulatur und sorgt für einen straffen, knackigen Po.

Das Minitramp-Muskel-Workout

Übung 5: Schlanke Taille

1 Gehen Sie im Seitstütz auf das Minitramp: Stützen Sie sich mit dem linken Unterarm so auf dem Trampolin ab, dass sich der Ellenbogen unter der Schulter befindet. Halten Sie Ihren Körper gestreckt. Die Füße stehen leicht versetzt auf dem Boden auf. Der obere Fuß ist vorn, der untere hinten.
2 Jetzt heben Sie Ihre Hüfte, bis der ganze Körper eine Gerade bildet. Halten Sie diese Position 15 bis 20 Sekunden lang. Wenn möglich, ohne abzusetzen.

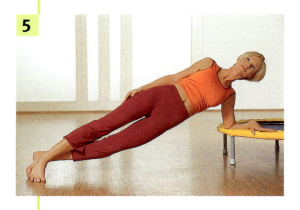

5

3 Dann Seitenwechsel: Stützen Sie sich seitlich mit dem anderen Arm auf, und heben Sie wieder die Hüfte ab.
♦ Diese Übung kräftigt die seitliche Rumpf- und die schräge Bauchmuskulatur. Sie bekommen eine Wespentaille.
♦ Ist Ihnen die Übung zu schwer, dürfen Sie sich zusätzlich mit dem oberen Arm auf dem Trampolin abstützen. Und: Wenn Sie am Boden üben, stützen Sie den Ellenbogen auf einem Kissen ab. Das macht die Übung bequemer.

Übung 6: Straffe Hüften

1 Legen Sie sich auf dem Minitramp auf die Seite. Das untere Bein ist gebeugt, das obere gestreckt. Grätschen Sie das obere Bein langsam hoch und wieder zurück. Achten Sie darauf, dass Knie und Fuß nach vorn zeigen.
2 Schaffen Sie locker mehr als 20 Wiederholungen? Dann fordern Sie Ihre Muskeln, indem Sie das Flexband einsetzen. Nehmen Sie es doppelt, und machen Sie einen Knoten, sodass es eine Schlaufe bildet. Hängen Sie die Schlaufe in einen Fuß des Minitramps, und schlüpfen Sie mit dem Fuß des oberen Beines durch die Schlaufe. Arbeiten Sie mit dem oberen Bein gegen den Widerstand des Bandes. Wenn Sie ohne Minitramp am Boden üben, hängen Sie die Schlaufe am Fuß Ihres unteren Beins ein.

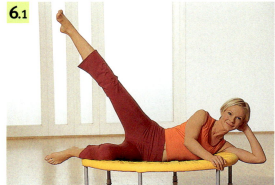

6.1

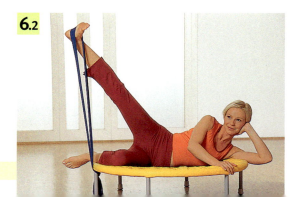

6.2

Das Dehnprogramm

Sie sollten Ihr Trainingsprogramm immer mit Stretchingübungen ergänzen. Das verhindert zwar keinen Muskelkater, Sie entspannen aber die Muskeln nach der Anspannung, werden insgesamt beweglicher, beugen Rücken- und Gelenkbeschwerden, Sehnen- und Muskelverletzungen vor.

➤ Wählen Sie aus dem folgenden Dehnprogramm wenigstens ein paar Übungen aus, die Sie im Anschluss an das Fatburner-Programm oder das Muskel-Workout ausführen. Nach dem Fatburner-Programm sollten Sie vor allem Dehnübungen für die Beine machen, nach dem Kraftprogramm Übungen für den Oberkörper.

Das Dehnprogramm ...

- verbessert die Beweglichkeit
- macht Muskeln geschmeidiger und leistungsfähiger
- beschleunigt die Erholung
- verbessert die Bewegungskoordination
- verbessert die Haltung
- verhindert Wirbelsäulen- und Gelenkbeschwerden, die durch »muskuläre Dysbalancen« hervorgerufen werden

Grundregeln für das Dehnen

➤ Gehen Sie beim Dehnen vorsichtig vor. Sie dürfen ein kräftiges Ziehen spüren – aber keine Schmerzen.
➤ Halten Sie die Dehnposition statisch 10 bis 20 Sekunden lang. Auf keinen Fall währenddessen wippen!
➤ Achten Sie auf eine gute, aufrechte Haltung.
➤ Halten Sie nicht die Luft an, sondern atmen Sie tief und ruhig.
➤ Wie beim Krafttraining gilt auch hier: Zwei Übungsdurchläufe steigern die Effizienz. Aber: Einmal ist besser als keinmal.

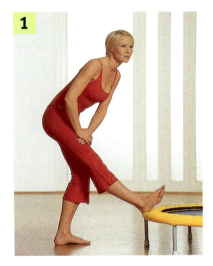

Übung 1: Dehnung Oberschenkelrückseite und Wade

1 Stellen Sie sich aufrecht hin, und legen Sie das rechte Bein gestreckt nach vorn auf das Minitramp – oder auf einen Hocker oder eine Treppenstufe.
2 Neigen Sie den Oberkörper mit geradem Rücken nach vorn über das ausgestreckte rechte Bein. Ziehen Sie gleichzeitig den Fuß-

> ### ➤ Tipp
>
> *Ohne Minitramp ...*
>
> ... geht's auch hier. Bei Übung 1 und 2 stützen Sie Ihr Bein auf einem Hocker oder einer Treppenstufe ab. Bei Übung 3 stellen Sie das vordere Bein angewinkelt auf und knien mit dem hinteren Bein auf einem weichen Kissen.

Das Dehnprogramm

rücken nach oben in Richtung Nase. Das linke Bein ist dabei leicht gebeugt. Halten Sie die Position 15 Sekunden lang. Dann das Ganze mit dem linken Bein.
♦ Die Übung dehnt die gesamte Beinrückseite von der Wade bis zum Oberschenkel.

Übung 2: Dehnung Oberschenkelinnenseite

1 Stellen Sie sich seitlich neben das Minitramp. Stellen Sie Ihr linkes Bein gestreckt seitlich auf dem Sprungtuch ab.
2 Rechtes Bein leicht beugen und Gewicht nach rechts verlagern. 15 Sekunden in dieser Position verharren. Dann Seitenwechsel.
♦ Diese Übung dehnt die Oberschenkelinnenseite, die so genannten Adduktoren.

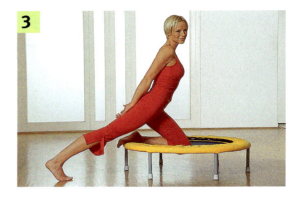

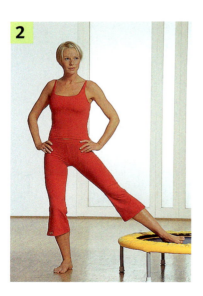

Übung 3: Dehnung Hüftbeuger

1 Knien Sie sich mit dem linken Bein auf das Trampolin. Das rechte Bein ist nach hinten ausgestreckt und steht auf dem Fußballen hinter dem Trampolin. Strecken Sie das Knie des hinteren Beines ganz durch.
2 Richten Sie den Oberkörper mit angespanntem Bauch auf. Achten Sie unbedingt darauf, dass Sie kein Hohlkreuz machen. 15 Sekunden lang halten. Dann Wechsel.
♦ Diese Übung dehnt die Hüftbeugemuskulatur und ist ein wirksames Mittel gegen ein Hohlkreuz.
♦ Spüren Sie bei dieser Übung kein Ziehen, denn setzen Sie das rechte Bein nicht hinter, sondern vor das Trampolin, während das linke Bein auf dem Trampolin kniet. Und gehen so in die Spagatstellung, bis es in der Leiste des linken Beines zieht.

> ### ▶ Dehnprogramm
>
> 3 bis 5 Übungen, je 10 bis 20 Sekunden lang statisch halten. ruhig atmen, nicht nachfedern! Ein zweiter Übungsdurchlauf steigert die Effizienz.

▶ Das GLYX-Spiel kann beginnen

Übung 4: Dehnung Schultern und seitlicher Rumpf

1 Stellen Sie sich aufrecht auf den Boden. Nehmen Sie das Flexband doppelt und wickeln Sie es um Ihre Hände. Zwischen beiden Händen sollte faustbreit Platz sein.
2 Führen Sie die gestreckten Arme so weit wie möglich nach oben und hinten. Neigen Sie dann Arme und Oberkörper langsam zur rechten Seite. Zehn Sekunden halten, dann Seitenwechsel.
♦ Die Übung dehnt den Schultergürtel und die seitliche Rumpfmuskulatur.

➤ INFO

Dehnen bringt nichts?

Sie haben sicherlich in letzter Zeit häufiger in den Schlagzeilen gelesen: »Dehnen bringt nichts. Können Sie sich sparen.« Nun, solche Meldungen liebt der »faule« Journalist. Dahinter steckt: Australische Forscher werten verschiedene Studien aus, inwieweit das Dehnen bei Profisportlern Verletzungen verhindert. Und da fanden sie keinen signifikanten Zusammenhang. Fazit: Dehnen macht Sie aber weiterhin geschmeidiger, entspannter und beweglicher.

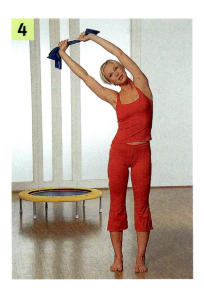

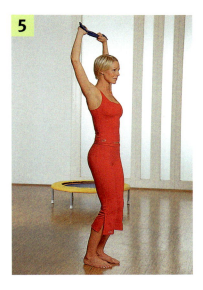

Übung 5: Dehnung Brustmuskulatur

1 Ausgangsposition wie bei Übung 4. Nur sollte jetzt die Länge des Flexbandes Ihrer Schulterbreite entsprechen.
2 Führen Sie das Band mit leicht gebeugten Armen nach hinten-oben. Versuchen Sie, Ihre Muskeln dabei locker zu lassen und sich von der Spannung des Bandes dehnen zu lassen. Halten Sie die Dehnposition etwa 15 Sekunden lang.
♦ Diese Übung dehnt die Brust- und vordere Schultergürtelmuskulatur, sorgt für eine bessere Haltung, stabilisiert den Rücken.

Auftakt zur GLYX-Diät: Der ideale »Slim«-Vorrat

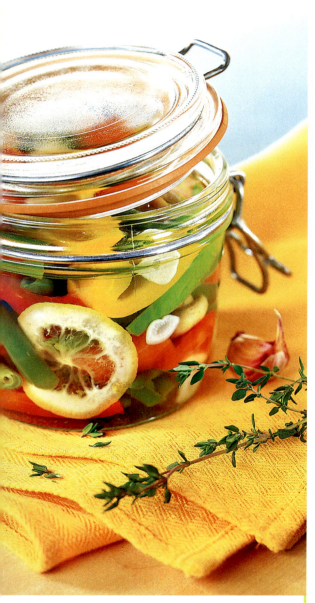

Per Anhalter durch die Galaxis sollten Sie diese Mixed Pickles dabei haben – einfach zum Abheben. Schmecken auch vor PC oder TV.

➤ Stecken Sie Zeit ins Essen – dann, wenn Sie sie haben. Und genießen Sie, wenn Sie zum Kochen keine Zeit haben. Legen Sie also eine kleine GLYX-Basis an.

🚶 GLYX-Müsli

Für etwa 250 g:
♦ 10 EL (80 g) Fünfkornflocken (z.B. Hafer, Weizen, Dinkel, Roggen, Gerste) ♦ 2 EL Sesam (20 g) ♦ 2 EL Kürbiskerne (20 g) ♦ 4 getrocknete Aprikosen (30 g) ♦ 2 EL Sonnenblumenkerne (20 g) ♦ 6 EL Haferkleie (50 g) ♦ 2 EL Korinthen (30 g)

Zubereitungszeit: 10 Minuten
Eiweißgehalt: 32,5 g

1 Die Vollkornflocken in eine Schüssel geben. Den Sesam in einer trockenen Pfanne ohne Fett rösten, vom Herd nehmen.
2 Die Kürbiskerne grob hacken und die Aprikosen in feine Würfel schneiden. Mit Sesam, Sonnenblumenkernen, Haferkleie und Korinthen unter die Flocken mischen.
3 Die Mischung in eine gut verschließbare Dose füllen und an einem kühlen und trockenen Ort aufbewahren.
♦ Die Menge ergibt etwa 28 gehäufte Esslöffel Müsli. 1 EL entspricht etwa 9 g.

🚶 GLYX-Brot

Für 1 Laib von etwa 1,5 kg:
♦ 400 g Roggenvollkornmehl ♦ 200 g Weizenvollkornmehl ♦ 200 g Dinkelvollkornmehl ♦ 200 g Roggenschrot ♦ 1 Würfel frische Hefe (42 g) oder 1 Beutel Trockenbackhefe ♦ 1 Beutel Natursauerteig (150 g) oder 1 Beutel Trockensauerteig ♦ 2 gestrichene TL Salz ♦ 2 TL gemahlener Koriander ♦ 1 TL gemahlener Kümmel ♦ 2 TL Fenchelsamen ♦ Fett für das Backblech ♦ Mehl zum Bestäuben

Zubereitungszeit: 25 Minuten
Gehzeit: 2,5 Std.
Backzeit: 1 Std.
Eiweißgehalt: 138 g

1 Alle Mehlsorten und das Roggenschrot in einer großen Rührschüssel vermischen, in die Mitte eine Mulde drücken. Die frische Hefe hineinbröckeln und in 3 EL lauwarmem Wasser auflösen.
2 Mehl, Hefe, Sauerteig, Salz, Koriander, Kümmel und etwa 600 ml lauwarmes Wasser vermischen und den Teig kräftig kneten. Dann die ganzen Fenchelsamen unterkneten. Den Teig zugedeckt etwa 2 Std. ruhen lassen, bis sich sein Volumen verdoppelt hat.
3 Den Backofen auf 225° vorheizen. Ein Backblech einfetten und mit Mehl bestäuben. Den Teig mit den Händen nochmals gründlich kneten. Einen runden Laib formen und weitere 30 Minuten gehen lassen.
4 Den Brotlaib mit Wasser bestreichen. Mit einem scharfen Messer von der Mitte zum Rand strahlenförmige Einschnitte machen. Einen Topf mit kochend heißem Wasser auf den Boden des Backofens stellen, das Brot im Ofen (Mitte, Umluft 200°) etwa 1 Std. backen. Auf einem Gitter abkühlen lassen.

➤ *Varianten:* Das Brot wird noch würziger, wenn Sie statt Wasser Molke für den Teig verwenden. Für eine kernige Brotsorte 100 g Sonnenblumenkerne oder grob gehackte Kürbiskerne anrösten und untermischen.
➤ *Tipp:* Trocken, kühl und luftig gelagert, z. B. im Brotkasten, hält es sicher eine Woche. Oder frieren Sie es portionsweise ein.

🚶 Fatburner-Marmelade

Für 3 Gläser à etwa 200 g:
♦ 500 g schwarze Johannisbeeren, Himbeeren oder Brombeeren (frisch oder tiefgekühlt) ♦ 150 g Fruchtzucker ♦ 2 EL Zitronensaft ♦ 3 TL (7 g) Apfelpektin-Geliermittel (aus dem Reformhaus) ♦ 50 g Apfel- oder Birnendicksaft

Zubereitungszeit: 20 Minuten
Eiweißgehalt: 4,1 g

1 Frische Beeren abbrausen, abtropfen und verlesen. Tiefgekühlte Beeren etwas antauen lassen. Beeren mit Fruchtzucker und Zitronensaft unter Rühren zum Kochen bringen, etwa 3 Minuten sprudelnd kochen lassen.
2 Den Topf vom Herd nehmen. Das Pektin mit dem Apfel- oder Birnendicksaft vermischen und langsam in die Masse einrühren. Unter Rühren zum Kochen bringen und etwa 1 Minute gut durchkochen lassen.
3 Die heiße Fruchtmasse sofort in kleine, heiß ausgespülte Gläser füllen und mit Schraubdeckeln gut verschließen. Die Gläser auf den Kopf stellen und die Marmelade in Ruhe gelieren lassen.

➤ *Variante:* Statt der Beeren Zwetschgen, Aprikosen oder Pfirsiche nehmen.
➤ *Tipp:* Die Marmelade dunkel und kühl aufbewahren. Im Kühlschrank hält sie sich 3 bis 4 Wochen, wenn sie angebrochen ist.

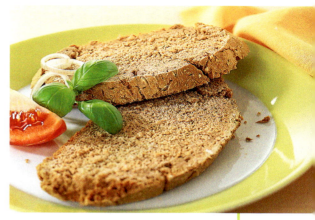

GLYX-Brot mit Olivenöl und Tomatenscheiben – ein Gedicht, das die Hüften verschont.

⚡ Vinaigrette

Für etwa 250 ml (10 Portionen):
- 10 EL (100 ml) Weißweinessig ◆ 5 TL scharfer Senf ◆ Salz ◆ schwarzer Pfeffer ◆ 10 EL (100 ml) kaltgepresstes Olivenöl ◆ 10 TL (20 ml) Rapsöl ◆ 10 TL (20 ml) Leinöl

Zubereitungszeit: 5 Minuten
Eiweißgehalt: 0,1 g

1 Essig, Senf, Salz und Pfeffer in einer Schüssel mit dem Schneebesen gründlich verquirlen. Nach und nach das Oliven-, Raps- und Leinöl dazugießen, alles zu einer dick-cremigen Sauce schlagen.
2 Die Vinaigrette in eine Flasche oder ein Glas füllen, mit einem Schraubdeckel gut verschließen und im Kühlschrank aufbewahren. Sie hält sich 10 bis 12 Tage.
◆ Vor Gebrauch gut schütteln. Pro Portion 2 1/2 EL abnehmen und eine kleine Schüssel Salat damit anmachen. Neben Blattsalaten wie Kopfsalat, Romana, Radicchio, Eichblatt und anderen Sorten kann man nach Belieben noch frische Gemüse wie Tomaten, Gurke, Radieschen, Rettich, Paprika und Frühlingszwiebeln hineinschnippeln.

▶ *Gourmet-Varianten*

… mit Zwiebeln: 1/2 klein gewürfelte Schalotte oder 1 kleine, fein gewürfelte Frühlingszwiebel untermischen.
… mit Knoblauch: 1 kleine Knoblauchzehe dazudrücken.
… mit Kräutern: 1 EL frisch gehackte Kräuter (z.B. Schnittlauch, Petersilie, Basilikum) untermischen.
… mit Früchten: 2 TL Sanddornmark (mit Honig) oder Apfeldicksaft einrühren.

▶ **Tipp:** Schneller geht es, wenn Sie alle Zutaten für die Vinaigrette in einen Salatdressing-Shaker geben und kräftig schütteln.

Das Schraubglas eignet sich zugleich als Aufbewahrungsgefäß.

⚡ Joghurtdressing

Grundrezept für etwa 160 g (4 Portionen):
◆ 6 EL Joghurt (80 g) ◆ 8 EL Milch (80 ml) ◆ 1–2 EL Zitronensaft ◆ Salz ◆ schwarzer Pfeffer

Zubereitungszeit: 5 Minuten
Eiweißgehalt: 6,3 g

1 Den Joghurt mit Milch, Zitronensaft, Salz und Pfeffer verrühren.
2 Das Dressing in eine Flasche oder ein Glas mit Schraubdeckel füllen und in den Kühlschrank stellen. Dort hält es sich etwa eine Woche. Vor dem Servieren immer gut schütteln.
◆ Das Dressing passt gut zu kräftigen Blatt- und Gemüsesalaten. Es kann nach Belieben variiert werden.

▶ *Gourmet-Varianten*

… mit Kräutern: 2 EL gehackte Kräuter (Basilikum, Kerbel, Dill, Petersilie) untermischen.
… mit Senf: 1 TL Dijon-Senf unterrühren.
… mit Käse: 1 EL frisch geriebenen Parmesan und etwas abgeriebene Zitronenschale (unbehandelt) unterziehen.
… mit Nüssen: 1 EL gehackte, geröstete Mandeln dazugeben.
… mit Chili: 1 TL scharfe Chilisauce unterrühren.
… mit Meerrettich: 1 TL geriebenen Meerrettich (Glas) untermischen und mit 1 EL Kresse bestreuen.
… mit Basilikumsauce: 1 TL Pesto (Rezept Seite 198 oder aus dem Glas) unterziehen.

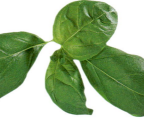

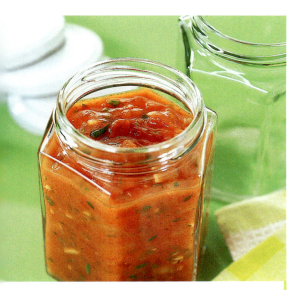

Werbepause. Nudeln aufsetzen, Sugo all' arrabiata warm machen. Passt scharf zum Tatort.

🚶 Aglio e olio

Für 4 Portionen:
♦ 8 Knoblauchzehen ♦ 40 g getrocknete Tomaten ♦ 4 EL Olivenöl ♦ 4 EL Gemüsefond (aus dem Glas)

Zubereitungszeit: 15 Minuten
Eiweißgehalt pro Portion: 1,8 g

1 Die Knoblauchzehen pellen und in dünne Scheiben schneiden. Getrocknete Tomaten in winzig kleine Würfel schneiden.
2 Das Öl erhitzen, Knoblauch darin goldbraun braten. Vorsicht – das Fett darf nicht zu heiß werden, sonst verbrennt der Knoblauch. Tomaten dazugeben und etwa 2 Minuten mitbraten. Den Fond angießen.
3 Die Sauce in ein kleines Glas mit Schraubdeckel füllen und im Kühlschrank aufbewahren. Haltbarkeit: etwa 1 Woche.
♦ Vor Gebrauch pro Portion 1 1/2 EL Sauce in knapp 1 Minute warm machen und unter gekochte Spaghetti rühren. Sofort servieren.

🚶 Sugo all' arrabiata

Für 4 Portionen:
♦ 700 g reife Tomaten (oder 500 g passierte Tomaten) ♦ 1 Zwiebel ♦ 2 Knoblauchzehen ♦ 2–3 getrocknete rote Peperoni ♦ 1 EL Olivenöl ♦ 50 ml Gemüsefond (aus dem Glas) ♦ Salz ♦ schwarzer Pfeffer ♦ pro Portion 1 EL gehackte Petersilie

Zubereitungszeit: 40 Minuten
Eiweißgehalt pro Portion: 2,7 g

1 Die Tomaten waschen, mit heißem Wasser überbrühen, abschrecken, häuten, halbieren und entkernen, dann klein würfeln. Zwiebel schälen und fein hacken. Knoblauchzehen pellen. Peperoni mit der Hand oder im Mörser fein zerkrümeln.
2 Das Öl erhitzen, Zwiebel und Peperoni kurz andünsten, Knoblauch dazupressen. Tomaten und Fond hinzufügen und alles etwa 20 Minuten einköcheln lassen. Mit Salz und Pfeffer abschmecken.
3 Kochend heiß in ein Glas füllen, mit dem Schraubdeckel fest verschließen, im Kühlschrank aufbewahren. Hält etwa 1 Woche.
♦ Vor dem Servieren pro Portion 1 EL gehackte Petersilie untermischen.

🚶 Zitronen-Mixed-Pickles

Für etwa 1 1/4 l:
♦ je 1 kleine rote, gelbe und grüne Paprikaschote ♦ 150 g grüne Bohnen ♦ 150 g kleine Champignons ♦ 100 g Schalotten ♦ 2 Knoblauchzehen ♦ 3/8 l Gemüsebrühe ♦ 1/8 l trockener Weißwein ♦ 1/8 l Zitronensaft ♦ 5 Stängel Petersilie ♦ 3 Zweige Thymian ♦ 1 TL schwarze Pfefferkörner ♦ 1 TL Salz ♦ 1/8 l Olivenöl ♦ 1 unbehandelte Zitrone

Zubereitungszeit: 35 Minuten
Eiweißgehalt: 18,5 g

Der ideale Slim-Vorrat

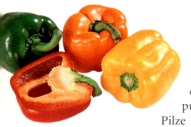

1 Die Paprikaschoten waschen, putzen und in etwa 2 cm große Stücke schneiden. Bohnen waschen, putzen und halbieren. Pilze abreiben und putzen, Schalotten pellen und längs halbieren. Knoblauchzehen schälen und in dünne Scheiben schneiden.
2 Brühe, Wein und Zitronensaft in einem großen Topf langsam zum Kochen bringen. Petersilie und Thymian abbrausen, trockenschütteln und mit den Pfefferkörnern, Salz und Olivenöl hinzufügen und etwa 5 Minuten kochen lassen. Den Sud durch ein Sieb in einen zweiten Topf gießen.
3 Das vorbereitete Gemüse hinzufügen, erneut aufkochen und bei schwacher Hitze etwa 10 Minuten köcheln lassen.
4 Inzwischen die Zitrone heiß waschen, abtrocknen und in dünne Scheiben schneiden.
5 Das Gemüse in ein Sieb abgießen, den Sud auffangen. Gemüse und Zitronenscheiben abwechselnd in ein sauberes Glas schichten. Sofort mit dem heißen Sud begießen, bis alles bedeckt ist. Das Glas verschließen und an einem dunklen, kühlen Ort aufbewahren. Haltbarkeit: etwa 2 Wochen.
♦ Pro Portion etwa 150 g Gemüse entnehmen und als Snack reichen oder als Beilage zu Fleisch oder Fisch servieren.

Tofu-Fruchteis

Für 10 Portionen (etwa 600 g):
♦ 500 g Früchte (z.B. Erdbeeren, Himbeeren, Brombeeren oder Aprikosen) ♦ 2 EL Zitronensaft ♦ 2 EL Ahornsirup ♦ 100 g Tofu ♦ 100 ml Sojamilch

Zubereitungszeit: 15 Minuten
Gefrierzeit: 3–4 Std.
Eiweißgehalt pro Portion: 2 g

1 Die Beeren waschen, vorsichtig trockentupfen und verlesen. Aprikosen waschen, halbieren und entsteinen, dann klein schneiden. Die Beeren oder Aprikosen mit dem Zitronensaft beträufeln, dann im Mixer oder mit dem Pürierstab pürieren.
2 Den Fruchtbrei mit dem Ahornsirup vermischen. Tofu und Sojamilch im Mixer fein pürieren und unter den Fruchtbrei rühren. Die Creme in eine flache Schale geben und im Gefrierfach etwa 1 Std. gefrieren lassen, dann mit einem Schneebesen nochmals durchrühren und noch 2–3 Std. gefrieren lassen. Oder die Fruchtcreme in eine Eismaschine geben und in 30–40 Minuten cremig gefrieren lassen.
♦ Eine Portion: 2 mittelgroße Kugeln Eis.

Multivitamin-Drink

Für 4 Portionen (etwa 800 ml):
♦ 400 ml Buttermilch ♦ 100 ml Heidelbeer-Vollfrucht (aus dem Reformhaus) ♦ 100 ml Aprikosen-Muttersaft (aus dem Reformhaus) ♦ Saft von 1 Orange (etwa $1/8$ l) ♦ Saft von $1/2$ Zitrone (etwa 30 ml) ♦ 4 TL Ahornsirup ♦ 4 TL Rapsöl ♦ 2 EL Haferkleie

Zubereitungszeit: 10 Minuten
Eiweißgehalt pro Portion: 5 g

1 Die Buttermilch mit Heidelbeer-Vollfrucht, Aprikosensaft, Orangen- und Zitronensaft im Mixer oder mit dem Schneebesen gründlich verrühren.
2 Ahornsirup, Rapsöl und Haferkleie dazugeben und nochmals kurz durchmixen. Den Drink in eine Flasche mit Schraubdeckel füllen und im Kühlschrank aufbewahren. Dort hält er sich etwa 1 Woche.
♦ Pro Portion 200 ml in ein hohes Glas – nach Wunsch über 3–4 Eiswürfel – gießen, mit einem Trinkhalm servieren. Nach Belieben mit etwas Zitronenmelisse garnieren.

DIE FATBURNER-SUPPEN

➤ Suchen Sie sich für die ersten drei Fatburner-Tage die Suppen aus, die Sie anlächeln. Kochen Sie einen großen Topf davon. Sie können davon essen, so viel Sie wollen – auch die Zutaten verdoppeln.

➤ Auch während der anschließenden GLYX-Diät können Sie die Fatburner-Suppen prima als Vorspeise oder einfach zwischendurch genießen – schließlich sind sie die reinsten Fatburner.

➤ Kreuzt ein Sieben-Gänge-Menü Ihr Leben, dann machen Sie aus dem nächsten Tag einfach einen Fatburner-Suppentag. Dazu können Sie die Suppe mit weiteren Fatburnern aufwerten: mit Fisch, Krustentieren oder Geflügel.

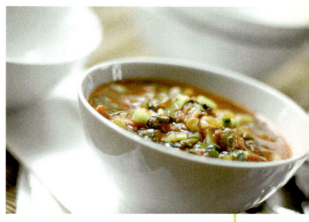

»Nein, meine Suppe ess' ich nicht!« Suppenkasper? Selbst schuld. Blättern Sie einfach weiter. Wetten, dass … Sie was versäumen?

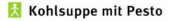 Kohlsuppe mit Pesto

Für 4–5 Portionen:
♦ 500 g Weißkohl ♦ 3 Stangen Sellerie ♦ je 1 rote und gelbe Paprikaschote ♦ 2 junge Fenchel ♦ 1 Zwiebel ♦ 2 Knoblauchzehen ♦ 2 EL Olivenöl ♦ Salz ♦ schwarzer Pfeffer ♦ 2 TL Kräuter der Provence ♦ 1 1/4 l Gemüsebrühe ♦ 4 Strauchtomaten (ersatzweise 1 kleine Dose Tomaten) ♦ pro Portion 1 TL Basilikum-Pesto (Seite 198) ♦ 2 Basilikumblätter

Zubereitungszeit: 40 Minuten
Eiweißgehalt pro Portion: 5,3 g

1 Kohl, Sellerie, Paprikaschoten und Fenchel waschen, putzen und in feine Streifen schneiden. Zwiebel und Knoblauchzehe schälen und fein würfeln.

2 Das Öl in einem großen Topf erhitzen. Gemüse darin etwa 3 Minuten andünsten. Mit Salz, Pfeffer und Kräutern der Provence würzen. Die Brühe angießen, aufkochen und zugedeckt etwa 20 Minuten köcheln lassen.

3 Inzwischen die Tomaten mit heißem Wasser überbrühen, abschrecken, häuten und achteln. Tomaten (aus der Dose ohne Saft) zum Gemüse geben und noch etwa 5 Minuten ziehen lassen. Mit Salz und Pfeffer abschmecken.

4 Die Suppe auf einem tiefen Teller anrichten. Pro Portion 1 TL Pesto unterrühren und mit dem grob gehacktem Basilikum bestreuen.

> ➤ **TIPP**
>
> *Auf Vorrat kochen*
>
> Bereiten Sie eine größere Menge Suppe zu. Einen Teil können Sie sofort essen, den Rest im Kühlschrank aufbewahren und am nächsten Tag wieder aufkochen. Oder frieren Sie die Hälfte davon in Portionsbehältern ein. Übrigens: Wenn Sie einer Suppe am dritten Tag überdrüssig sein sollten – einfach pürieren und kalt trinken!

🚶 Bunte Gemüsesuppe

Für 4 Portionen:
◆ 1/2 kleiner Blumenkohl (etwa 300 g) ◆ 1 Kohlrabi mit Grün ◆ 1 Stück Sellerie (etwa 150 g) ◆ 1 kleine Zucchino (etwa 150 g) ◆ 100 g Champignons ◆ 1 Zwiebel ◆ 2 EL Olivenöl ◆ 1 l heiße Gemüsebrühe ◆ 200 g Tomaten ◆ 3 EL frisch gehackte Kräuter (Petersilie, Thymian, Rosmarin) ◆ Salz ◆ schwarzer Pfeffer ◆ Paprikapulver, rosenscharf ◆ pro Portion 1 TL geriebener Pecorino oder Parmesan

Zubereitungszeit: 45 Minuten
Eiweißgehalt pro Portion: 4,3 g

1 Den Blumenkohl waschen, putzen und in Röschen teilen. Kohlrabi und Sellerie waschen, schälen und in Würfel schneiden. Zucchino waschen, putzen und ebenfalls würfeln. Pilze putzen und halbieren. Zwiebel schälen und grob würfeln.
2 Das Öl in einem großen Topf heiß werden lassen, die Zwiebel darin Farbe annehmen lassen. Die heiße Brühe angießen und alle vorbereiteten Gemüse hinzufügen. Die Suppe zugedeckt bei schwacher Hitze etwa 20 Minuten kochen lassen.
3 Inzwischen die Tomaten mit heißem Wasser überbrühen, abschrecken, häuten und vierteln. Nach 20 Minuten Garzeit mit den Kräutern dazugeben. Mit Salz, Pfeffer und Paprikapulver würzen und die Suppe weitere 10 Minuten köcheln lassen.
4 Die Suppe auf tiefen Tellern anrichten und pro Portion 1 TL geriebenen Käse aufstreuen.

▶ **Tipps:** Für eine Suppe, die ein Mittagessen ersetzen kann, 100 g gekochte Vollkornnudeln (50 g roh) in der Suppe erhitzen.
Zartes Kohlrabigrün fein hacken und zum Schluss obendrauf streuen.

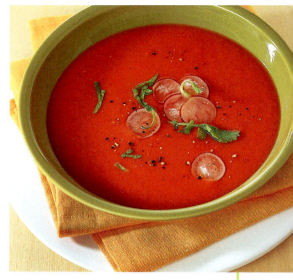

*Ein Fatburner-Suppen-Märchen:
Es war einmal eine Tomate,
die verliebte sich in ein Radieschen ...*

🚶 Tomaten-Radieschen-Suppe

Für 4 Portionen:
◆ 1 1/4 kg reife Tomaten ◆ 250 g Radieschen (etwa 20 Stück) ◆ 1 Zwiebel ◆ 1 Knoblauchzehe ◆ 1 EL Olivenöl ◆ 1 TL schwarze Pfefferkörner ◆ 1 Lorbeerblatt ◆ 1 kleiner Zweig Rosmarin ◆ 1/4 l Gemüsebrühe ◆ Salz ◆ schwarzer Pfeffer ◆ 4 TL saure Sahne

Zubereitungszeit: 1 Std.
Eiweißgehalt pro Portion: 3,6 g

1 Die Tomaten waschen und vierteln, Stielansätze entfernen. Die Radieschen waschen, putzen und einige zarte Blätter zum Garnieren auf die Seite legen. Zwei Drittel der Radieschen in kleine Würfel schneiden, den Rest ebenfalls beiseite legen. Zwiebel pellen und fein würfeln. Knoblauchzehe schälen und durchpressen.
2 Das Öl erhitzen, Zwiebel und Knoblauch darin glasig dünsten. Die klein geschnitte-

nen Radieschen, Pfefferkörner, Lorbeer und Rosmarin hinzufügen. Die Brühe angießen, aufkochen und zugedeckt bei mittlerer Hitze etwa 30 Minuten köcheln lassen.
3 Die Suppe durch ein Sieb streichen und noch einmal aufkochen lassen, mit Salz und Pfeffer würzen. Vom Herd nehmen und die saure Sahne einrühren.
4 Die Suppe auf tiefen Tellern anrichten. Pro Portion 1–2 Radieschen in hauchdünne Scheibchen, Radieschenblätter in feine Streifen schneiden oder grob hacken. Beides auf die Suppe streuen.

Grüne Suppe

Für 4 Portionen:
♦ 300 g Mangold ♦ 1 Stange Lauch (etwa 300 g) ♦ 1 mehlig kochende Kartoffel (etwa 100 g) ♦ 1 Knoblauchzehe ♦ 3 Stängel Majoran ♦ 1 EL Olivenöl ♦ 1 1/4 l heiße Gemüsebrühe ♦ Salz ♦ schwarzer Pfeffer ♦ frisch geriebene Muskatnuss ♦ pro Portion 1 TL Sahne

Zubereitungszeit: 45 Minuten
Eiweißgehalt pro Portion: 3,0 g

1 Den Mangold gründlich waschen, abtropfen lassen und verlesen. Stiele abschneiden und in kleine Würfel schneiden, die Blätter grob hacken. Lauch waschen, putzen und in feine Ringe schneiden. Kartoffel schälen, waschen und klein würfeln. Knoblauchzehe abziehen. Majoran waschen, trockenschütteln, abzupfen und die Blättchen hacken.
2 Das Öl in einem Topf erhitzen, Lauch, Mangoldstiele und zerdrückten Knoblauch darin etwa 3 Minuten andünsten. Mangoldgrün und Kartoffel dazugeben, kurz mitdünsten. Mit der heißen Brühe aufgießen, aufkochen und zugedeckt bei milder Hitze etwa 20 Minuten köcheln lassen.

3 Die Hälfte der Suppe abschöpfen, mit dem Pürierstab oder im Mixer fein pürieren, in den Topf zurückgeben, noch mal erhitzen und mit Salz, Pfeffer und Muskat abschmecken. Vor dem Servieren pro Portion 1 TL Sahne unterrühren.

Gurken-Miso-Suppe

Für 4–5 Portionen:
♦ 100 g Schalotten ♦ 1 Knoblauchzehe ♦ 1 walnussgroßes Stück Ingwer ♦ 1 Bund Suppengrün ♦ 2 EL Erdnussöl ♦ 1 1/4 l Gemüsebrühe ♦ 2 Salatgurken (à etwa 600 g) ♦ 100 g frische Shiitakepilze ♦ Salz ♦ Cayennepfeffer ♦ 2 TL Hatcho-Miso (Sojabohnen-Miso) ♦ pro Portion 2 TL gehackter Schnittlauch

Zubereitungszeit: 1 Std.
Eiweißgehalt pro Portion: 3,5 g

1 Schalotten, Knoblauch und Ingwer schälen und fein würfeln. Suppengrün putzen, waschen und in kleine Würfel schneiden.
2 Das Öl erhitzen, Schalotten, Knoblauch, Ingwer und Suppengrün darin bei mittlerer Hitze etwa 5 Minuten andünsten. Mit der Gemüsebrühe auffüllen, bei milder Hitze etwa 30 Minuten köcheln lassen.
3 Inzwischen die Gurken putzen, schälen, längs halbieren und die Kerne herausschaben. Das Gurkenfleisch in dünne Scheiben schneiden, ein Viertel davon beiseite legen. Von den Shiitakepilzen die Stiele entfernen, die Pilzkappen in feine Streifen schneiden.
4 Die Gurken in die Brühe geben und etwa 10 Minuten mitkochen lassen, dann die Suppe mit dem Stabmixer glatt pürieren. Pilze und beiseite gelegte Gurken dazugeben und alles etwa 3 Minuten köcheln lassen. Die Suppe mit Salz, Cayennepfeffer und Miso abschmecken. Pro Portion 2 TL gehackten Schnittlauch darauf streuen.

Die Fatburner-Suppen

GUTE-LAUNE-FRÜHSTÜCK

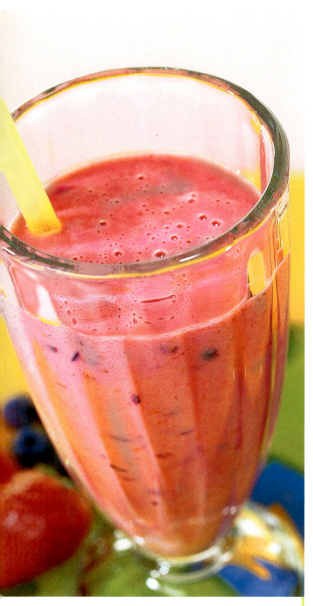

Agent 007 nähme ihn nur gerührt ... Genial: Der Drink liefert Energie für 70 Billionen Körperzellen und trickst dabei jede Fettzelle aus.

➤ Die Sieben-Tage-GLYX-Diät starten Sie immer mit dem Fatburner-Drink oder dem GLYX-Salat.
➤ In den folgenden drei Wochen picken Sie sich einfach raus, was Ihnen den Morgen mit guter Laune versüßt.

Süßer Fatburner-Drink

Für 2 Drinks:
♦ 80 g gemischte Beeren (z. B. Erdbeeren, Heidelbeeren, Himbeeren) ♦ 1 Orange ♦ 1 rosa Grapefruit ♦ 1 EL Zitronensaft ♦ 2 TL Akazienhonig ♦ 3/8 l Sojamilch ♦ 2 TL Haferkleie ♦ 1 TL Leinöl

Zubereitungszeit: 10 Minuten
Eiweißgehalt pro Portion: 10,2 g

1 Die Beeren abbrausen, abtropfen lassen und verlesen, Erdbeeren klein schneiden. Die Orange und die Grapefruit schälen, in Spalten teilen und diese klein schneiden. Alle Früchte in den Mixer geben.
2 Den Zitronensaft, Honig und die Sojamilch hinzufügen und alles kurz und kräftig durchmixen. Die Haferkleie und das Leinöl unterrühren. Den Drink in zwei hohe Gläser abgießen und mit dicken Trinkhalmen servieren.

Fruchtiger GLYX-Salat

Für 1 Portion:
♦ 2 EL Zitronensaft ♦ 1 TL Akazienhonig oder Fruchtzucker ♦ 1 kleiner Apfel (etwa 100 g) ♦ 1 kleine Birne (etwa 100 g) ♦ 1 Kiwi ♦ 4 Erdbeeren ♦ 200 g Joghurt, Dickmilch, Buttermilch, Sojamilch, Molke oder Kefir

Zubereitungszeit: 10 Minuten
Eiweißgehalt: 9 g

1 Den Zitronensaft mit dem Honig oder Fruchtzucker und 2 TL Wasser in einer kleinen Schüssel verrühren.
2 Apfel und Birne gründlich waschen, vierteln und entkernen. Die Viertel quer in dünne Scheiben schneiden und sofort in der Marinade wenden, damit sie nicht braun werden. Kiwi schälen, halbieren und in Scheiben schneiden. Erdbeeren waschen, putzen und größere Früchte halbieren, mit den Kiwischeiben untermischen.
3 Joghurt, Dickmilch, Buttermilch, Sojamilch, Molke oder Kefir über den Obstsalat gießen. Sofort servieren.

➤ *Variante:* Bitte halten Sie sich nicht stur an das Rezept, sondern an die Saison. Auch andere Früchte mit niedrigem GLYX schmecken morgens, bringen fröhlich und fit in den Tag: Pfirsiche oder Nektarinen, Pflaumen, Feigen, Himbeeren, Johannisbeeren, Heidelbeeren, Kirschen und Zitrusfrüchte wie Orangen, Mandarinen und Grapefruits.

🚶 Beeren-Quarkcreme

Für 1 Portion:
♦ 200 g Quarkcreme (0,2 % Fett) ♦ 2 TL Orangensaft ♦ etwas abgeriebene Orangenschale (unbehandelt) ♦ 1 TL Ahornsirup ♦ 125 g gemischte Beeren (zum Beispiel Himbeeren, Johannisbeeren, Heidelbeeren) ♦ 1 Zweig Minze

Zubereitungszeit: 10 Minuten
Eiweißgehalt: 19,6 g

1 Die Quarkcreme mit Orangensaft und Orangenschale sowie dem Ahornsirup verrühren. In eine flache Dessertschale geben.
2 Die Beeren kurz abbrausen, abtropfen lassen und verlesen. Auf der Quarkcreme verteilen und mit den abgezupften Minzeblättchen garnieren.

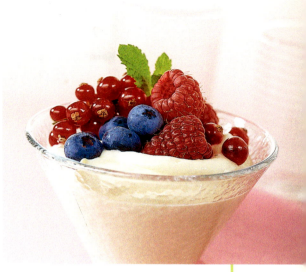

Beeren und Quark: Poesie für den Gaumen. Motivation für den Tag. Stephen King für die Waage: Der Zeiger schreckt zurück.

➤ *Variante:* Statt mit Orange den Quark mit Zitronensaft und abgeriebener Zitronenschale aromatisieren.

🚶 Papaya-Müsli

Für 1 Portion:
♦ 2 EL GLYX-Müsli (Rezept Seite 162) ♦ 200 g Dickmilch ♦ 1/2 reife Papaya (etwa 200 g) ♦ 1 TL Zitronensaft ♦ Zimtpulver zum Bestäuben

Zubereitungszeit: 10 Minuten
Eiweißgehalt: 13,6 g

1 Das Müsli mit der Dickmilch in einer Schale vermischen.
2 Die Papaya schälen, entkernen und das Fruchtfleisch in kleine Würfel schneiden, mit dem Zitronensaft beträufeln. Zwei Drittel davon unter das Müsli mischen, übrige Papayawürfel obendrauf verteilen. Mit etwas Zimt bestäuben.

Gute-Laune-Frühstück

🚶 Grießporridge mit Nektarinen

Für 1 Portion:
- 3 EL Vollkorngrieß (30 g) ◆ 150 g Joghurt ◆ 1 TL Zitronensaft ◆ 1 TL Akazienhonig ◆ 1 Messerspitze Zitronenschale (unbehandelt) ◆ 1 Nektarine oder 1 Pfirsich

Zubereitungszeit: 10 Minuten
Eiweißgehalt: 9,0 g

1 Den Grieß in 1/8 l kochendes Wasser einstreuen, in 1–2 Minuten ausquellen lassen. Vom Herd nehmen, Joghurt, Zitronensaft, Honig und Zitronenschale untermischen.
2 Die Nektarine oder den Pfirsich waschen, halbieren und entsteinen. Einige Spalten zum Garnieren abschneiden, den Rest klein schneiden und unter den Grießbrei mischen. Mit den Fruchtspalten garnieren.

🚶 Fatburner-Marmelade-Brötchen

Für 1 Portion:
- 1 Scheibe GLYX-Brot (Rezept Seite 162) oder 1 Roggenvollkornbrötchen ◆ 2 EL Magerquark ◆ 2 TL Fatburner-Marmelade (Seite 163) ◆ 2–3 Blätter Zitronenmelisse ◆ dazu: 1/4 l Buttermilch, Kefir oder Molke

Zubereitungszeit: 5 Minuten
Eiweißgehalt: 16,2 g

1 Quark und Marmelade auf das Brot oder die Brötchenhälften streichen.
2 Zitronenmelisse in feine Streifen schneiden, obendrauf streuen. Dazu das Getränk.

🚶 Tomatenbrot

Für 1 Portion:
- 1 Scheibe GLYX-Brot (Rezept Seite 162) oder Roggen-Vollkornschrotbrot (etwa 70 g) ◆ 1/2 kleine Zwiebel (zum Reiben) ◆ 2 TL kaltgepresstes Olivenöl ◆ 1 Tomate ◆ Salz ◆ schwarzer Pfeffer aus der Mühle ◆ 3 Basilikumblätter ◆ dazu: 1/4 l Buttermilch

Zubereitungszeit: 10 Minuten
Eiweißgehalt: 15,6 g

1 Das Brot mit der Zwiebel kräftig einreiben und mit dem Olivenöl beträufeln.
2 Die Tomate waschen, vom Stielansatz befreien, in Scheiben schneiden und das Brot damit belegen. Leicht salzen und pfeffern. Mit den Basilikumblättern garnieren.
◆ Dazu die Buttermilch trinken.

▶ *Variante:* Statt mit Zwiebel das Brot mit Knoblauch einreiben.

🚶 Tofu-Gurken-Kornspitz

Für 1 Portion:
- 1 Kornspitz oder 1 Scheibe GLYX-Brot (Rezept Seite 162) ◆ 4 TL vegetarische Kräuterpaste (aus dem Reformhaus) ◆ 1/2 unbehandelte Minigurke (80 g) ◆ 50 g Tofu ◆ Currypulver zum Bestäuben ◆ 1 Büschel Kresse ◆ 150 g Joghurt

Zubereitungszeit: 10 Minuten
Eiweißgehalt: 16,7 g

1 Den Kornspitz oder das Brot halbieren und mit der Kräuterpaste bestreichen.
2 Die Gurke waschen, putzen und in Scheiben schneiden. Den Tofu in dünne, etwa 2 x 2 cm große Scheiben schneiden. Gurken- und Tofuscheiben abwechselnd auf die Kornspitz- oder Brothälften legen, fein mit Curry bestäuben und mit etwas Kresse garnieren. Dazu den Joghurt löffeln.

▶ *Variante:* Statt Gurke Tomaten nehmen.

▶ DAS GLYX-SPIEL KANN BEGINNEN

🚶 Kräuterkäse mit Lachs

Für 1 Portion:
♦ 50 g körniger Frischkäse ♦ 1 TL Zitronensaft ♦ Salz ♦ schwarzer Pfeffer ♦ 4 Stängel Schnittlauch ♦ 4 Zweige Dill ♦ 50 g gebeizter Lachs (in Scheiben), Räucherlachs oder Shrimps ♦ dazu: 1 Scheibe Pumpernickel

Zubereitungszeit: 5 Minuten
Eiweißgehalt: 24 g

1 Den Frischkäse mit Zitronensaft, Salz und Pfeffer verrühren. Den Schnittlauch und Dill waschen und trockenschütteln. Schnittlauch in Röllchen schneiden, Dill fein hacken und beides untermischen.
2 Den Kräuterkäse mit Lachs oder Shrimps und dem Pumpernickel anrichten.

🚶 Pikanter Fatburner-Drink

Für 1 Portion:
♦ 1/2 rote Paprikaschote (etwa 75 g) ♦ 80 g Gurke ♦ 2 kleine Tomaten (etwa 120 g) oder 150 ml Tomatensaft ♦ 200 g kalter Kefir ♦ Salz ♦ 2–3 Spritzer Tabasco ♦ 3 Stängel Petersilie ♦ 2 TL Hirseflocken ♦ 1 TL Leinöl

Zubereitungszeit: 10 Minuten
Eiweißgehalt: 10 g

1 Die Paprikaschote waschen, Kerne und Trennwände entfernen und in kleine Würfel schneiden. Die Gurke schälen, die Tomaten waschen und beides klein würfeln.
2 Paprika, Gurken und Tomaten oder Saft mit dem Kefir im Mixer kräftig pürieren. Mit Salz und Tabasco abschmecken. Die Petersilie waschen, trockenschütteln, die Blättchen abzupfen und fein hacken. Mit den Hirseflocken und dem Leinöl unterrühren. Den Drink in ein hohes Glas gießen, mit einem dicken Trinkhalm servieren.

➤ TIPP

Wenn es morgens ganz schnell gehen muss

♦ 1 kleine reife Avocado mit 1 EL Zitronensaft und 125 g Joghurt im Mixer pürieren.
♦ 100 g Salatgurke mit 125 g Buttermilch im Mixer pürieren, salzen und pfeffern.
♦ 1/2 reife Papaya in Spalten schneiden (der Rest kommt morgen in den Mixer oder Fruchtsalat). Mit 30 g Bündner Fleisch (in Scheiben) anrichten. Mit Pfeffer aus der Mühle übermahlen. Dazu 1/4 l Buttermilch trinken.
♦ 3 EL Magerquark mit 2 EL Mineralwasser, 30 g zerdrücktem Roquefort und 1 TL Zitronensaft verrühren. 1 Birne, in Spalten geschnitten, dazu essen.
♦ 125 g Magerquark mit Mineralwasser cremig rühren, salzen und pfeffern und mit 2 TL gehacktem Dill bestreuen. 50 g Grönland-Krabben obendrauf streuen.
♦ 1 Ei mit 2 EL fettarmer Milch und etwas Salz verrühren. In 1 TL Rapsöl ein Omelett braten. 2 EL Quarkcreme (0,2 % Fett) mit Salz, Pfeffer und 2 fein gewürfelten Radieschen vermischen. Das Omelett damit bestreichen und aufrollen.
♦ 100 g gemischte Beeren mit 1 TL Zitronensaft und 125 g Kefir im Mixer pürieren.
♦ 100 g Himbeeren (auch gut: Erdbeeren, Heidelbeeren, Brombeeren) mit einer Gabel grob zerdrücken und unter 100 g Quarkcreme (0,2 % Fett) mischen.
♦ 3 EL Hüttenkäse mit 1 klein geschnittenem Pfirsich und 1 TL Honig vermischen.
♦ 125 g Magerquark mit 2 EL Orangensaft cremig rühren. Filets von 1 Orange untermischen, mit 1 TL Honig süßen.
♦ 1 rosa Grapefruit halbieren, mit 1 TL Ahornsirup beträufeln. Fruchtfleisch aus der Schale löffeln. Dazu 1 Glas Sojamilch.

Gute-Laune-Frühstück

Der schnelle Fatburner-Imbiss

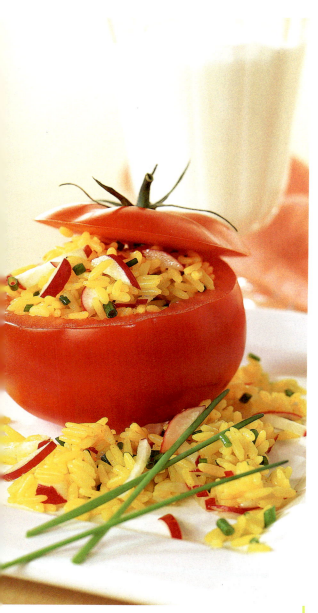

Baron Münchhausen würde es Fastfood nennen. Halbwahr. Unsere Fatburner-Imbisse sind zwar schnell gemacht, aber tragen nicht dick auf.

Hier finden Sie 21 Rezepte, die Sie mittags oder abends schnell zubereiten können – oder vorbereiten und mit ins Büro nehmen.
➤ Die mit * gekennzeichneten Rezepte passen in Ihre erste Fatburner-Woche. Wer will, isst vorher eine Fatburner-Suppe oder einen gemischten Salat. Und danach gibt es ein Stück Obst mit GLYX-niedrig.
➤ Sind keine Beilagen angegeben, dann können Sie wählen zwischen:
♦ 1 Scheibe Vollkornbrot (GLYX-niedrig) (etwa 50 Gramm)
♦ 50 g Naturreis
♦ 2 kleinen Pellkartoffeln.
Dafür dürfen Sie 4 g Eiweiß addieren.

Gefüllte Tomate mit Curryreis

Für 1 Person:
♦ 50 g Parboiled-Vollkornreis ♦ 1/8 l Gemüsebrühe ♦ 1 TL scharfes Currypulver ♦ 1 große Fleischtomate (etwa 300 g) ♦ Salz ♦ 5 Radieschen (etwa 70 g) ♦ 5 Stängel Schnittlauch ♦ 1 TL Zitronensaft ♦ schwarzer Pfeffer ♦ 1 EL Erdnussöl ♦ 250 g Kefir

Zubereitungszeit: 30 Minuten
Eiweißgehalt: 16,3 g

1 Den Reis waschen, mit Brühe und Currypulver aufkochen und zugedeckt bei milder Hitze etwa 20 Minuten quellen lassen.
2 Inzwischen die Tomate waschen und oben einen flachen Deckel abschneiden. Das Fruchtfleisch herauslösen und klein würfeln. Die Tomate salzen und auf Küchenpapier umgedreht abtropfen lassen. Die Radieschen waschen, putzen und in feine Stifte schneiden. Den Schnittlauch waschen, trockenschütteln und fein schneiden.
3 Vom Reis eventuell das überstehende Kochwasser abgießen, Tomatenfruchtfleisch und Saft, Radieschen und Schnittlauch untermischen. Mit dem Zitronensaft, Salz,

Pfeffer und Öl abschmecken. Reismischung in die Tomate füllen, Tomatendeckel darauf legen. Übrige Füllung drum herum anrichten. Den Kefir dazu trinken.

🚶 Marinierter Spinat auf Ei *

Für 1 Person:
- 200 g zarter Blattspinat ♦ 1 Schalotte ♦ 1 kleine Knoblauchzehe ♦ 2 TL Olivenöl ♦ Salz ♦ schwarzer Pfeffer ♦ 1 TL Aceto Balsamico ♦ 1 Tomate ♦ 2 hart gekochte Eier

Zubereitungszeit: 15 Minuten
Eiweißgehalt: 20,1 g

1 Den Spinat gut waschen, abtropfen lassen und verlesen. Schalotte und Knoblauch pellen und fein würfeln.
2 Das Öl erhitzen, Schalotte und Knoblauch darin kurz andünsten. Spinat hinzufügen und etwa 1 Minuten zugedeckt mitdünsten. Vom Herd nehmen, mit Salz, Pfeffer und Balsamessig würzen. Die Tomate waschen, vom Stielansatz befreien und klein würfeln, vorsichtig untermischen.
3 Eier pellen und in Scheiben schneiden, auf einem Teller leicht überlappend ausbreiten. Das Spinatgemüse darauf anrichten. Lauwarm oder kalt servieren.

🚶 Blumenkohl mit Kressedickmilch *

Für 1 Person:
- 1/2 kleiner Blumenkohl (etwa 350 g) ♦ Salz ♦ 1 EL Apfelessig ♦ schwarzer Pfeffer ♦ 2 TL Rapsöl ♦ 200 g Dickmilch ♦ 3 EL Joghurt (75 g) ♦ 1 TL Zitronensaft ♦ 1/2 Kästchen Kresse

Zubereitungszeit: 20 Minuten
Marinierzeit: 30 Minuten
Eiweißgehalt: 19,3 g

1 Den Blumenkohl waschen, putzen und in kleine Röschen zerteilen. In kochendes Salzwasser geben und in etwa 10 Minuten bissfest garen.
2 Inzwischen den Essig, Salz, Pfeffer und Öl verquirlen. Den Blumenkohl abgießen, gut abtropfen lassen und noch warm mit der Marinade beträufeln. Abgedeckt etwa 30 Minuten durchziehen lassen.
3 Dickmilch und Joghurt mit dem Zitronensaft, Salz und Pfeffer verrühren. Mit dem Blumenkohl anrichten. Die Kresse waschen, abschneiden und darüber streuen.

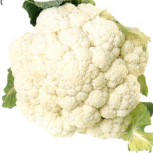

🚶 Tofu auf Weißkohlsalat *

Für 1 Person:
- 1 EL Sojasauce ♦ schwarzer Pfeffer ♦ 1/2 TL gemahlener Ingwer ♦ 1 EL Zitronensaft ♦ 2 TL Erdnussöl ♦ 150 g Tofu ♦ 200 g zarter Weißkohl ♦ 100 ml heiße Gemüsebrühe ♦ 1/2 rote Paprikaschote (etwa 80 g) ♦ 2 kleine Frühlingszwiebeln ♦ 5 Stängel Koriandergrün oder glatte Petersilie

Zubereitungszeit: 20 Minuten
Eiweißgehalt: 17,1 g

1 Die Sojasauce, Pfeffer, Ingwer, Zitronensaft und Öl verrühren. Den Tofu in dünne Scheiben schneiden und in der Marinade ziehen lassen.
2 Inzwischen den Kohl waschen, putzen und in sehr feine Streifen schneiden oder hobeln. Mit der heißen Brühe übergießen.
3 Die Paprikaschote waschen, putzen und fein würfeln. Die Frühlingszwiebeln waschen, putzen und in dünne Ringe schneiden. Koriander oder Petersilie waschen, trockenschütteln und grob hacken.

4 Den Tofu aus der Marinade heben, abtropfen lassen. Marinade mit Kohl, Paprika, Zwiebeln und Koriander oder Petersilie vermischen. Den Tofu auf dem Kohlsalat anrichten und mit Pfeffer bestreuen.

🚶 Nudelsalat mit Tomaten

Für 1 Person:
♦ 60 g Vollkornnudeln (z.B. Spaghetti oder Tagliatelle) ♦ Salz ♦ 1 TL Tomatenmark ♦ 1 EL Rotweinessig ♦ schwarzer Pfeffer ♦ 3 EL Gemüsebrühe ♦ 1 TL Olivenöl ♦ 1/2 kleine rote Zwiebel ♦ 3–4 kleine Tomaten (etwa 200 g) ♦ 4 Basilikumblätter ♦ dazu: 1/4 l Buttermilch

Zubereitungszeit: 20 Minuten
Eiweißgehalt: 15,7 g

1 Die Nudeln in kochendes Salzwasser geben und in etwa 10 Minuten bissfest garen.
2 Inzwischen in einer Schüssel aus dem Tomatenmark, Essig, Salz, Pfeffer, Brühe und Öl eine Salatsauce rühren. Die Zwiebel pellen, fein würfeln und hinzufügen. Die Tomaten waschen und achteln.
3 Die Nudeln abgießen und gut abtropfen lassen, mit den Tomaten unter die Salatsauce mischen und etwas durchziehen lassen. Vor dem Servieren die Basilikumblätter abreiben, grob hacken und dazugeben. Die Buttermilch dazu trinken.

▶ **Tipp:** Den Salat abends zubereiten und am nächsten Tag in einem Schraubglas mit an den Arbeitsplatz nehmen.

🚶 Couscous-Salat mit Feta

Für 2 Personen:
♦ 160 ml Gemüsebrühe ♦ 80 g Couscous ♦ 4 kleine Tomaten (250 g) ♦ 1/2 Salatgurke (300 g) ♦ 3 Stängel frische Minze ♦ 1/2 Bund Petersilie ♦ 2 EL Zitronensaft ♦ 2 EL Olivenöl ♦ Salz ♦ schwarzer Pfeffer ♦ 1/2 TL Rosen-Paprikapulver ♦ 100 g Feta ♦ 50 g Joghurt

Zubereitungszeit: 20 Minuten
Marinierzeit: 1 Std.
Eiweißgehalt pro Portion: 16,2 g

1 Die Brühe zum Kochen bringen, den Couscous einstreuen und zugedeckt auf der abgeschalteten Herdplatte etwa 10 Minuten quellen lassen.
2 Die Tomaten waschen, die Gurke schälen, beides in kleine Würfel schneiden. Minze und Petersilie abbrausen, trockenschütteln, Blättchen abzupfen und fein hacken.
3 Tomaten, Gurken und Kräuter mit dem Zitronensaft und dem Olivenöl zum Couscous geben und alles gut vermengen. Mit Salz, Pfeffer und Paprikapulver kräftig abschmecken. Den Salat mindestens 1 Std. im Kühlschrank durchziehen lassen.
4 Vor dem Servieren den Feta in Scheiben schneiden und mit dem Couscous-Salat anrichten. Obendrauf je 1 EL Joghurt geben.

🚶 Linsensalat mit Ziegenkäsejoghurt

Für 1 Person:
♦ 50 g kleine, grüne Puy-Linsen (ersatzweise braune Linsen) ♦ Salz ♦ 1 Minigurke (100 g) ♦ 5 Kirschtomaten (etwa 80 g) ♦ 1/2 kleine weiße Zwiebel ♦ je 5 Stängel Petersilie und Dill ♦ 30 g cremiger, milder Ziegenkäse ♦ 100 g Joghurt ♦ 1 EL Zitronensaft ♦ schwarzer Pfeffer ♦ 1 EL Olivenöl

Zubereitungszeit: 30 Minuten
Eiweißgehalt: 22,8 g

1 Die Linsen mit 1/4 l Salzwasser aufkochen lassen und bei schwacher Hitze in etwa 20 Minuten bissfest garen.

2 Inzwischen die Gurke putzen, gut waschen, ungeschält längs vierteln und in dünne Scheiben schneiden. Tomaten waschen und vierteln. Zwiebel pellen und fein würfeln. Kräuter waschen, trockenschütteln und fein hacken. Den Ziegenkäse mit einer Gabel zerdrücken, mit dem Joghurt verrühren.
3 Vom Linsen-Kochwasser 3 EL abnehmen und mit dem Zitronensaft, Salz, Pfeffer und Olivenöl verrühren. Abgetropfte Linsen, Gurken, Tomaten, Zwiebeln und Kräuter darin wenden.
4 Linsensalat und Käsecreme zusammen anrichten.

> *Tipp:* Eilige dürfen 100 g braune Linsen aus der Dose verwenden. Dann verringert sich die Zubereitungszeit auf 15 Minuten.

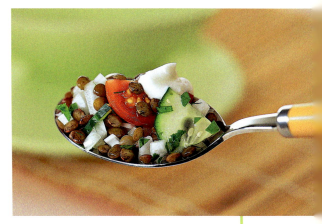

Linsen-Fan Günther Grass würde die Blechtrommel schlagen für diesen Salat.

Pfeffer-Hähnchenfilet mit Orangen-Chicorée *

Für 1 Person:
♦ 100 g Hähnchenfilet ♦ 1 EL Zitronensaft ♦ 3 TL Rapsöl ♦ Salz ♦ 1/2 TL frisch geschroteter schwarzer Pfeffer ♦ 2 kleine Chicorée (etwa 300 g) oder Radicchio oder jungen Rotkohl ♦ 1 Schalotte ♦ 1 Orange ♦ 1 EL Himbeeressig ♦ 1/2 TL gemahlener Ingwer

Zubereitungszeit: 30 Minuten
Eiweißgehalt: 27,9 g

1 Das Hähnchenfilet waschen und mit Küchenpapier abtrocknen. Den Zitronensaft mit 1 TL Öl, Salz und Pfeffer vermischen, das Fleisch damit beidseitig einreiben.
2 Die Chicorée waschen, halbieren, von den Strünken befreien und bis auf die zarten Blattspitzen in feine Streifen schneiden. Die Schalotte abziehen und fein würfeln. Die Orange wie einen Apfel samt der weißen Haut schälen und die Filets zwischen den Trennwänden herauslösen. Den abtropfenden Saft auffangen, die übrigen Trennwände auspressen.
3 Orangensaft, Himbeeressig, Ingwer, Salz mit dem übrigen Öl verrühren. Chicorée, Schalotten und Orangenfilets darin wenden.
4 Eine Grillpfanne stark erhitzen, das Hähnchenfilet darin auf beiden Seiten in 8–10 Minuten goldbraun braten, dann schräg in Scheiben schneiden und mit dem Chicoréesalat zusammen anrichten.

Wirsing-Sushi mit Hähnchenbrust

Für 2 Personen:
♦ 4 mittelgroße Wirsingblätter (etwa 100 g) ♦ Salz ♦ 100 g gegarte Hähnchenbrust (in Scheiben) ♦ 50 g Mungobohnensprossen ♦ 1 kleines Stück Rettich (etwa 50 g) ♦ 1 kleine Möhre (etwa 50 g) ♦ 3 EL Sojasauce

Zubereitungszeit: 25 Minuten
Eiweißgehalt pro Portion: 15,0 g

1 Die Wirsingblätter waschen, putzen und in kochendem Salzwasser etwa 3 Minuten blanchieren. Abgießen, abschrecken und gut abtropfen lassen.

Der schnelle Fatburner-Imbiss

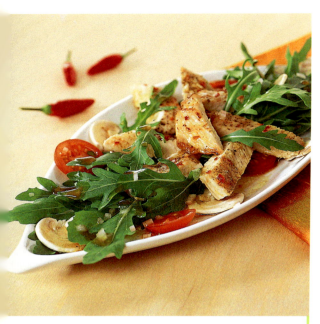

»Mehr Zeit fürs Glück« heißt der Bestseller von Lothar Seiwert. 30 Minuten kostet Gourmetglück pur: Chili-Putenschnitzel.

Zubereitungszeit: 30 Minuten
Eiweißgehalt pro Portion: 26,5 g

1 Den Rucola putzen, waschen und trockenschütteln. Schalotte pellen und fein würfeln, Tomaten waschen und in Scheiben schneiden. Champignons putzen und in sehr dünne Scheiben schneiden. Alle Zutaten dekorativ auf zwei Tellern anrichten.
2 Das Schnitzel waschen, trockentupfen und mit Pfeffer einreiben. Chilischote und Knoblauchzehe putzen oder schälen und sehr klein würfeln, in 1 EL Öl kurz dünsten. Das Putenschnitzel hinzufügen und bei mittlerer Hitze von jeder Seite 2–3 Minuten braten. Herausnehmen, salzen und abkühlen lassen.
3 Den Bratsatz mit Balsamessig und Brühe ablöschen. Restliches Öl, Salz und Pfeffer untermischen. Die Sauce über den Salat träufeln. Das Putenschnitzel schräg in Scheiben schneiden und mit dem Rucolasalat anrichten.

2 Von den Wirsingblättern die Mittelrippen keilförmig heraus- und flach schneiden. Mit den Hähnchenbrustscheiben belegen.
3 Sprossen waschen und gut abtropfen lassen. Rettich und Möhre schälen, grob raspeln und salzen. Sprossen, Rettich und Möhren auf den Fleischscheiben verteilen.
4 Die Wirsingblätter fest aufrollen und in etwa 3 cm dicke Scheiben schneiden. Zum Servieren in die Sojasauce stippen.

Chili-Putenschnitzel mit Rucolasalat *

Für 2 Personen:
♦ 75 g Rucola ♦ 1 Schalotte ♦ 6 Cocktailtomaten (etwa 100 g) ♦ 75 g kleine, weiße Champignons ♦ 200 g Putenschnitzel ♦ schwarzer Pfeffer ♦ 1 kleine rote Chilischote ♦ 1 Knoblauchzehe ♦ 2 EL Olivenöl ♦ Salz ♦ 1 EL Aceto Balsamico ♦ 4 EL Hühnerbrühe

Putenröllchen mit Schnittlauch-Vinaigrette

Für 2 Personen:
♦ 1 kleine Frühlingszwiebel (50 g) ♦ 4 grüne Oliven ♦ 2 EL Ricotta Finetta (13 % Fett) ♦ Salz ♦ schwarzer Pfeffer ♦ 120 g geräucherte Truthahnbrust (6 Scheiben) ♦ $1/2$ Bund Schnittlauch ♦ 1 EL Weißweinessig ♦ 1 EL Olivenöl ♦ einige Blätter Friséesalat

Zubereitungszeit: 25 Minuten
Eiweißgehalt pro Portion: 16 g

1 Die Frühlingszwiebel waschen, putzen, das Hellgrüne in feine Ringe, das Weiße in kleine Würfel schneiden. Die Oliven klein würfeln, dabei die Steine entfernen. Zwiebel und Oliven mit dem Ricotta vermischen, salzen und pfeffern.

2 Die Putenscheiben nebeneinander auf die Arbeitsfläche legen, jeweils 1 TL Ricottacreme darauf streichen, zusammenrollen und jedes Röllchen mit einem Schnittlauchhalm zubinden.
3 Für das Dressing den Essig, Salz, Pfeffer und Öl verrühren. Den übrigen Schnittlauch waschen, fein schneiden und unterrühren.
5 Den Friséesalat waschen, trockenschütteln und mundgerecht zerpflücken. Auf zwei Tellern mit den Putenröllchen anrichten. Das Dressing darüber träufeln.

Pochiertes Kalbsfilet mit Kapernsauce

Für 1 Person:
♦ 1 kleiner Kohlrabi ♦ 1 kleine Möhre ♦ 2 Frühlingszwiebeln ♦ 3/8 l Gemüsebrühe ♦ 100 g falsches Filet aus der Kalbshüfte oder Kalbsfilet ♦ 1 EL Weißweinessig ♦ Salz ♦ schwarzer Pfeffer ♦ 1 TL Kürbiskernöl ♦ 2 TL kleine Kapern ♦ 5 Stängel Schnittlauch

Zubereitungszeit: 25 Minuten
Eiweißgehalt: 25,6 g

1 Den Kohlrabi putzen, schälen und in Spalten schneiden. Möhre schälen, längs und quer halbieren. Frühlingszwiebeln waschen, putzen und ebenfalls halbieren.
2 Die Brühe aufkochen, das Gemüse dazugeben und etwa 5 Minuten bei milder Hitze köcheln lassen. Das Fleisch hinzufügen und weitere 5–7 Minuten bei milder Hitze ziehen lassen.
3 Inzwischen den Essig, 3 EL Gemüsebrühe, Salz, Pfeffer und Kürbiskernöl verrühren, die Kapern hinzufügen.
4 Gemüse und Filet aus dem Sud heben. Das Fleisch in dünne Scheiben schneiden und mit dem Gemüse anrichten, die Vinaigrette darüber träufeln. Den Schnittlauch waschen, in feine Röllchen schneiden und aufstreuen. Warm oder kalt servieren. Dazu gibt es 1 Scheibe GLYX-niedrig-Brot.

➤ *Tipp:* Die Brühe als Basis für eine Gemüsesuppe verwenden oder heiß trinken.

Kaninchen-Frikadellen mit Limetten-Senf-Dip

Für 2 Personen:
♦ 1 große Kaninchenkeule, etwa 300 g (oder 1 große Hähnchenkeule ohne Haut) ♦ 1 Schalotte ♦ 1 TL Thymian ♦ 1 Eigelb ♦ 1 EL Vollkorn-Semmelbrösel ♦ Salz ♦ schwarzer Pfeffer ♦ 2 TL Olivenöl ♦ 125 g Magerquark ♦ 2 EL fettarme Milch ♦ 1 EL Limettensaft ♦ 1 TL körniger Senf ♦ Cayennepfeffer ♦ 1 TL Apfel- oder Birnendicksaft

Zubereitungszeit: 30 Minuten
Eiweißgehalt pro Portion: 25 g

1 Die Kaninchenkeule waschen, trockentupfen und das Fleisch vom Knochen ablösen, im elektrischen Zerhacker zerkleinern oder fein würfeln.
2 Die Schalotte pellen, sehr fein würfeln, mit dem Thymian, Eigelb und Semmelbröseln unter das Hackfleisch kneten. Mit Salz und Pfeffer würzen. Aus dem Teig mit nassen Händen vier kleine Frikadellen formen.
3 Eine Grillpfanne mit dem Öl einpinseln, die Frikadellen darin bei mittlerer Hitze auf jeder Seite in jeweils 5–6 Minuten goldbraun braten.
4 Inzwischen für den Dip Quark mit Milch, Limettensaft und Senf glatt rühren. Mit Salz, Pfeffer, Cayennepfeffer und Apfel- oder Birnendicksaft würzen. Den Dip zu den abgekühlten Frikadellen servieren.

Der schnelle Fatburner-Imbiss

🚶 Kalbsschnitzel mit Korianderpaste

Für 2 Personen:
♦ 1 Bund Koriandergrün (oder glatte Petersilie) ♦ 1 kleine Knoblauchzehe ♦ Salz ♦ 1/4 TL Paprikapulver, rosenscharf ♦ 1 1/2 EL Olivenöl ♦ 1 EL Vollkorn-Semmelbrösel ♦ 2 dünne Kalbsschnitzel (je etwa 80 g)

Zubereitungszeit: 20 Minuten
Marinierzeit: 20 Minuten
Eiweißgehalt pro Portion: 17,6 g

1 Das Koriandergrün abbrausen und trockenschütteln, die Blätter von den Stielen zupfen und grob hacken. Knoblauchzehe schälen und klein würfeln. Koriander, Knoblauch, 1 Prise Salz und Paprikapulver im Mixer fein pürieren, dabei das Öl dazugeben und cremig rühren. Die Semmelbrösel untermischen.
2 Die Kalbsschnitzel trockentupfen und in vier gleich große Stücke von je etwa 40 g schneiden. Diese auf beiden Seiten mit der Paste bestreichen und etwa 20 Minuten ziehen lassen.
3 Eine Pfanne erhitzen. Das Fleisch darin bei mittlerer Hitze auf jeder Seite etwa 3 Minuten braten.
4 Dazu einen grünen Salat mit 1 1/2 EL Fatburner-Vinaigrette (Seite 164) anrichten.

🚶 Matjes mit Tomaten-Salsa

Für 1 Person:
♦ 2 Tomaten ♦ 1 Schalotte ♦ 4 Basilikumblätter ♦ 1 TL Olivenöl ♦ 1/2 TL Aceto Balsamico ♦ Salz ♦ schwarzer Pfeffer ♦ 2 kleine Matjesfilets (etwa 100 g)

Zubereitungszeit: 15 Minuten
Eiweißgehalt: 18 g

1 Die Tomaten mit kochendem Wasser überbrühen, abschrecken, häuten, entkernen und in kleine Würfel schneiden. Die Schalotte pellen und fein würfeln. Die Basilikumblätter abreiben und in Streifen schneiden.
2 Tomaten, Schalotte und Basilikum mit dem Öl, Essig, Salz und Pfeffer würzen. Tomaten-Salsa und Matjesfilets auf einem Teller zusammen anrichten.

🚶 Thunfisch-Cocktail mit Kiwi

Für 2 Personen:
♦ 1 Dose Thunfisch im eigenen Saft (135 g Abtropfgewicht) ♦ 1 Kiwi ♦ 1 Stange Sellerie (etwa 50 g) ♦ 80 g kleine, weiße Champignons ♦ 125 g Sojajoghurt ♦ 1/2 TL mittelscharfer Senf ♦ 1/2 TL Chilipulver ♦ Salz ♦ schwarzer Pfeffer ♦ 1/2 Bund Petersilie ♦ 3–4 Kopfsalatblätter

Zubereitungszeit: 15 Minuten
Marinierzeit: 15 Minuten
Eiweißgehalt pro Portion: 21,1 g

1 Den Thunfisch gut abtropfen lassen, dann mit einer Gabel zerpflücken. Kiwi schälen, längs vierteln und in dünne Scheiben schneiden. Sellerie waschen, putzen und in feine Scheibchen schneiden. Pilze abreiben, putzen und in feine Scheibchen schneiden. Kiwi, Sellerie und Pilze vorsichtig mit dem Thunfisch mischen.
2 Joghurt, Senf, Chilipulver, Salz und Pfeffer verrühren. Die Petersilie abbrausen, trockenschütteln, Blätter abzupfen und fein hacken. Mit dem Dressing unter den Salat mischen und im Kühlschrank etwa 15 Minuten durchziehen lassen.
3 Salatblätter waschen, putzen und den Thunfischsalat darauf anrichten.

DAS GLYX-SPIEL KANN BEGINNEN

🚶 Zucchini-Räucherlachs-Salat

Für 1 Person:
♦ 1 kleiner Zucchino (100 g) ♦ Salz ♦ 1 EL Weißweinessig ♦ schwarzer Pfeffer ♦ 1 EL Rapsöl ♦ ½ kleine rote Zwiebel ♦ 1 kleine Stange Sellerie ♦ 50 g Räucherlachsscheiben ♦ dazu: 100 g Joghurt ♦ 100 ml Mineralwasser ♦ Salz

Zubereitungszeit: 20 Minuten
Marinierzeit: 10 Minuten
Eiweißgehalt: 17,3 g

1 Den Zucchino waschen, putzen und klein würfeln. In kochendes Salzwasser geben und etwa 1 Minuten garen. Abgießen, abschrecken und gut abtropfen lassen. (Tipp für Eilige: den Zucchino roh verwenden.)
2 Aus Essig, Salz, Pfeffer und Öl eine Salatsauce rühren. Die Zwiebel schälen, fein würfeln und in der Sauce durchziehen lassen.
3 Den Sellerie waschen, putzen und in dünne Scheibchen, den Lachs in Streifen schneiden. Zucchino, Sellerie und Lachs vorsichtig in der Salatsauce wenden und etwa 10 Minuten durchziehen lassen.
4 Für den Drink Joghurt und Mineralwasser mit etwas Salz verquirlen.

🚶 Ingwer-Garnelen mit Asiasalat

Für 2 Personen:
♦ 150 g Garnelen (roh, ohne Kopf und Schale) ♦ 1 walnussgroßes Stück Ingwer ♦ 2 kleine Knoblauchzehen ♦ Salz ♦ schwarzer Pfeffer ♦ 125 g Mungobohnensprossen ♦ 3 Frühlingszwiebeln (etwa 70 g) ♦ 1 Möhre (etwa 75 g) ♦ 1 EL Limettensaft ♦ 1 EL Reis- oder Obstessig ♦ 2 EL Sojasauce ♦ 1 TL Sesamöl ♦ 2 EL Erdnussöl

Zubereitungszeit: 20 Minuten
Eiweißgehalt pro Portion: 17,8 g

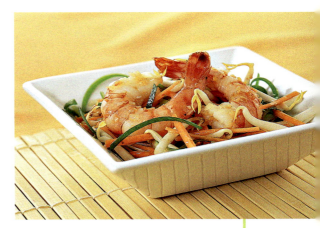

Nichts für »Das große Fressen«. Eher was für »Die himmlischen Töchter«: Ingwer-Garnelen mit Asiasalat. In jedem Fall: köstlich »light«.

1 Die Garnelen putzen, kalt abspülen und trockentupfen. Ingwer und Knoblauch schälen, sehr fein würfeln, mit Garnelen, Salz und Pfeffer vermischen und ziehen lassen.
2 Inzwischen die Sprossen verlesen, abbrausen und abtropfen lassen. Frühlingszwiebeln waschen, putzen und in etwa 4 cm lange, feine Streifen schneiden. Möhre schälen und in feine Stifte schneiden.
3 Limettensaft, Essig, Sojasauce, Sesamöl und 1 EL Erdnussöl verrühren. Sprossen, Zwiebeln und Möhre darin wenden.
4 Das übrige Öl in einer Pfanne erhitzen, die Garnelen darin auf beiden Seiten in 2–3 Minuten rosa braten. Sofort mit dem Asiasalat servieren.

🚶 Thailändisches Edelfisch-Carpaccio *

Für 2 Personen:
♦ 125 g frisches Lachsfilet (ohne Haut) ♦ 125 g frisches Seeteufelfilet ♦ 1 TL Sesamöl ♦ 1 EL Reisessig ♦ 2 EL Limettensaft ♦ schwarzer Pfeffer ♦ 1 EL Sojasauce ♦ 1 EL Fischsauce ♦ 1 EL Erdnussöl ♦ ½ Bund Koriandergrün ♦ 1 TL gerösteter Sesam

Der schnelle Fatburner-Imbiss

> **TIPP**

Imbiss-Ideen für ganz Eilige

♦ 150 g frisches Sauerkraut mit 1/2 geraspeltem, säuerlichem Apfel, 1 TL Zitronensaft und 150 g Joghurt vermischen. Dazu 1/4 l Buttermilch trinken.
♦ 50 g gekochte Nudeln vom Vortag mit 30 g Rucola, 1 klein gewürfelten Tomate, 1 EL Rotweinessig, Salz, Pfeffer und 2 TL Olivenöl als Salat anmachen. 50 g geräucherte Hähnchenbrust in Streifen untermischen.
♦ 1 große Tomate in Scheiben schneiden. 200 g Joghurt mit 1/2 Bund gehacktem Dill verrühren, die Tomaten damit überziehen.
♦ 1 kleine Birne in Spalten schneiden, mit 1 EL Zitronensaft beträufeln. Mit 40 g Roquefort, 40 g Bündner Fleisch in dünnen Scheiben und 1 Büschel Kresse anrichten.
♦ 80 g Feta in Streifen mit 1 kleinen Tomate in Scheiben, 50 g Gurkenscheiben und 4 grünen Oliven anrichten. Mit edelsüßem Paprikapulver bestäuben.
♦ Je 1 kleinen Kohlrabi und Apfel raspeln, mit 1 EL Zitronensaft, Salz, Pfeffer und 2 TL Haselnussöl vermischen. Dazu 50 g Räucherlachs servieren. *
♦ 50 g Thunfisch im eigenen Saft (Dose) zerpflücken, mit 4 fein geschnittenen Radieschen, 1 TL Kapern, 2 TL Weißweinessig, Salz, Pfeffer und 2 TL Olivenöl vermengen.
♦ 1 geräuchertes Makrelenfilet mit 2 EL Zitronen-Mixed-Pickles (Seite 165) servieren.
♦ 50 g Corned-Beef-Scheiben mit 100 g Quarkcreme, verrührt mit 2 TL geriebenem Meerrettich, anrichten.
♦ 1 kleine rote Paprikaschote klein würfeln, 40 g Bündner Fleisch klein schneiden. Mit 1 TL Senf und 100 g Joghurt verrühren.

Fehlt die Beilage, dann servieren Sie eine Scheibe GLYX-niedrig-Brot dazu.

Zubereitungszeit: 20 Minuten
Eiweißgehalt pro Portion: 22,6 g

1 Lachs- und Seeteufelfilet abbrausen, trockentupfen und in sehr dünne Scheiben schneiden – am besten geht das, wenn Sie den Fisch vorher etwa 1 Std. im Gefrierfach anfrieren lassen.
2 Zwei große Teller mit dem Sesamöl einpinseln und die Fischscheiben abwechselnd überlappend darauf ausbreiten.
3 Für die Marinade den Reisessig, Limettensaft, Pfeffer, Sojasauce, Fischsauce und Öl verquirlen, über den Fisch träufeln. Den Koriander abbrausen, trockenschütteln, die Blättchen abzupfen und mit dem Sesam aufs Carpaccio streuen.

> *Tipp:* Zusätzlich 1 fein gewürfelte kleine scharfe Chilischote darüber streuen.

Fisch-Spinat-Salat mit Kräuterdressing

Für 2 Personen:
♦ 150 g zarter Blattspinat ♦ 150 g Rotbarschfilet ♦ 50 g ausgelöstes Krabbenfleisch (Nordseekrabben) oder Shrimps ♦ 2 EL Zitronensaft ♦ 2 EL Olivenöl ♦ Salz ♦ schwarzer Pfeffer ♦ 2 EL Weißweinessig ♦ 4 EL Gemüsebrühe ♦ 1 TL Dijon-Senf ♦ 1/2 Bund Dill ♦ 6 Blätter Basilikum

Zubereitungszeit: 25 Minuten
Eiweißgehalt pro Portion: 20,6 g

1 Den Spinat waschen, gut abtropfen lassen, verlesen und putzen. Den Fisch waschen, trockentupfen und in etwa 2 x 2 cm große Stücke schneiden. Krabbenfleisch abtropfen lassen. Fisch und Krabben getrennt mit jeweils 1 EL Zitronensaft beträufeln.
2 In einer beschichteten Pfanne 1/2 EL Öl erhitzen, die Fischstücke darin pro Seite 3–4

Kleine Zwischen- durch-Snacks

Minuten braten. Herausnehmen, mit Salz und Pfeffer würzen.
3 Für das Dressing Essig, Brühe, Senf, Salz, Pfeffer und übriges Olivenöl verquirlen. Dill abbrausen, abzupfen und fein hacken, Basilikum abreiben, in feine Streifen schneiden. Kräuter unter die Marinade rühren.
4 Die Spinatblätter auf zwei Tellern anrichten. Krabben und Fisch darauf verteilen und mit dem Kräuter-Senf-Dressing beträufeln.

Marinierte Forellenfilets mit Tomaten *

Für 2 Personen:
♦ 2 Forellenfilets (je etwa 80 g) oder 4 Eglifilets (insgesamt etwa 140 g) ♦ 250 g Tomaten ♦ 1 Frühlingszwiebel ♦ 1 Schalotte ♦ 1 kleine Knoblauchzehe ♦ 1 EL Olivenöl ♦ 6 EL trockener Weißwein ♦ 1 EL Weißweinessig ♦ 1 EL Zitronensaft ♦ Salz ♦ schwarzer Pfeffer

Zubereitungszeit: 20 Minuten
Marinierzeit: 12 Std.
Eiweißgehalt pro Portion: 19,4 g

1 Die Fischfilets waschen, trockentupfen und in eine flache Schale legen.
2 Die Tomaten mit heißem Wasser überbrühen, abschrecken, häuten, halbieren, entkernen und in kleine Würfel schneiden. Frühlingszwiebel waschen, putzen und in feine Ringe schneiden. Schalotte und Knoblauchzehe pellen und sehr fein würfeln.
3 Das Öl in einer Pfanne erhitzen, Schalotte, Knoblauch und Frühlingszwiebel darin etwa 3 Minuten andünsten. Tomatenwürfel dazugeben. Wein, Essig und Zitronensaft angießen, mit Salz und Pfeffer würzen. Einmal aufkochen lassen.
4 Den kochend heißen Sud über die Fischfilets gießen, abdecken und über Nacht im Kühlschrank durchziehen lassen.

Für Tage, an denen Sie hungrig sind – und für diejenigen, die ihre fünf Mahlzeiten einfach brauchen.
➤ Wählen Sie einen Snack aus. Der zweite sollte ein Fatburner-Drink sein (Seite 170).
➤ Snacks, die mit * gekennzeichnet sind, eignen sich auch für die Fatburner-Woche.
➤ Die süßen Snacks dürfen Sie ab der dritten Diätstufe ruhig auch mal nach dem Essen genießen.
➤ Und die Gemüsesticks (Seite 184) können Sie als Vitalstoff-Doping den ganzen Tag über begleiten. Keine Angst: Sie locken kein Insulin.

Kohlrabi mit Basilikumquark *

Für 1 Portion:
1 kleinen Kohlrabi in dünne Spalten schneiden. Für den Dip 3 EL (75 g) Magerquark mit 2 EL Mineralwasser, Salz und Pfeffer cremig rühren. 1 EL gehacktes Basilikum untermischen.

Zubereitungszeit: 10 Minuten
Eiweißgehalt: 12,1 g

Tomaten-Mozzarella- Spießchen

Für 1 Portion:
6 kleine Kirschtomaten und 40 g Mozzarella light (32 % Fett i.Tr.) in dünnen Scheibchen abwechselnd mit 6 Basilikumblättern auf drei Holzspießchen stecken.

Zubereitungszeit: 10 Minuten
Eiweißgehalt: 8,2 g

➤ *Variante:* Den Mozzarella zur Abwechslung durch Feta ersetzen.

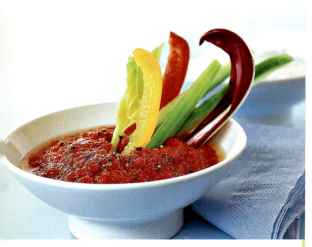

Mensch, ärgere dich nicht – dip lieber! Gemüsestreifen sind Nervennahrung und Slimfood.

🚶 Gemüsesticks mit zwei Dips *

Für 1 Portion:
250 g gemischtes Gemüse – zwei bis drei Sorten (z.B. Gurke, gelbe und rote Paprikaschote, Kohlrabi, Fenchel, Staudensellerie, Radieschen, Rettich, Frühlingszwiebeln, Eisbergsalat, Chicorée, Radicchio) waschen, putzen oder schälen und in dünne, lange Streifen schneiden. Mit einem der beiden folgenden Dips servieren.

Sesam-Dip

100 g Joghurt mit 2 TL Tahin (Sesampaste) und 1 TL Zitronensaft verrühren. 1 EL fein gehackte Petersilie untermischen, mit Salz und Cayennepfeffer pikant abschmecken.

Tomaten-Dip

2 kleine Tomaten waschen und vom Stielansatz befreien, mit 2 TL Tomatenmark und 1 TL Olivenöl pürieren. Mit 1 TL Aceto Balsamico, Salz und Pfeffer würzen.

Zubereitungszeit: 10 Minuten
Eiweißgehalt: 7,7 g

🚶 Sprossensalat *

Für 1 Portion:
100 g frische Mungobohnensprossen mit je 1 EL Zitronensaft und Sojasauce, Pfeffer und 1 TL Erdnussöl vermischen. Auf 2 Radicchioblätter verteilen.

Zubereitungszeit: 5 Minuten
Eiweißgehalt: 3,6 g

🚶 Zwiebelfrischkäse

Für 1 Portion:
2 EL körniger Frischkäse mit 1 TL Rapsöl und 1 fein geschnittenen Frühlingszwiebel verrühren. Mit edelsüßem Paprikapulver fein bestäuben.

Zubereitungszeit: 5 Minuten
Eiweißgehalt: 3,1 g

🚶 Apfelfrischkäse

Für 1 Portion:
2 EL körniger Frischkäse mit ½ kleinen geraspelten Apfel, 1 TL Zitronensaft und 1 TL Akazienhonig vermischen.

Zubereitungszeit: 5 Minuten
Eiweißgehalt: 2,9 g

➤ **Variante:** Den Frischkäse mit 1 EL Orangensaft verrühren. Fein mit Instant-Kaffeepulver bestäuben.

🚶 Beerensorbet

Für 1 Portion:
80 g beliebige Beeren (z.B. Erdbeeren, Himbeeren, Brombeeren) mit je 1 TL Zitronensaft und Ahornsirup sowie 100 g Kefir pürieren. Im Gefrierfach gefrieren lassen, zwischendurch umrühren.

Zubereitungszeit: 5 Minuten
Gefrierzeit: 2–3 Std.
Eiweißgehalt: 4,3 g

▶ *Tipp:* Am besten gleich die drei- bis vierfache Menge auf Vorrat zubereiten und bei Bedarf antauen lassen.

🏃 Erdbeer-Kokos-Joghurt

Für 1 Portion:
100 g Magermilchjoghurt mit 1 EL ungesüßter Kokosmilch (Dose) verrühren. 80 g Erdbeeren klein schneiden und dazurühren.

Zubereitungszeit: 5 Minuten
Eiweißgehalt: 4,2 g

🏃 Feigen mit Zimtdickmilch

Für 1 Portion:
1 große oder 2 kleine Feigen in Spalten schneiden. 2 EL Dickmilch mit 1 Messerspitze Zimtpulver verrühren und die Feigen damit überziehen.

Zubereitungszeit: 5 Minuten
Eiweißgehalt pro Portion: 1,8 g

🏃 Nektarinenquark

Für 1 Portion:
Von 1 reifen Nektarine (oder Pfirsich, Pflaumen, Aprikosen) 3 Spalten abschneiden, die übrige Frucht klein schneiden und mit 2 TL Zitronensaft, 2 EL Magerquark und 1 TL Frutilose (flüssige Obstsüße) pürieren. Mit den Nektarinenspalten garnieren.

Zubereitungszeit: 10 Minuten
Eiweißgehalt: 3,6 g

> ### ➤ TIPP
>
> ### *Noch ein paar schnelle Snack-Ideen*
>
> ♦ 2 EL körnigen Frischkäse mit 2 EL gehackten Kräutern (z. B. Petersilie, Schnittlauch, Basilikum) und 1 TL Olivenöl verrühren.
> ♦ 2 Pumpernickeltaler mit 1 TL Tomatenmark bestreichen. Mit 1 EL gehackten Kräutern (z. B. Dill, Petersilie) bestreuen.
> ♦ 2 Tomaten in Scheiben schneiden, anrichten. Mit Salz, Pfeffer und 2 TL Olivenöl würzen. Mit 1 TL Parmesanspänen belegen.
> ♦ 100 g Magerquark mit 80 g geraspelter Gurke, 1 TL Leinöl und Salz vermischen.
> ♦ 150 g fettarmen Joghurt oder 150 ml ungesüßten Fruchtsaft (z. B. Apfel-, Orangen- oder Sauerkirschsaft) in Eiswürfelbehältern mit Stieldeckel gefrieren lassen.
> ♦ 100 g Erdbeeren mit Stiel in Dip aus 3 EL Quarkcreme (0,2 % Fett), 1 TL Frutilose (flüssige Obstsüße) und Mark von 1/2 Vanilleschote stippen.
> ♦ 4 getrocknete Aprikosen oder 3 Backpflaumen in geschmolzener bitterer Schokolade (mindestens 60 % Kakaoanteil) wenden, erstarren lassen.
> ♦ 200 g Buttermilch mit 1 EL Fatburner-Marmelade (Seite 163) verquirlen, als Drink servieren.
> ♦ 2 EL Müsli (Seite 162) mit je 2 EL Dickmilch und fettarmer Milch verrühren. Kaffeepulver darüber stäuben.
> ♦ 2 EL Erdbeeren, Himbeeren oder Heidelbeeren mit einer Gabel zerdrücken und spiralförmig unter 3 EL Magerquark ziehen.
> ♦ Spalten von 1 Apfel mit 2 TL Zitronensaft beträufeln, mit 1 TL Sesam bestreuen.

Lauter köstliche Hauptsachen

Kochen Sie sich einmal am Tag etwas, worauf Sie Lust haben.
➤ Die Rezepte für die Fatburner-Woche sind mit * gekennzeichnet. Lassen Sie in dieser Woche abends die kohlenhydrathaltige Beilage weg (Kartoffeln, Nudeln, Reis, Brot). Essen Sie vorweg eine Fatburner-Suppe oder einen Salat.
➤ Die Gemüseportionen dürfen Sie beliebig erhöhen (außer gekochte Karotten).
➤ Auf der dritten Stufe der GLYX-Diät picken Sie sich einfach heraus, auf was Sie Lust haben. Sorgen Sie für Abwechslung. Nicht jeden Tag Fleisch, öfter mal Fisch.

Gedämpftes Frühlingsgemüse

Für 1 Portion:
♦ 1 kleiner Kohlrabi (etwa 200 g) ♦ 125 g weißer Spargel ♦ 1 Hand voll Zuckerschoten (etwa 30 g) ♦ 2 Frühlingszwiebeln (etwa 50 g) ♦ Salz ♦ 125 g Quarkcreme (0,2 % Fett) ♦ 2 TL Zitronensaft ♦ etwas abgeriebene Zitronenschale (unbehandelt) ♦ 1 TL Leinöl ♦ schwarzer Pfeffer aus der Mühle ♦ dazu: 60 g Vollkornspaghetti

Zubereitungszeit: 30 Minuten
Eiweißgehalt: 19 g

1 Kohlrabi, Spargel, Zuckerschoten und Frühlingszwiebeln putzen und schälen oder waschen. Kohlrabi halbieren und in dünne Scheiben schneiden. Spargel, Zuckerschoten und Frühlingszwiebeln ganz lassen.
2 In einen Topf etwa 2 cm hoch Salzwasser aufkochen lassen. Das Gemüse in dem passenden Dämpfeinsatz auf den Topf setzen und zugedeckt bei mittlerer Hitze etwa 20 Minuten dämpfen.
3 Inzwischen den Quark mit Zitronensaft, Zitronenschale und Salz cremig verrühren.
4 Fertiges Gemüse auf einem vorgewärmten Teller anrichten, mit Leinöl beträufeln,

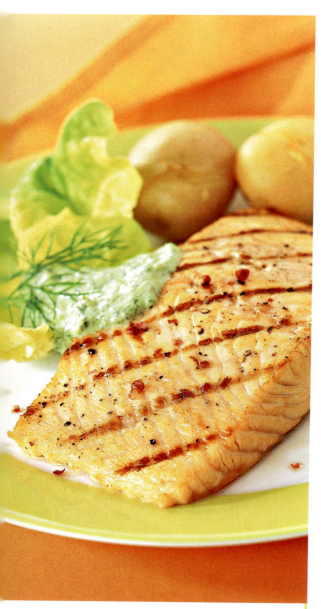

Guter Zug: Fisch auf dem Teller setzt die Fettzelle schachmatt ... Das Rezept für Lachsfilet mit grüner Sauce steht auf Seite 190.

leicht salzen und pfeffern. Die Zitronencreme dazu servieren.
♦ Als Beilage die Vollkornspaghetti in Salzwasser garen.

🏃 Tomaten-Bulgur mit Gremolata

Für 1 Person:
♦ 1 kleine Zwiebel ♦ 2 TL Sonnenblumenöl ♦ 80 g Bulgur (grober Weizengrieß) ♦ 200 ml Gemüsebrühe ♦ 1 Fleischtomate (etwa 250 g) ♦ Salz ♦ schwarzer Pfeffer ♦ 1/2 unbehandelte Zitrone ♦ 1 kleine Knoblauchzehe ♦ 4 Stängel Petersilie ♦ 150 g Joghurt

Zubereitungszeit: 30 Minuten
Eiweißgehalt: 16,3 g

1 Die Zwiebel schälen und fein würfeln. In dem heißen Öl glasig dünsten. Den Bulgur dazugeben und unter Rühren kurz anbraten. Mit der Brühe ablöschen, aufkochen und zugedeckt bei milder Hitze etwa 10 Minuten quellen lassen.
2 Inzwischen die Tomate waschen, vom Stielansatz befreien, vierteln und entkernen. Das Fruchtfleisch klein würfeln, unter den Bulgur mischen und etwa 5 Minuten ziehen lassen. Mit Salz und Pfeffer abschmecken.
3 Die Schale der Zitrone abreiben. Die Knoblauchzehe schälen und fein würfeln. Die Petersilie waschen, trockenschütteln, Blätter abzupfen und hacken. Zitronenschale, Knoblauch und Petersilie mischen und die Gremolata auf den fertigen Tomaten-Bulgur streuen. Mit dem Joghurt servieren.

🏃 Gurkenpfanne mit Sprossen

Für 1 Person:
♦ 1 kleine Gurke (etwa 250 g) ♦ 1 kleine rote Paprikaschote (etwa 125 g) ♦ 50 g Mungobohnensprossen ♦ 1 kleine Zwiebel ♦ 1 kleine Knoblauchzehe ♦ 100 g Tofu ♦ 2 TL Erdnussöl ♦ 6 EL Gemüsebrühe ♦ 1 EL Sojasauce ♦ 1 TL Erdnussmuß ♦ Salz ♦ schwarzer Pfeffer ♦ dazu: 45 g Naturreis

Zubereitungszeit: 25 Minuten
Eiweißgehalt: 19,6 g

1 Den Tofu würfeln. Die Gurke schälen, längs halbieren, entkernen und in etwa 5 cm lange, fingerdicke Streifen schneiden. Paprikaschote waschen, putzen und in feine Streifen schneiden. Sprossen abbrausen und gut abtropfen lassen. Die Zwiebel und Knoblauchzehe schälen und fein würfeln.
2 Das Öl in einer beschichteten Pfanne erhitzen, Zwiebel und Knoblauch glasig dünsten. Paprika, Gurke und Tofu dazugeben und etwa 3 Minuten unter Rühren braten.
3 Die Brühe angießen, Sojasauce und Erdnussmuß einrühren und etwa 5 Minuten dünsten. Die Sprossen einrühren, salzen und pfeffern.
♦ Mit gekochtem Naturreis servieren.

🏃 Spinat-Hirse mit Shiitake

Für 1 Person:
♦ 40 g Hirse ♦ Salz ♦ 80 g frische Shiitakepilze ♦ 1 kleine gelbe Paprikaschote ♦ 100 g zarter Blattspinat ♦ 1 Schalotte ♦ 1 Knoblauchzehe ♦ 2 TL Olivenöl ♦ schwarzer Pfeffer aus der Mühle ♦ 1 EL geriebener Parmesan

Zubereitungszeit: 30 Minuten
Eiweißgehalt: 26 g

1 Die Hirse mit 100 ml Salzwasser aufkochen und bei geringer Hitze etwa 20 Minuten quellen lassen.
2 Inzwischen die Shiitakepilze abreiben, Stiele entfernen und Pilzkappen in feine

Lauter köstliche Hauptsachen

Streifen schneiden. Paprikaschoten waschen, putzen und in kleine Würfel schneiden. Spinat waschen, verlesen und harte Stiele abtrennen. Schalotte und Knoblauch schälen und fein würfeln.

3 Das Öl in einer Pfanne erhitzen, Schalotte und Knoblauch darin glasig dünsten. Paprika und Shiitake dazugeben und unter Rühren etwa 3 Minuten braten. Spinat und Hirse hinzufügen, untermischen, mit Salz und Pfeffer würzen.

4 Das Hirsegemüse auf einem vorgewärmten Teller anrichten und mit dem Parmesan bestreuen.

Mangoldröllchen in Tomatensauce

Für 2 Personen:
♦ 4 große Mangoldblätter (etwa 300 g) ♦ Salz ♦ 1 Schalotte ♦ 1 Knoblauchzehe ♦ 2 EL Olivenöl ♦ 50 g Grünkernschrot ♦ 1/8 l Gemüsebrühe ♦ 500 g Tomaten ♦ schwarzer Pfeffer ♦ 4 Stängel Petersilie ♦ 2 EL Ricotta Finetta (13 % Fett) ♦ dazu: 1/2 l Buttermilch

Zubereitungszeit: 1 Std.
Eiweißgehalt pro Portion: 16,5 g

1 Die Mangoldblätter waschen, putzen, Stiele abschneiden und klein würfeln. Blätter in kochendem Salzwasser etwa 1 Minute blanchieren, dann abschrecken und gut abtropfen lassen.

2 Schalotte und Knoblauchzehe schälen und fein würfeln. 1 EL Öl erhitzen, Schalotte, Knoblauch und Hälfte der Mangoldstiele etwa 5 Minuten dünsten. Grünkernschrot einrühren, mit der Brühe ablöschen und zugedeckt bei schwacher Hitze etwa 20 Minuten quellen lassen.

3 Inzwischen die Tomaten mit heißem Wasser überbrühen, abschrecken, häuten, vierteln und entkernen, dann in kleine Würfel schneiden. Übriges Öl erhitzen, Mangoldstiele darin kurz andünsten. Tomaten dazugeben und etwa 10 Minuten köcheln lassen, salzen und pfeffern.

4 Die Petersilie abbrausen, trockenschütteln, abzupfen und fein hacken. Mit dem Ricotta unter den gequollenen Grünkern mischen. Mit Salz und Pfeffer würzen. Grünkernmasse auf dem breiteren, unteren Ende der Mangoldblätter verteilen. Seite einschlagen und nach oben aufrollen.

5 Die Mangoldröllchen in der Tomatensauce zugedeckt bei mittlerer Hitze 10 Minuten schmoren lassen. Auf Tellern anrichten.
♦ Dazu die Buttermilch trinken.

Brokkoli-Aprikosen-Curry *

Für 2 Personen:
♦ 300 g aufgetauter tiefgekühlter Brokkoli ♦ 1 kleine Zwiebel ♦ 1 kleine Knoblauchzehe ♦ 1 kleine rote Paprikaschote (etwa 150 g) ♦ 4 getrocknete Aprikosen ♦ 2 Frühlingszwiebeln ♦ 1 EL Erdnussöl ♦ 1 EL gehackte Kürbiskerne ♦ 200 ml Gemüsebrühe ♦ 1/2 TL Currypulver ♦ 1/2 TL Kurkuma ♦ Salz ♦ schwarzer Pfeffer ♦ 250 g Sojajoghurt ♦ etwas Koriandergrün zum Garnieren

Zubereitungszeit: 30 Minuten
Eiweißgehalt pro Portion: 15 g

1 Den Brokkoli in kleine Röschen teilen. Zwiebel und Knoblauchzehe schälen und fein würfeln. Paprikaschote waschen, vierteln und in kleine Würfel, Aprikosen in feine Streifen schneiden. Frühlingszwiebeln waschen, putzen und fein schneiden.

2 Das Öl erhitzen, Zwiebel und Knoblauch darin glasig dünsten. Brokkoli und Kürbiskerne hinzufügen, mit der Brühe ablöschen und etwa 5 Minuten köcheln lassen.

3 Paprika, Aprikosen und Frühlingszwiebeln zum Gemüse geben, mit Curry, Kurkuma, Salz und Pfeffer würzen und zugedeckt bei milder Hitze noch etwa 5 Minuten köcheln lassen.
4 Das Curry anrichten und jeweils 1 dicken Klecks Joghurt obendrauf geben. Mit Koriandergrün garnieren.

🏃 Gemüsespieße mit Roquefortsauce *

Für 2 Personen:
♦ 8 kleine Champignons (80 g) ♦ 1 kleine gelbe Paprikaschote ♦ 1 kleiner, dünner Zucchino (etwa 100 g) ♦ 8 Cocktailtomaten ♦ 2 EL Olivenöl ♦ Salz ♦ schwarzer Pfeffer ♦ je 1/2 TL getrockneter Oregano und Thymian ♦ 200 g Joghurt ♦ 2 EL saure Sahne ♦ 2 TL Zitronensaft ♦ 30 g Roquefort ♦ 1 EL gehackte Petersilie ♦ dazu: 400 ml Kefir

Zubereitungszeit: 25 Minuten
Eiweißgehalt pro Portion: 16,5 g

1 Die Champignons abreiben und putzen. Paprikaschote halbieren, putzen, waschen und in etwa 3 x 3 cm große Stücke schneiden. Zucchino waschen, putzen und quer in knapp 1 cm dicke Scheiben schneiden. Tomaten waschen. Gemüse abwechselnd auf 4 Holz- oder Metallspieße stecken.
2 Öl, Salz, Pfeffer, Oregano und Thymian in einer flachen Schale verrühren. Die Gemüsespieße damit rundherum einpinseln.
3 Den Grill des Backofens vorheizen. Die Spieße auf den mit Alufolie belegten Rost legen und etwa 10 Minuten grillen, dabei zwischendurch wenden.
4 Für den Dip Joghurt, saure Sahne und Zitronensaft verrühren. Den Roquefort mit einer Gabel fein zerdrücken und unter die Joghurtsauce rühren. Die Petersilie zuletzt untermischen. Dazu den Kefir trinken.

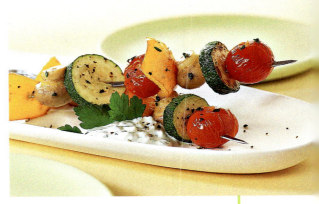

Tipp von Pippi Langstrumpf: kunterbunte Gemüsespieße. Machen stark, fröhlich, fit und schlank.

▶ *Tipp:* Um die Enden der Holzspieße Alufolie wickeln, damit sie nicht anbrennen.

🏃 Tomaten-Seelachs *

Für 1 Person:
♦ 100 g Seelachs ♦ Salz ♦ schwarzer Pfeffer ♦ 2 TL Zitronensaft ♦ 2 TL Olivenöl ♦ 2 Tomaten ♦ 1 TL Pinienkerne ♦ 1 TL Kapern ♦ 4 Stängel Petersilie ♦ dazu: 45 g Naturreis

Zubereitungszeit: 30 Minuten
Eiweißgehalt pro Portion: 22,3 g

1 Den Fisch waschen und mit Küchenpapier abtrocknen. Auf beiden Seiten salzen und pfeffern, mit Zitronensaft beträufeln.
2 Den Backofen auf 200° vorheizen. Eine kleine Gratinform mit 1 TL Olivenöl einstreichen. Die Tomaten waschen, vom Blütenansatz befreien und in nicht zu dünne Scheiben schneiden. In der Form verteilen, leicht salzen und pfeffern. Den Seelachs darauf legen.
3 Die Pinienkerne und Kapern grob hacken. Die Petersilie waschen, trockenschütteln, die Blätter abzupfen und ebenfalls ha-

cken. Pinienkerne, Kapern und Petersilie mischen und auf den Fisch streuen. Mit dem restlichen Öl beträufeln. Im Ofen auf der mittleren Schiene bei 180° (Umluft) 15–20 Minuten dünsten.
♦ Dazu gekochten Naturreis servieren.

🏃 Lachsfilet mit grüner Sauce

Foto Seite 190. Für 1 Person:
♦ 100 g Lachsfilet (ohne Haut) ♦ Salz ♦ schwarzer Pfeffer ♦ 1/2 Bund gemischte Kräuter (Basilikum, Schnittlauch, Petersilie, Estragon) ♦ 1 kleine Gewürzgurke ♦ 2 TL Essig ♦ 1/2 TL scharfer Senf ♦ 2 TL Rapsöl ♦ 100 g Joghurt ♦ 1 Kopfsalatblatt ♦ 1 Zitronenspalte ♦ dazu: 2 kleine Pellkartoffeln

Zubereitungszeit: 25 Minuten
Eiweißgehalt: 27,2 g

1 Das Lachsfilet waschen, mit Küchenpapier abtrocknen und beidseitig mit Salz und Pfeffer würzen.

2 Die Kräuter abbrausen, trockenschütteln, die Blätter abzupfen und fein hacken. Die Gurke in kleine Würfel schneiden. Beides mit Essig, Senf und 1 TL Öl verrühren. Den Joghurt untermischen, salzen und pfeffern.
3 Eine Grillpfanne mit dem übrigen Öl einpinseln und stark erhitzen. Das Lachsfilet darin pro Seite etwa 3 Minuten bei mittlerer Hitze braten.
4 Den Lachs auf einem Teller auf dem Salatblatt anrichten. Mit der grünen Sauce überziehen und mit der Zitrone garnieren.
♦ Dazu die Pellkartoffeln servieren.

🏃 Karibisches Fischfilet mit Zitrusfrüchten *

Für 2 Personen:
♦ 300 g Lengfisch- oder Rotbarschfilet ♦ 1 rosa Grapefruit ♦ 2 Orangen ♦ 2 EL Limettensaft ♦ 1 kleine rote Chilischote ♦ 1/4 TL gemahlener Kreuzkümmel ♦ 1/4 TL Oregano ♦ Salz ♦ schwarzer Pfeffer ♦ 1 1/2 EL Rapsöl ♦ 1 TL pflanzliches Bindemittel (aus dem Reformhaus) ♦ dazu: 45 g Naturreis

Zubereitungszeit: 20 Minuten
Marinierzeit: 30 Minuten
Eiweißgehalt pro Portion: 28,4 g

1 Fischfilet waschen und trockentupfen. Grapefruit und Orangen schälen, die Filets zwischen den Trennwänden herausschneiden, den abtropfenden Saft dabei auffangen.
2 Für die Marinade Grapefruit-, Orangen- und Limettensaft verrühren. Chilischote waschen, putzen und sehr fein würfeln. Mit dem Kreuzkümmel, Oregano, Salz und Pfeffer unter den Saft mischen. Über den Fisch geben und etwa 30 Minuten ziehen lassen.
3 Den Fisch abtropfen lassen, mit Küchenpapier trockentupfen und die Marinade beiseite stellen.

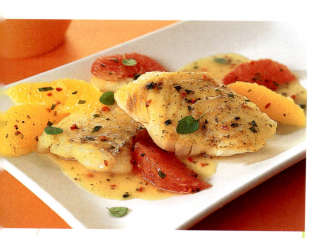

Schlanker Tipp vom Traumschiffkoch: Karibisches Fischfilet mit Grapefruit, Orangen und Limettensaft.

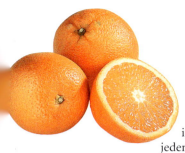

4 In einer Pfanne 1 EL Öl erhitzen, die Fischfilets darin 3–4 Minuten von jeder Seite braten. Gleichzeitig das übrige Öl erhitzen und die Grapefruit- und Orangenfilets darin heiß werden lassen. Übrige Marinade angießen, Bindemittel einrühren und einmal aufkochen lassen. Die Zitrussauce zu den Fischfilets servieren.
♦ Dazu reichen Sie gekochten Naturreis als Beilage.

🚶 Garnelenreis

Für 1 Person:
♦ 1/2 Zucchino (etwa 80 g) ♦ 1/2 rote oder gelbe Paprikaschote (etwa 80 g) ♦ 1 kleine rote Zwiebel ♦ 1 kleine Knoblauchzehe ♦ 2 TL Olivenöl ♦ 50 g Parboiled-Naturreis ♦ 100 ml Gemüsefond oder -brühe ♦ 100 g Shrimps (Tiefseegarnelen) ♦ Salz ♦ schwarzer Pfeffer ♦ 1–2 TL Zitronensaft

Zubereitungszeit: 30 Minuten
Eiweißgehalt: 26,8 g

1 Den Zucchino und die Paprikaschote waschen, putzen und in kleine Würfel schneiden. Zwiebel und Knoblauchzehe abziehen und fein würfeln.
2 Das Öl in einem Topf erhitzen, Zwiebel und Knoblauch darin kurz andünsten. Zucchino und Paprika dazugeben und etwa 2 Minuten mitdünsten. Den Reis einrühren und kurz anbraten. Fond oder Brühe angießen und den Reis zugedeckt bei mittlerer Hitze 20–25 Minuten quellen lassen.
3 Inzwischen die Shrimps in einem Sieb abbrausen, gut abtropfen lassen und zum Schluss unter den Reis mischen. Mit Salz, Pfeffer und Zitronensaft abschmecken. Etwa 5 Minuten ziehen lassen.

➤ *Variante:* Statt der Shrimps 100 g Thunfisch im eigenen Saft (Dose) nehmen.

🚶 Dorade im Lauchbett

Für 2 Personen:
♦ 1 Dorade (etwa 500 g; am besten vom Fischhändler ausnehmen und schuppen lassen) ♦ 2 EL Zitronensaft ♦ Salz ♦ schwarzer Pfeffer ♦ 1 Stück frischer Ingwer (etwa 1 cm) ♦ 1 kleine Zwiebel ♦ 1 Knoblauchzehe ♦ 2 Stangen Lauch (etwa 400 g) ♦ 1 1/2 EL Olivenöl ♦ 1 säuerlicher Apfel (z. B. Boskop, etwa 200 g) ♦ 100 ml Gemüsebrühe ♦ 1 Zweig Majoran ♦ Öl zum Einfetten

Zubereitungszeit: 50 Minuten
Eiweißgehalt pro Portion: 28 g

1 Die Dorade waschen und mit Küchenpapier trockentupfen. Die Haut mehrfach schräg einschneiden. Den Fisch innen und außen mit Zitronensaft, Salz und Pfeffer einreiben. Ingwer schälen, in feine Scheibchen schneiden, in die Bauchhöhle stecken.
2 Zwiebel und Knoblauchzehe schälen und fein würfeln. Lauch putzen, gut waschen und schräg in dünne Scheiben schneiden.
3 Den Backofen auf 200° vorheizen. 1 EL Öl erhitzen, Zwiebel und Knoblauch darin andünsten. Lauch dazugeben und unter Rühren etwa 5 Minuten anbraten. Den Apfel waschen, vierteln, schälen und entkernen, die Viertel in kleine Stücke schneiden und unter den Lauch mischen. Die Brühe angießen, mit Salz und Pfeffer würzen.
4 Eine ofenfeste Form mit Öl einstreichen. Lauchgemüse darin verteilen, Dorade und den abgespülten Zweig Majoran darauf legen. Mit der Zitronenmarinade vom Fisch und dem übrigen Olivenöl beträufeln. Im heißen Ofen (Mitte, Umluft 180°) etwa 30 Minuten garen, zwischendurch mit der Dünstflüssigkeit beträufeln.

Lauter köstliche Hauptsachen

🚶 Gedämpfter Heilbutt mit Orangen-Koriander-Sauce

Für 2 Personen:

♦ 150 g Joghurt ♦ 50 g saure Sahne ♦ 1 unbehandelte Orange ♦ 1/2 TL Dijon-Senf ♦ 1/2 TL Currypulver ♦ 1 kleine Schalotte ♦ 8 Stängel Koriandergrün ♦ 300 g Heilbuttfilet ♦ 2 EL Zitronensaft ♦ Salz ♦ 1/2 TL gemahlener Piment ♦ dazu: 4 kleine Pellkartoffeln oder 90 g Naturreis

Zubereitungszeit: 25 Minuten
Eiweißgehalt pro Portion: 30 g

1 Für die Sauce den Joghurt mit saurer Sahne verrühren. Orange heiß waschen, abtrocknen, die Schale fein abreiben und mit dem Senf und Curry unterrühren. Schalotte schälen und fein würfeln. Koriandergrün abbrausen, trockenschütteln, abzupfen und hacken. Schalotte und Koriander untermischen. Die Sauce kalt stellen.
2 Den Heilbutt waschen und trockentupfen, auf beiden Seiten mit Zitronensaft, Salz und Piment würzen. Filets auf einen Dämpfeinsatz legen, auf den passenden Topf setzen und über einer Handbreit kochendem Salzwasser zugedeckt bei mittlerer Hitze 8–10 Minuten dämpfen. Die Koriandersauce dazu servieren.
♦ Als Beilage gibt es Pellkartoffeln oder gekochten Naturreis.

🚶 Thunfisch in Folie *

Für 2 Personen:

♦ 2 Scheiben Thunfisch (je etwa 100 g) ♦ 1 EL Zitronensaft ♦ 1 EL Olivenöl ♦ 1/2 TL abgeriebene Zitronenschale (unbehandelt) ♦ Salz ♦ schwarzer Pfeffer ♦ 1 kleine Knoblauchzehe ♦ 1 kleiner Zucchino (etwa 150 g) ♦ 1 rote oder gelbe Paprikaschote ♦ 1 weiße Zwiebel ♦ 1 Zweig Rosmarin ♦ dazu: 4 kleine Pellkartoffeln oder 90 g Naturreis

Zubereitungszeit: 50 Minuten
Eiweißgehalt pro Portion: 24 g

1 Die Thunfischfilets waschen und trockentupfen. Zitronensaft, Olivenöl, Zitronenschale, Salz und Pfeffer gründlich miteinander verrühren. Die Knoblauchzehe pellen und dazupressen. Die Fischfilets mit der Marinade bestreichen und etwa 20 Minuten ziehen lassen.
2 Den Backofen auf 200° vorheizen. Den Zucchino waschen, putzen, längs halbieren und in dünne Scheiben schneiden. Die Paprikaschote waschen, putzen und in feine Streifen schneiden. Die Zwiebel schälen und in schmale Spalten schneiden. Den Rosmarin abbrausen, die Blätter abzupfen und grob hacken.
3 Zwei große Stücke Alufolie (jeweils etwa 20 x 50 cm) mit etwas Marinade einstreichen. Zucchino, Paprika, Zwiebeln und Rosmarin darauf verteilen, salzen und pfeffern. Jeweils 1 Scheibe Fisch darauf legen, restliche Marinade darüber träufeln und die Folie über dem Fisch fest verschließen. Im vorgeheizten Ofen (Mitte, Umluft 180°) etwa 25 Minuten garen.
♦ Als Beilage gibt es Pellkartoffeln oder gekochten Naturreis.

🚶 Zitronenschnitzel mit Linsengemüse

Für 1 Person:

♦ 100 g Putenschnitzel ♦ 1/4 TL abgeriebene Zitronenschale (unbehandelt) ♦ schwarzer Pfeffer aus der Mühle ♦ 1 Bund Suppengrün ♦ 1 Schalotte ♦ 2 TL Öl ♦ 60 g rote Linsen ♦ 1/2 TL gemahlener Koriander ♦ Salz ♦ 2 TL Tomatenmark ♦ 1/8 l Gemüsebrühe

Zubereitungszeit: 30 Minuten
Eiweißgehalt: 35 g

1 Das Fleisch waschen, trocknen und auf beiden Seiten mit der Zitronenschale und Pfeffer einreiben. Suppengrün waschen, putzen und in kleine Würfel schneiden. Schalotte abziehen und fein würfeln.
2 In einem Topf 1 TL Öl erhitzen, Schalotten und Suppengrün darin kurz anbraten. Linsen, Koriander, Salz, Pfeffer und Tomatenmark dazugeben, Brühe angießen und alles zugedeckt bei milder Hitze etwa 15 Minuten garen.
3 Das übrige Öl in einer kleinen beschichteten Pfanne erhitzen. Das Schnitzel darin auf beiden Seiten in etwa 8 Minuten goldbraun braten. Das Linsengemüse abschmecken und mit dem Fleisch anrichten.

Gefüllte Hähnchenbrust mit Artischockengemüse

Für 2 Personen:
♦ 2 kleine Hähnchenbrustfilets (je etwa 100 g) ♦ Salz ♦ schwarzer Pfeffer ♦ ½ Bund Petersilie ♦ 2 TL grüne Tapenade (Olivenpaste) ♦ 4 kleine Artischocken (je etwa 75 g) ♦ 2 EL Zitronensaft ♦ 125 g grüner Spargel ♦ je 1 kleine rote und gelbe Paprikaschote ♦ 1 Zwiebel ♦ 1 Knoblauchzehe ♦ 1 ½ EL Olivenöl ♦ 150 ml Gemüsefond

Zubereitungszeit: 45 Minuten
Eiweißgehalt pro Portion: 26,5 g

1 Die Hähnchenfilets waschen, trockentupfen und quer aufschneiden, sodass eine tiefe Tasche entsteht. Innen und außen mit Salz und Pfeffer einreiben. Petersilie waschen, trockenschütteln, Blättchen abzupfen und fein hacken, mit der Tapenade vermischen. Die Farce in die Einschnitte der Hähnchenfilets streichen, mit Holzstäbchen zustecken.

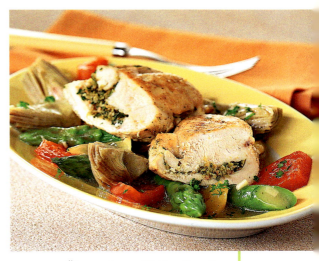

Überzeugt sogar Chicken-Run-Fans: Gefüllte Hähnchenbrust mit Artischockengemüse. Garantiert ohne Knetmasse.

2 Von den Artischocken die Stiele und das obere Drittel abschneiden, die äußeren Blätter entfernen. Artischocken längs vierteln, die inneren strohigen Blätter und das Heu entfernen. Alle Schnittstellen sofort mit dem Zitronensaft beträufeln, damit sie nicht braun werden. Spargel waschen, putzen und nur im unteren Drittel schälen. Die Stangen schräg in etwa 4 cm lange Stücke schneiden. Paprikaschoten waschen, putzen und in etwa 2 cm große Stücke schneiden. Die Zwiebel pellen, längs in schmale Spalten schneiden. Knoblauchzehe schälen.
3 1 EL Öl erhitzen, Zwiebel und zerdrückten Knoblauch glasig dünsten. Artischocken und Spargel dazugeben, 2–3 Minuten andünsten. Fond angießen, zugedeckt bei mittlerer Hitze etwa 10 Minuten dünsten. Die Paprika dazugeben und weitere 5 Minuten garen, salzen und pfeffern.
4 Gleichzeitig das übrige Öl in einer Grillpfanne erhitzen. Die Hähnchenfilets darin bei mittlerer Hitze 5–6 Minuten von jeder Seite goldbraun braten. Mit dem Artischockengemüse servieren.

Hähnchenspieße mit Apfelsalat

Für 1 Person:
♦ 100 g Hähnchenbrustfilet ♦ 1 Knoblauchzehe ♦ 2 TL Sojasauce ♦ 2 TL Öl ♦ 1 säuerlicher Apfel ♦ 2 EL Limettensaft ♦ 2 Frühlingszwiebeln ♦ 5 Basilikumblätter ♦ Salz ♦ Cayennepfeffer ♦ 1 kleine rote Zwiebel ♦ dazu: 40 g Hirse ♦ 80 ml Gemüsebrühe

Zubereitungszeit: 30 Minuten
Eiweißgehalt: 25,1 g

1 Das Hähnchenfilet waschen, trockentupfen und in etwa 1,5 cm kleine Würfel schneiden. Die Knoblauchzehe schälen und zerdrücken, mit der Sojasauce und 1 TL Öl verrühren. Das Fleisch darin wenden und etwa 10 Minuten ziehen lassen.
2 Inzwischen den Apfel vierteln, schälen und entkernen. Die Viertel in kleine Stücke schneiden und sofort mit dem Limettensaft beträufeln. Die Frühlingszwiebeln waschen, putzen und in feine Ringe schneiden, mit dem übrigen Öl unter die Apfelstücke mischen. Basilikumblätter abreiben, grob hacken und untermischen. Mit Salz und Cayennepfeffer abschmecken.
3 Die rote Zwiebel schälen, in breite Spalten schneiden und die Zwiebelschichten auseinander nehmen. Abwechselnd Zwiebelstücke und Hähnchenfiletwürfel auf zwei Holz- oder Metallspieße stecken.
4 Den Grill des Elektroofens vorheizen. Die Spieße darin auf beiden Seiten in 6–8 Minuten goldbraun braten, zwischendurch wenden. Mit dem Apfelsalat servieren.
♦ Als Beilage die Hirse in der Gemüsebrühe aufkochen und zugedeckt etwa 20 Minuten quellen lassen.

Gratinierter Chicorée *

Für 1 Person:
♦ 80 g Kalbsschnitzel ♦ 1 kleine Zwiebel ♦ 1 Tomate (etwa 80 g) ♦ 4 Stängel Petersilie ♦ 1 TL Öl ♦ 2 EL Vollkorn-Semmelbrösel ♦ Salz ♦ schwarzer Pfeffer ♦ 3–4 Chicoréeblätter ♦ 2 EL geriebener Emmentaler

Zubereitungszeit: 30 Minuten
Eiweißgehalt: 25,7 g

1 Das Fleisch waschen, mit Küchenpapier trockentupfen und in sehr kleine Würfel schneiden. Zwiebel schälen und fein würfeln. Tomate waschen, vom Stielansatz befreien und ebenfalls klein würfeln. Petersilie waschen, trockenschütteln, Blättchen abzupfen und fein hacken.
2 Den Backofen auf 225° vorheizen. Das Öl in einer beschichteten Pfanne erhitzen, Fleisch und Zwiebel darin unter Rühren etwa 3 Minuten braten. Die Pfanne vom Herd nehmen und Tomaten, Petersilie und Semmelbrösel untermischen. Mit Salz und Pfeffer würzen.
3 Eine kleine Gratinform mit den Chicoréeblättern auslegen, die Fleischmischung darauf verteilen und mit dem Käse bestreuen. Im Backofen (Mitte, Umluft 200°) etwa 10 Minuten überbacken.

Geschmortes Champignonkaninchen

Für 4 Personen:
♦ 1 küchenfertiges Kaninchen (etwa 1,2 kg) oder Kaninchenteile ♦ Salz ♦ schwarzer Pfeffer ♦ 500 g Eiertomaten ♦ 3 Knoblauchzehen ♦ 150 g Schalotten ♦ 2 EL Olivenöl ♦ 100 ml trockener Weißwein ♦ 1/4 l Hühnerfond (aus dem Glas) ♦ 1 Zweig Rosmarin ♦ 2 Zweige Salbei ♦ 2 Lorbeerblätter ♦ 150 g kleine weiße Champignons

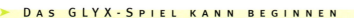

Zubereitungszeit: 30 Minuten
Schmorzeit: 1 Stunde
Eiweißgehalt pro Portion: 25 g

1 Das Kaninchen in 8 Teile zerlegen, waschen und trockentupfen. Die Stücke rundherum mit Salz und Pfeffer einreiben.
2 Tomaten heiß überbrühen, abschrecken, häuten und vierteln. Knoblauchzehen schälen, Schalotten pellen und längs halbieren.
3 Den Backofen auf 200° vorheizen. Das Öl in einem Bräter erhitzen. Die Kaninchenteile darin bei mittlerer Hitze in 6–8 Minuten von allen Seiten goldbraun anbraten. Zerdrückten Knoblauch und Schalotten dazugeben und andünsten. Mit Wein und Fond ablöschen. Tomaten und Kräuter dazugeben. Im Ofen (2. Schiene von unten, Umluft 180°) etwa 1 Std. schmoren.
4 Inzwischen die Champignons putzen, abreiben und nach etwa 45 Minuten zum Kaninchen geben, bis zum Schluss mitgaren.

➤ *Tipp:* Wer es ein bisschen scharf liebt, brät mit Schalotten und Knoblauch noch 1 fein gewürfelte rote Pfefferschote an.

Kalbsgulasch mit Zucchini

Für 2 Personen:
♦ 200 g mageres Kalbfleisch (aus der Hüfte) ♦ 1 Zwiebel ♦ 1 Knoblauchzehe ♦ 2 TL Erdnussöl ♦ Salz ♦ schwarzer Pfeffer ♦ abgeriebene Schale von 1/2 unbehandelten Zitrone ♦ 1/8 l Kalbsfond (aus dem Glas) ♦ 1 Zucchino (etwa 250 g) ♦ 1 TL Thymian ♦ 1 EL Crème légère

Zubereitungszeit: 1 Stunde
Eiweißgehalt pro Portion: 25 g

1 Das Fleisch waschen, trockentupfen und in etwa 3 cm große Würfel schneiden. Zwiebel abziehen, halbieren und in feine Halbringe schneiden. Knoblauchzehe pellen und fein hacken.
2 Öl erhitzen, das Fleisch darin in 5 Minuten anbraten, salzen und pfeffern. Fleisch herausnehmen, Zwiebel und Knoblauch im Bratfett glasig dünsten. Fleisch und Zitronenschale dazugeben, mit dem Fond auffüllen und alles 30 Minuten köcheln lassen.
3 Inzwischen den Zucchino waschen, putzen, längs halbieren und in etwa 1,5 cm dünne Scheiben schneiden. Nach 20 Minuten zum Fleisch geben. Thymian hinzufügen und alles zugedeckt bei mittlerer Hitze noch 10 Minuten schmoren lassen.
4 Kurz vor Ende der Garzeit die Crème légère einrühren, noch 2–3 Minuten köcheln lassen. Mit Salz und Pfeffer abschmecken.
♦ Dazu schmecken Vollkornnudeln (insgesamt 40 g Rohgewicht).

Würzige Putenschnitzel mit Gemüsesauce

Für 2 Personen:
♦ 2 dünne Putenschnitzel (je etwa 100 g) ♦ 1 kleine Zwiebel ♦ 1 Tomate ♦ 1 Stange Sellerie ♦ 1 Frühlingszwiebel ♦ 1 Knoblauchzehe ♦ 8 Stängel Koriandergrün ♦ 100 g Chi-

---

> ### ➤ INFO
>
> ### *Fleisch schnell & köstlich*
>
> Besonders »light« geht's mit dem Wok. Einfach 1 EL Oliven-, Raps- oder Erdnussöl im Wok stark erhitzen und klein geschnittenes, mageres Fleisch oder Geflügel kurz darin anbraten. Besonders aromatisch wird Fleisch auf dem Grill. Alternative: der heiße Stein. Auch hierzu können Sie ruhig Oliven- oder Rapsöl verwenden, denn sie dürfen erhitzt werden. Keine Angst vor Benzpyrenen: Ein Klecks Senf entschärft die gefährlichen Stoffe auf leicht gebräunten Steaks.

nakohl ♦ 1 EL Limettensaft ♦ 1 EL Weißweinessig ♦ 1 EL Worcestersauce ♦ Salz ♦ schwarzer Pfeffer ♦ 2 TL Erdnussöl ♦ 1 EL Tomatenketchup (aus dem Reformhaus) ♦ dazu: 45 g Vollkornreis

Zubereitungszeit: 30 Minuten
Marinierzeit: 20 Minuten
Eiweißgehalt pro Portion: 25,9 g

1 Das Fleisch waschen und trockentupfen. Zwiebel schälen und klein würfeln. Die Tomate waschen, Stielansatz entfernen und die Tomate achteln. Sellerie und Frühlingszwiebel waschen, putzen und fein schneiden. Die Knoblauchzehe pellen und fein hacken. Das Koriandergrün waschen, trockenschütteln, abzupfen und hacken. Den Chinakohl waschen, putzen und in feine Streifen schneiden.
2 Zwiebel, Tomate, Sellerie, Frühlingszwiebel, Knoblauch und Koriander mit Limettensaft, Essig, Worcestersauce, Salz und Pfeffer vermischen. Fleisch in der Marinade wenden und etwa 20 Minuten ziehen lassen.
3 Das Öl erhitzen, Putenschnitzel darin 3–4 Minuten auf jeder Seite braten. Herausnehmen und warm stellen. Würzmarinade, Tomatenketchup und $1/8$ l Wasser einrühren und aufkochen lassen. Kohlstreifen dazugeben und noch etwa 5 Minuten köcheln lassen. Gemüsesauce zu den Putenschnitzeln servieren.
♦ Als Beilage passt gekochter Vollkornreis.

➤ TIPP

Hauptsachen für ganz Eilige

♦ 1 Zucchino oder 1 kleine Aubergine längs in Scheiben schneiden, salzen und mit 2 EL Olivenöl goldbraun braten. Dazu einen Dip aus 150 g Joghurt, 1 EL Zitronensaft und $1/2$ Bund gehacktem Dill servieren.
♦ 300 g tiefgekühltes Mischgemüse in $3/8$ l Gemüsebrühe köcheln. 100 g Kabeljaufiletstücke in die Suppe geben, 5 Minuten ziehen lassen.
♦ 125 g gekochte Nudeln mit 50 g Shiitakepilzen in Streifen, 1 klein gewürfelten gelben Paprikaschote und 100 g gewürfeltem Tofu in 1 EL Rapsöl braten.
♦ 200 g gemischtes, tiefgekühltes Gemüse nach Packungsvorschrift dünsten, mit 1 EL Sojasauce würzen. Mit 100 g gebratenen Putenbruststreifen und 125 g gekochten Nudeln (50 g Rohgewicht) vermischen.
♦ 40 g Naturreis in $1/8$ l Gemüsebrühe quellen lassen. 200 g tiefgekühlten, aufgetauten Blattspinat und 100 g Garnelen untermischen. 5 Minuten leise köcheln lassen. Mit Salz und Pfeffer abschmecken.
♦ 100 g Magerquark mit 2 EL Milch, $1/2$ klein gewürfelten roten Paprikaschote, Salz und Pfeffer verrühren. Dazu 2 Pellkartoffeln.
♦ 100 g Putenfiletstreifen mit 100 g Champignonscheibchen in 2 TL Öl braten, mit 1 EL Crème légère verfeinern, salzen und pfeffern.
♦ 100 g Hähnchenbrustfilet in 1 EL Öl braten. 100 g aufgetauten Tiefkühl-Blattspinat pürieren, mit 50 ml Gemüsebrühe, Salz und Pfeffer garen, zum Fleisch servieren.
♦ 300 g tiefgekühltes Mischgemüse in $1/4$ l Gemüsebrühe köcheln. 100 g Rotbarschfiletstücke untermischen. Mit Salz, Pfeffer und 2 TL Zitronensaft würzen. Mit 100 g gekochtem Naturreis (45 g Rohgewicht) servieren.
♦ 150 g tiefgekühltes Schollenfilet braten. Dazu 100 g Quarkcreme mit $1/2$ Kästchen gehackter Kresse, Salz und Pfeffer servieren.

Plus: Nix basta mit Pasta

Fatburner-Nudelsaucen

➤ Wer keine Lust hat, aufwändig zu kochen, ist mit einer schnellen Nudelsauce gut bedient. Einfach dazu 50 g Nudeln (Rohgewicht) wie Spaghetti, Linguine, Tagliatelle, Penne, Rigatoni, Spirelli al dente kochen.

➤ Fehlt noch Eiweiß für den Tag, einfach aufstocken mit einem Milch- oder Sojaprodukt Ihrer Wahl.

Feine Tomatensauce

Für 4 Portionen:
♦ 1 Zwiebel ♦ 1 Knoblauchzehe ♦ 2 Stangen Sellerie ♦ 1 kg reife Tomaten ♦ 1 EL Olivenöl ♦ 1 TL frisch gehackter Rosmarin ♦ Salz ♦ schwarzer Pfeffer ♦ pro Portion 4 Basilikumblätter

Zubereitungszeit: 1 Std.
Eiweißgehalt pro Portion: 1,3 g

1 Zwiebel und Knoblauchzehe schälen und fein würfeln. Den Sellerie waschen, putzen und in kleine Würfel schneiden.
2 Die Tomaten mit heißem Wasser überbrühen, abschrecken und häuten, dann vierteln und entkernen. Das Tomatenfruchtfleisch würfeln.
3 Das Öl erhitzen, Zwiebel und Knoblauchzehe darin kurz andünsten. Den Sellerie hinzufügen und etwa 3 Minuten mitdünsten. Tomaten, Rosmarin, Salz und Pfeffer dazugeben und alles etwa 30 Minuten offen köcheln lassen.
4 Die Sauce noch mal abschmecken. Sofort heiß in ein Glas mit Schraubdeckel füllen. Abkühlen lassen und im Kühlschrank aufbewahren.
5 Vor Gebrauch mit einem sauberen Löffel 3–4 EL entnehmen, aufwärmen und mit bissfest gekochten Nudeln servieren. Die Basilikumblätter grob hacken und aufstreuen.

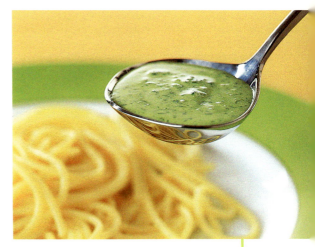

Welch ein Segen ist Pasta für die Hüfte! Wahrscheinlich würden sich Don Camillo und Peppone um diese Tofusauce prügeln.

➤ *Tipps:* Außerhalb der Saison 1 Dose geschälte Tomaten (800 g) statt frischer nehmen. Die Sauce lässt sich prima auf Vorrat kochen und hält sich etwa 10 Tage.

Grüne Tofusauce

Für 1 Portion:
♦ 1 kleine Zwiebel ♦ 1 TL Öl ♦ 80 g Tofu ♦ 100 ml Gemüsebrühe ♦ 1 EL saure Sahne ♦ 1 TL Pesto (Rezept Seite 198 oder aus dem Glas) ♦ 2 EL fein gehackte Kräuter (z. B. Petersilie, Schnittlauch, Dill) ♦ Salz ♦ schwarzer Pfeffer

Zubereitungszeit: 15 Minuten
Eiweißgehalt: 8,1 g

1 Die Zwiebel schälen, fein würfeln und in dem heißen Öl glasig braten.
2 Inzwischen den Tofu auf einem Teller mit einer Gabel zerdrücken, zur Zwiebel geben und 1–2 Minuten anbraten. Die Brühe

angießen, umrühren und die Sauce zugedeckt bei milder Hitze etwa 3 Minuten köcheln lassen.
3 Den Topf vom Herd nehmen, die Sauce glatt pürieren. Saure Sahne, Pesto und Kräuter unterrühren. Die Sauce mit Salz und Pfeffer abschmecken.

🚶 Basilikum-Pesto

Für 4 Portionen (ergibt etwa 180 g):
♦ 30 g Cashewkerne ♦ 50 g Basilikumblätter ♦ 1 Knoblauchzehe ♦ Salz ♦ 6 EL kaltgepresstes Olivenöl ♦ 4 EL Gemüsefond ♦ 30 g geriebener Parmesan ♦ schwarzer Pfeffer

Zubereitungszeit: 20 Minuten
Eiweißgehalt pro Portion: 4,2 g

1 Die Cashewkerne hacken und in einer Pfanne ohne Fett goldbraun rösten. Die Basilikumblätter abreiben und hacken. Die Knoblauchzehe schälen und grob hacken.
2 Die Cashewkerne, das Basilikum und den Knoblauch leicht salzen. Im Mixer oder mit dem Pürierstab fein pürieren. Nach und nach das Öl und den Fond unter die Paste rühren, bis sie feinkörnig und sämig ist. Den Parmesan untermischen und mit Pfeffer abschmecken.
3 Den Pesto in ein Glas mit Schraubdeckel füllen, mit Olivenöl bedecken.
4 Bei Bedarf 3 TL entnehmen, eventuell mit 1 EL Nudelkochwasser vermischen und mit 125 g bissfest gekochten Nudeln (50 g Rohgewicht) servieren.

> ➤ *Tipp:* Auch diese Sauce können Sie auf Vorrat kochen. Sie hält sich im Kühlschrank etwa 2 Wochen.

🚶 Champignon-Fenchel-Sauce

Für 1 Portion:
♦ 150 g kleine weiße Champignons ♦ 2 TL Olivenöl ♦ $1/2$ TL zerdrückte Fenchelsamen ♦ 2 EL trockener Weißwein ♦ $1/8$ l Gemüsefond oder -brühe ♦ $1/2$ TL pflanzliches Bindemittel (aus dem Reformhaus) ♦ 1 EL saure Sahne ♦ Salz ♦ schwarzer Pfeffer ♦ 3 Stängel Petersilie

Zubereitungszeit: 20 Minuten
Eiweißgehalt: 4,4 g

1 Die Pilze abreiben, putzen und in feine Scheibchen schneiden.
2 Das Öl in einer Pfanne erhitzen, Pilze und Fenchelsamen darin etwa 3 Minuten andünsten, bis die ausgetretene Flüssigkeit verdampft ist. Mit dem Wein ablöschen und kurz einkochen lassen. Dann Fond oder Brühe angießen und alles weitere 5 Minuten bei milder Hitze köcheln lassen. Bindemittel einrühren und kurz aufkochen lassen.
3 Die Pfanne vom Herd nehmen, die saure Sahne untermischen. Mit Salz und Pfeffer würzen. Die Petersilie waschen, Blätter abzupfen, fein hacken und darauf streuen.

🚶 Brokkoli-Mandel-Creme

Für 1 Portion:
♦ 150 g aufgetauter tiefgekühlter Brokkoli ♦ 1 Schalotte ♦ 2 TL Rapsöl ♦ 150 ml Gemüsefond oder -brühe ♦ Salz ♦ schwarzer Pfeffer ♦ Muskatnuss, frisch gerieben ♦ 1 EL Sahne ♦ 2 TL gehackte Mandeln

Zubereitungszeit: 25 Minuten
Eiweißgehalt: 7,6 g

1 Den Brokkoli in kleine Röschen schneiden. Die Schalotte schälen und in feine Würfel schneiden.

2 Das Öl erhitzen, die Schalotte darin glasig dünsten. Den Brokkoli dazugeben und kurz mit dünsten. Den Fond oder die Brühe angießen und zugedeckt bei mittlerer Hitze etwa 10 Minuten dünsten.
3 Den Brokkoli samt Flüssigkeit pürieren, mit Salz, Pfeffer und Muskat würzen. Die Sahne unterrühren, Mandeln aufstreuen.

Kohlrabi-Käse-Sauce

Für 1 Portion:
♦ 1 kleiner Kohlrabi (etwa 200 g) ♦ 1 kleine Zwiebel ♦ 2 TL Rapsöl ♦ 1/8 l Gemüsebrühe ♦ 2 EL fettarmer Frischkäse (0,2 % Fett; 50 g) ♦ 1/2 TL pflanzliches Bindemittel (aus dem Reformhaus) ♦ Salz ♦ schwarzer Pfeffer ♦ 1 TL Zitronensaft ♦ 1/2 Kästchen Kresse

Zubereitungszeit: 20 Minuten
Eiweißgehalt: 11,3 g

1 Den Kohlrabi putzen, schälen und in kleine Würfel schneiden. Die Zwiebel abziehen und fein würfeln.
2 Das Öl erhitzen, die Zwiebel darin glasig dünsten. Den Kohlrabi dazugeben und etwa 3 Minuten andünsten. Die Brühe angießen und zugedeckt weitere 5 Minuten garen.
3 Den Käse und das Bindemittel unterrühren und einmal kurz aufkochen lassen. Mit Salz, Pfeffer und Zitronensaft abschmecken. Nach Belieben die Hälfte der Sauce pürieren. Die Kresse abbrausen, abschneiden und auf die Sauce streuen.

Asiatische Gemüsesauce

Für 1 Portion:
♦ 1 kleiner Zucchino (etwa 100 g) ♦ 1 kleine Möhre (etwa 50 g) ♦ 4 frische Shiitakepilze ♦ 2 kleine Frühlingszwiebeln ♦ 1 kleine Knoblauchzehe ♦ 2 TL Erdnussöl ♦ 1 gehäufter TL Weizenvollkornmehl ♦ 1/8 l Gemüsebrühe ♦ 1 EL trockener Sherry ♦ 1 EL Sojasauce ♦ Salz ♦ schwarzer Pfeffer

Zubereitungszeit: 25 Minuten
Eiweißgehalt: 7,8 g

1 Den Zucchino und die Möhre putzen, schälen und fein würfeln. Die Shiitakepilze abreiben, Stiele entfernen und Hüte in feine Streifen schneiden. Die Frühlingszwiebeln waschen, putzen und in feine Ringe schneiden. Den Knoblauch pellen und winzig klein würfeln.
2 Das Öl in einer Pfanne erhitzen, Frühlingszwiebeln und Knoblauch kurz darin anbraten. Zucchino, Möhre und Pilze dazugeben und 2–3 Minuten unter Rühren mitbraten.
3 Mit dem Mehl bestäuben und kurz anschwitzen. Brühe, Sherry und Sojasauce angießen, unter Rühren aufkochen und zugedeckt bei schwacher Hitze etwa 5 Minuten köcheln lassen. Mit Salz und Pfeffer abschmecken.

Curry-Joghurt-Sauce

Für 1 Portion:
♦ 1 kleine Zwiebel ♦ 1 kleine Knoblauchzehe ♦ 1 TL Öl ♦ 1 TL scharfes Currypulver ♦ 100 ml Gemüsefond oder -brühe ♦ 1 TL pflanzliches Bindemittel (aus dem Reform-

> **TIPP**
>
> *Andere Beilage?*
>
> Sie können die Saucen natürlich auch zu Vollkornreis essen. Oder zu Quinoa, dem eiweißreichen Getreide der Inkas. Rechnen Sie pro Portion 3 gehäufte EL, das entspricht etwa 45 Gramm.

haus) ♦ 150 g Joghurt ♦ Salz ♦ schwarzer Pfeffer ♦ 1–2 TL Zitronensaft ♦ 6 Stängel Schnittlauch

Zubereitungszeit: 15 Minuten
Eiweißgehalt: 6,4 g

1 Zwiebel und Knoblauchzehe abziehen, fein würfeln und in dem heißen Öl glasig dünsten. Mit dem Curry bestäuben und kurz anschwitzen. Den Fond oder die Brühe dazugießen, das Bindemittel einrühren, aufkochen und etwa 5 Minuten köcheln lassen.
2 Die Sauce vom Herd nehmen, den Joghurt unterrühren. Mit Salz, Pfeffer und Zitronensaft abschmecken. Die Sauce warm halten, aber nicht mehr kochen lassen.
3 Den Schnittlauch waschen, trockenschütteln und in feine Röllchen schneiden, zum Schluss untermischen.

Paprika-Miso-Sauce

Für 1 Portion:
♦ 1 kleine Zwiebel ♦ 1 kleine rote Paprikaschote (etwa 150 g) ♦ 2 TL Olivenöl ♦ 1 TL Paprikapulver, edelsüß ♦ 1 TL Hatcho-Miso (Sojabohnenpaste) ♦ 1/8 l Gemüsebrühe ♦ 1/2 TL pflanzliches Bindemittel (aus dem Reformhaus) ♦ Salz ♦ schwarzer Pfeffer

Zubereitungszeit: 20 Minuten
Eiweißgehalt : 2,3 g

1 Die Zwiebel schälen und fein würfeln. Die Paprikaschote waschen, putzen und in kleine Würfel schneiden.
2 Das Öl in einem Topf erhitzen, die Zwiebel und Paprikaschote darin etwa 3 Minuten dünsten. Das Paprikapulver darüber stäuben, kurz anschwitzen, dann die Misopaste einrühren und beim Umrühren zerdrücken.
3 Die Brühe angießen, das Bindemittel einrühren. Aufkochen und zugedeckt bei schwacher Hitze etwa 5 Minuten köcheln lassen, bis die Sauce leicht sämig ist. Mit Salz und Pfeffer abschmecken.

Spargel-Garnelen-Sauce

Für 1 Portion:
♦ 125 g grüner Spargel ♦ 1 Schalotte ♦ 1 kleine Knoblauchzehe ♦ 2 TL Olivenöl ♦ 1/8 l Gemüsefond oder -brühe ♦ 1 EL Crème légère ♦ 1 TL pflanzliches Bindemittel (aus dem Reformhaus) ♦ Salz ♦ schwarzer Pfeffer ♦ 1 TL Zitronensaft ♦ 50 g Shrimps (Tiefseegarnelen)

Zubereitungszeit: 25 Minuten
Eiweißgehalt: 13,4 g

1 Den Spargel putzen, nur im unteren Drittel schälen und schräg in dünne Scheibchen schneiden. Schalotte und Knoblauch pellen und fein würfeln.
2 Das Öl erhitzen, Schalotte und Knoblauch darin glasig dünsten. Den Spargel dazugeben und etwa 3 Minuten anbraten. Den Fond oder die Brühe angießen, aufkochen und bei mittlerer Hitze ohne Deckel 5–7 Minuten einkochen lassen.
3 Die Crème légère und das Bindemittel einrühren, mit Salz, Pfeffer und Zitronensaft würzen. Die Shrimps dazugeben und kurz erwärmen.

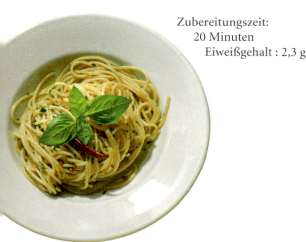

▶ Das GLYX-Spiel kann beginnen

Und nach der Diät?

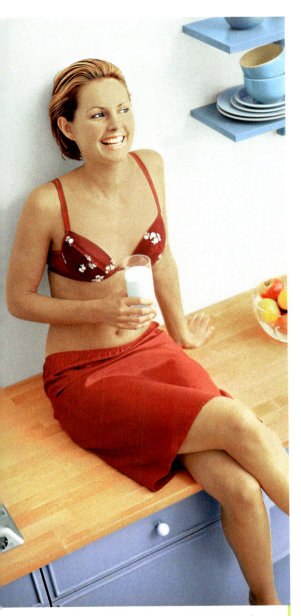

Nach der Vier-Wochen-GLYX-Diät haben Sie ein Gefühl gewonnen, das Ihnen zeigt, wie das Leben schlank weitergeht. Wetten, dass …?

Es gibt kein danach. Nach vier Wochen haben Sie ein Gefühl. Ein Gefühl dafür, was Ihrem Körper, Ihrer Seele gut tut. Und dieses Gefühl ist so stark, dass Sie das, was Ihnen gut tut, beibehalten wollen.

Schlankbleiben ist sooo einfach …

Solange Sie Zucker als ein Gewürz verwenden, Weißmehl und andere Lebensmittel mit GLYX-hoch nur in kleinen Portionen genießen, Fatburner in Ihr Leben einbauen, nehmen Sie ab – und bleiben schlank.

Lassen Sie sich nicht nur von der Industrie ernähren. Stecken Sie einfach ein bisschen mehr Zeit in Ihr Essen. Machen Sie aus Dingen, die Ihnen gut tun, ein Ritual. Aus Obst und Gemüse, aus dem Trampolin, aus Fisch, aus dem Einkaufen, aus dem Wasser- oder Teetrinken. Natürlich sollte Bewegung weiterhin wie das Atmen zu Ihrem Leben gehören. Beginnen Sie den Tag, Ihren Tag mit dem Trampolin. Bauen Sie kleine Fatburner-Bewegungseinheiten in Ihren Alltag ein. Benutzen Sie das Auto weniger, den Aufzug weniger, setzen Sie dafür Ihre Füße, Ihre Muskeln mehr ein.

Keine Angst: Verzichten muss keiner. Notieren Sie sich, auf welche »Dickmacher« Sie momentan nicht verzichten wollen, weil sie Sie glücklich und zufrieden machen. Und diese Dinge bauen Sie in Ihr neues Leben ein. Die Praline für gute Laune, die Pizza am Samstagabend. Das Sieben-Gänge-Menü beim Sternekoch. Den Braten bei Mama.

Denn, und das ist der wichtigste Satz in diesem Buch, mit ihm möchte ich enden: Hier und da einen Faultag einzulegen oder genussvoll zu »sündigen«, macht nicht dick; wohl aber, wenn Sie 365 Tage im Jahr im Sessel sitzen, den Gaumen mit Genussvermittlern glücklich machen – und dabei Ihre 70 Billionen Körperzellen vergessen. Die brauchen *Lebens*mittel.

Zum Nachschlagen

Bücher, die weiterhelfen

- Arndt, Klaus/Albers, Torsten: **Handbuch Protein und Aminosäuren.** Novagenics, Arnsberg
- Boeckel, F. Johannes: **Meditationspraxis.** Mosaik, München
- Buschmann, Birgit/Luginbühl-Jurczyk, Ingrid: **Dynamic Rebounding.** Chi-Edition, Dieticon, Schweiz
- Cooper, Kenneth H.: **Gesundheitsfaktor Ernährung.** BLV, München
- Daiber, Claudia: **Essen, das glücklich macht.** Weltbild, München
- Davison, G.W.P.: **Runde Sache – große Wirkung.** Joachim Heymans, Schöngeising
- **Der Brockhaus. Ernährung.** Brockhaus, Mannheim
- Elmadfa, Ibrahim/Aign, Waltraute/Muskat, Erich/Fritzsche, Doris: **Die große GU Nährwert-Kalorien-Tabelle.** Gräfe und Unzer, München
- Geo-Wissen. **Ernährung & Gesundheit.** Heft Nr. 28
- Gniech, Gisela: **Essen und Psyche.** Springer, Berlin, Heidelberg, New York
- Grillparzer, Marion: **Die magische Kohlsuppe – das Kultbuch.** Gräfe und Unzer, München
- Grillparzer, Marion: **Fatburner. So einfach schmilzt das Fett weg.** Gräfe und Unzer, München
- Hamm, Michael: **Fit und schlank mit dem GLYX.** Midena, München
- Heymans, Joachim: **Trimilin rebounding.** Joachim Heymans, Schöngeising
- Hopfenzitz, Petra: **GU Kompass Mineralstoffe.** Gräfe und Unzer, München
- Kasper, Heinrich: **Ernährungsmedizin und Diätetik.** Urban & Fischer, München
- Kraske, Eva-Maria: **Wie neugeboren durch Säure-Basen-Balance.** Gräfe und Unzer, München
- Meta, Markus/Haromy, Tuli P.: **Der neue Mann.** Piper, München
- Müller, Sven-David: **Kalorienampel.** Midena, München
- Pape, Detlef/Schwarz, Rudolf/Gillessen, Helmut: **Gesund – vital – schlank.** Deutscher Ärzte-Verlag, Köln
- Seiwert, Lothar: **Das Bumerang-Prinzip. Mehr Zeit fürs Glück.** Gräfe und Unzer, München
- Strunz, Ulrich: **Forever young. Das Erfolgsprogramm** und **Das Ernährungsprogramm**. Gräfe und Unzer, München
- Strunz, Ulrich/Jopp, Andreas: **Fit mit Fett.** Heyne, München
- Unger-Göbel, Ulla: **GU Kompass Vitamine.** Gräfe und Unzer, München
- Weigerstorfer, Richard: **Bio-Wippen. Das Training der Zukunft.** Licht-Quell-Verlag, Regensburg
- Worm, Nicolai: **Syndrom X oder Ein Mammut auf den Teller.** Hallwag, Bern und München

Hilfreiche Adressen

- **Verbraucherzentrale Bundesverband e.V.**
Markgrafenstrasse 66
10969 Berlin
Tel: (030) 25 800-0
Fax: (030) 25 800-518
info@vzbv.de
www.vzbv.de

- **Bund Ökologische Lebensmittelwirtschaft**
Marienstraße 19–20
10117 Berlin
Tel: (030) 28482-300,
Fax: (030) 28482-309
info@boelw.de
www.boelw.de

- **aid infodienst
Verbraucherschutz · Ernährung · Landwirtschaft e. V.**
Friedrich-Ebert-Straße 3
53177 Bonn
Tel: 0228 8499-0
Fax: 0228 8499-177
www.aid.de

Infos online

Infos für Verbraucher
www.verbraucherministerium.de
www.dge.de
www.aid.de

GLYX-Datenbank auf Englisch
www.glycemicindex.com

Foodcoach Holger Lynen
www.besserdrauf.de

Test-Hefte
www.stiftung-warentest.de
www.carechannel.de (Öko-Test)

Slow-Food, Vereinigung für Genießer
www.slowfood.de

Fast-Food-Kalorien-Tabelle
www.waszuessen.de (zum Abgewöhnen)

Wissens-Portale
www.almeda.de,
www.wissenschaft.de
www.aerztezeitung.de,
www.medical-tribune.de

Diabetes-Info-Seiten
www.diabetes-world.net,
www.diabetes.uni-duesseldorf.de

Fitness & Gesundheit
www.strunz.com,
www.fitforfun.msn.de

Lebensmanagement
www.seiwert.de
www.psychologie.de
www.therapeuten.de
www.zeitzuleben.de

> **TIPP**
>
> ## Zu bestellen: Fatburner-Trampolin
>
> Die deutsche Firma Heymans (20 Jahre Erfahrung in der Trampolin-Herstellung) hat zu diesem GU-Buch ein Trampolin entwickelt: das Fatburner-Trimilin. Es passt mit 1,02 Meter Durchmesser und abschraubbaren 20-Zentimeter-Beinen in jedes Wohnzimmer. Der fröhliche, orange Randbezug erinnert an das tägliche Workout. Die schwarze Sprungmatte mit höchster Elastizität und Lebensdauer garantiert optimalen Trainingseffekt. Die weiche Spezialfederung ist so ausgelegt, dass man auch mit 120 Kilo hüpfen kann. Selbstverständlich ist das Fatburner-Trimilin TÜV- und GS-geprüft.
>
> **Spezial: Fatburner-Package**
> Damit Sie sofort mit dem kompletten Workout loslegen können gibt es zum Fatburner-Trimilin zwei Flexbänder: 2,20 m lang, pink (mittel) und violett (stark).
>
> **Preise**
> ♦ Fatburner-Trimilin: 167,– Euro inkl. MwSt. plus 10, 60 Euro Versandkosten.
> ♦ Fatburner-Package: 184,– Euro inkl. MwSt. plus 10,60 Euro Versandkosten.
> ♦ 2 Flexbänder: 19,90 Euro inkl. MwSt. plus 2,12 Euro Versandkosten.
> ♦ Auch im Sortiment: Pulsuhr und Körperfettwaage; fürs Trampolin: Haltegriff für Senioren, Tragetasche, Sonderausstattung mit Klappbeinen.
>
> Bestellen und/oder informieren unter
> www.fidolino.com
> Telefon: 0 81 21/47 88 16
> Fax: 0 81 21/ 47 88 17
> e-mail: info@ fidolino.com

Bücher und Adressen, die weiterhelfen

ZUM NACHSCHLAGEN

Sachregister

ABC, Fatburner- → GLYX-Guide
Abendessen 62, 85, 186
Acrylamid 101
Algen 83, 98
Allergie, Lebensmittel- 101
Aminosäuren 35, 76, 78
Angst vor dem Essen 22, 26 f.
Antioxidanzien 102
Antistress-Spurt (Übung) 46
Apfeltyp 17
Appetitzentrale im Gehirn 34
Arzt 10, 138
Atkins, Robert C. 13
Atemübung 119

Ballaststoffe 14, 35, 60, 63 f., 66, 104
Bauchspeicheldrüse 35, 39, 59 ff.
Baukastensystem 136
Beilagen 72
Beschwerden 12, 17, 39, 58, 106
Bewegung 8 f., 23, 24, 42, 82, 113, 116, 127, 144 ff.
Bier 37, 72, 107
Bio-Impedanz-Analyse 18, 23
Bioprodukte 66, 100, 125
Biostoffe 25
Birnentyp 17
Bitterschokolade 64, 70, 143
Blähungen 63
Blutwerte 14, 46, 58
Blutzuckerspiegel 15, 35 ff., 58 ff.
–, langfristiger 39
Body-Mass-Index 16
Botenstoffe 76
Brand-Miller, Jenny 15
Brot 71 f., 143
- -aufstriche 54
Butter 54
Buttermilch 107

Carnitin 96
Chips 101
Cholesterin 46, 52, 53, 63, 77, 83
Cholin 97
Chrom 98
CLA (konjugierte Linolsäure) 52
Cordain, Loren 28
Crash-Diäten 23, 78

Darm 35, 63
Dehnprogramm 145, 159 f.
Depressionen 47, 50, 81
DHA 50, 54, 82
Diabetes 8, 12 f., 38 f., 60 f., 65, 106
Diät 4, 11, 22 f., 77 f., 201
– -erfolg 5, 18, 128 ff.
– -programm 9, 134 ff.
Dickmacher 22 f., 62, 115 f.
Dopamin 78, 83
Drei-Minuten-Meditation 122

Eicos/Eicosanoide 25, 49, 51, 83
Eier 83
Einkaufsliste 138
Eiweiß 14, 24, 35, 65, 76 ff., 84 f.
– -formel 79, 84, 139
– -präparat 78, 85, 139
– -quellen 77, 80, GLYX-Guide
Endorphine 9
Entgiftung 18, 42, 44
Entspannung 25, 46, 113, 116
E-Nummern 30, 100 f.
Enzyme 34 f., 49, 76
Erfolg 5, 18, 128 ff.
Erlebnisberichte 19
Ernährung, vollwertige 38
essenziell 76
Essstörung 21
Esstrainer 110 ff.
Esstypen 32 f.

Fahrpläne für Zeitlose:
– Eiweiß-Fahrplan 84 f.
– Fett-Fahrplan 54 ff.
– GLYX-Fahrplan 70 ff.
Familie, Kochen für die 141
Fatburner 5, 24, 77 ff., 81 f.
– -ABC → GLYX-Guide
– -Programm 144, 146 ff.
– -Rezepte 162 ff.
– -Suppentage 134, 167 ff.
Fertigprodukte 27 ff., 38, 51, 55, 100, 141
Fett 11 ff., 54 ff.
– -anteil im Körper 17 f.
–, Dick- und Schlank- 23, 25, 48
– -gehalt in Lebensmitteln 56 f.
–, gehärtetes 55, 101
– -Lüge 11 f.
–, Moppel- und Fit- 48 ff.
– -säuren 35, 48, 52, 55, 105, 139

– -Tabelle 56 f., GLYX-Guide
–, tierisches 23, 36, 48
– -verbrennung 47, 49
– -verbrennungspuls 146 f.
– -waage 18, 23
– -zellen 27, 42, 47, 48, 50
– -Zucker-Kombination 62
Fisch 36, 48 ff., 49, 50, 54, 79, 83, 85, 91 ff. (Interview), 98, 113
– -kasper 51, 83
–, Räucher- 94
– -Wissen 86 ff.
– zubereiten 87, 92 ff.
Fit-Faktor-Tabelle → GLYX-Guide
Fit-Fett 48 ff.
Fleisch 36, 51, 55, 77, 79, 195
Flexbänder 45, 145, 203
Flohsamen 106
Flow 47
Freie Radikale 49, 102
Frittiertes 51, 101
Fruchtsäfte 72, 107
Frühstück, Rezepte fürs 170 ff.
Frühstücksflocken 110
Fruktose 35, 64
Frust 85, 118 f.
Functional Food 103

Gallensäure 97
Garmethoden 87
Gedanken, Macht der 114 ff.
Gefühle 114 ff.
Gehirn, Zuckerbedarf 37, 60
Gemüse 66 f., 71, 104, 125
– -säfte 72, 107
Gene 22, 36
Genetisches Programm 27 ff.
Geschmacksverstärker 101
Gesundheitstest 146
Getränke 37, 72, 107 ff., 139
Getreide 14, 30, 65
Gewohnheiten 25, 110, 123 f.
Gewürze 99
Glaubenssätze 115 ff.
Glücksgefühl 4, 42, 51, 78
Glukagon 5, 51
Glukose 14, 35, 37, 59 f.
– -Toleranz-Faktor (GTF) 98
Glutamat 101
Glykogendepots 59
GLYX (glykämischer Index) 5, 15, 58 f., 64 f., 70 ff.

– -Diätprinzip 8, 10, 31
– hoher 22, 58, 70, 118, 141
– niedriger 24, 65, 70
– -Tabelle 73 ff., GLYX-Guide
– -Tricks 70, 141
Gräten 91
Grenzpuls 147
Grundumsatz 4, 47
Grüner Tee 107 f., 126

Haltung, Körper- 148
Hauptgericht-Rezepte 186 ff.
Heißhunger 58 ff., 82, 116 ff., 143
Herzfrequenz, Trainings- 147
Hildegard von Bingen 106
Hoppichler, Fritz 37 ff.
Hormone 49, 51, 76, 81 f.
Hülsenfrüchte 79
Hunger 4 f., 14, 22, 34, 50, 141
– -stoffwechsel 59
– -typen 63
Hyperglykämie 59 f.
Hyperinsulinämie 38, 61
Hypoglykämie 59 f.

Imbiss-Rezepte 174 ff.
Innereien 51
Insulin 5, 8, 14, 36 ff., 39, 46, 49, 58 ff., 61, 76, 98, 105
Interviews 36 ff., 91 ff., 110 ff.

Jäger und Sammler 28 f.
Jenkins, David 15, 58
Jod 83, 98, 113
Jogging 9, 45
Jo-Jo-Effekt 18, 23, 79

Kaffee 72, 107, 112
Kalorien 4, 11, 14, 22, 30
Kalzium 97
Kantine 72, 137, 142
Kartoffeln 37 f.
Käse 55
Kefir 107
Ketchup 38
Ketose 78
Kinder 12, 13, 15
Kiple, Kenneth F. 29
Kleeberg, Kolja 91 ff.
Kochsalz 30, 142
Koffein 82, 98, 107
Kohlenhydrate 11 ff., 34, 58 ff., 84

– -Bedarf 15, 60, 63, 78
Kokosfett 48
Kombinationen 62, 70, 84
Kondition 148
Konservierungsstoffe 101
Körper, wahrer schlanker 115 ff.
Körpersignale 142
Krafttraining 45, 155 ff.
Krankheiten 12, 17, 39, 58, 106
Kräuter 98
Kristallsalz 108 f., 112, 142

Lagerfeld, Karl 77, 138
Laktose-Unverträglichkeit 30
L-Carnitin 96
*Lebens*mittel 27 ff., 111
Leichtgewichte, GLYX- 64, 73
Leichtigkeit des Seins 42
Leinöl 49 ff., 54
Leptin 34, 49, 50
Light-Produkte 11, 72, 108
Linolsäure, konjugierte 52
Lipogenese 49
Lipolyse 98
Lipoproteinlipasen 35
Low-Fat-Welle 11, 15
Ludwig, David 15
Lymphdrainage 44
Lymphisator-Trick (Übung) 45
Lynen, Holger 110 ff.

Magen 34
Magnesium 97
Mahlzeiten 62, 113, 141
Maltose 107
Margarine 51
MCT-Fette 52
Meditation 120 ff.
Meeresfrüchte 83, 95
Meersalz 108
Mehl, Weiß- 14, 31, 36 ff., 59
Mensch-beweg-dich-Ritual 127
Metabolisches Syndrom 12, 38
Milch/-produkte 30, 55, 79
Milchzuckerunverträglichkeit 30
Mineralstoffe 108 f.
Mineralwasser 112
Minitramp 145, 155, 203
Mitochondrien 25, 47, 96
Mittelgewichte, GLYX- 64, 73
Mittelmeerküche 31, 49, 53
Molke 107

Moppel-Fette 48, 77
Morgenritual 124
Muskelmasse 17 f.
Muskeln 37, 45, 47, 63, 76, 85
–, Fettverbrennung 25, 49, 96
Muskel-Workout 138, 145, 155 ff.

Nachspeise 141, 166, 184 f.
Nährstoffmangel 23
Nahrungsergänzungsmittel 102 ff., 112
NASA-Studie 43
Natriumchlorid 30, 142
Neandertaler 27 ff.
Nerven 39, 48
Neurotransmitter 81
Niere 84, 106
Noradrenalin 81, 83, 97
Nudeln 64, 143
Nudelsaucen-Rezepte 197 ff.
Nüsse 48 ff., 52, 54

Obst 66 f., 70, 104, 107
Öle, Pflanzen- 36, 48 ff., 113, 139
–, erhitzbare 54
–, täglicher Bedarf 139
Olivenöl 25, 36, 49, 53, 54
Ölsäure 49
Omega-3-Fettsäuren 25, 36, 49 ff., 54, 83, 104
Omega-6-Fettsäuren 51

Partner, Kochen für den 140
Pasta-Rezepte 197 ff.
Pause, Besinnungs- 122
Pflanzenöle → Öle
Pflanzenstoffe, sekundäre 66 f., 104
Pille, Vitamin- 102 ff.
Pommes frites 101
Problemzonenprogramm 157 f.
Programm, Diät- 9, 134 ff.
Protein → Eiweiß
Protokoll, Ess- 28
Puls, Trainings- 47, 146 ff.
Pulsmessgerät/-uhr 145 f.
Purine 77

Radikale, freie 49, 102
Rapsöl 36, 49, 54
Räucherfisch 94
Rebounder 42

Zum Nachschlagen

Regeln, GLYX-Spiel- 138 ff.
Regeln, Trampolintrainings- 148
Restaurant-Tipps 137, 142
Resteküche 142
Rezepte 162 ff., 207 (Register)
– tauschen 135
– zweite Diätstufe 136
Risiko-Check 146
Risikofaktor Übergewicht 12, 17, 39, 58, 106
Rituale 9, 25, 123 ff.
Rohkost 141
Ruhepuls 147

Säfte 72, 107 f.
Salz 30, 108 f.
Salzwasserfische 88
Samen 52, 54
Sättigung 5, 34, 141
Sauerstoff 25
Säure-Basen-Haushalt 105, 107
Schadstoffe 100
Schilddrüse 98
Schlankbleiben nach der Diät 201
Schlankhormone 76 f.
Schokolade, Bitter- 64, 70, 143
Schokolust 85, 143
Schuldgefühle 117
Schwergewichte 22 f., 64, 70, 73
Seelentröster 118, 143
Seiwert, Lothar 128 ff.
Sekundäre Pflanzenstoffe 66 f., 104
Serotonin 9, 24, 50, 81 f.
Siebzig/dreißig-Regel
SMART-Formel 130
Snacks 141, 183 ff. (Rezepte)
Soja (-produkte) 79, 82 f., 85, 107
– -öl 51, 54
Sole 109, 112
Sonnenatem (Übung) 119
Spielregeln der GLYX-Diät 138 ff.
Spiroergometrie 18
Sport 9, 18, 24, 42, 43, 113, 116
Sportler 18, 85
Stärke 14, 35, 36, 58, 62, 101
Steinzeitkost 28 f.
Stoffwechsel 12, 24, 34 ff., 105
Stress 9, 23, 81, 118 ff.
– -hormone 25, 81
–, Trampolin gegen Stress 46 f.
Stretchingübungen 159 ff.

Stufen, Diät- 134 ff.
Suppentage, Fatburner- 134, 167
Süßen 72
Süßigkeiten 25, 36 ff., 58 ff.
Süßstoff 72
Süßwasserfische 86
Syndrom X 12, 38

Tabellen:
– Eiweißquellen 80, GLYX-Guide
– Fett- 56, GLYX-Guide
– GLYX- 73 f., GLYX-Guide
– Sekundäre Pflanzenstoffe 67
Taurin 97
Tee 72, 107 f., 126 f.
Thermogenese 49
Thrifty-Gene 22
Tiefkühlfisch 92 f.
Tiefkühlprodukte 141
Tomaten-Test 100
Trägheit 23
Trainingseffekt 43
Trampolin 9, 24, 42 f., 127
– -kauf 145, 203
– -programm 144 ff.
– -Sprungvarianten 150 f.
Trampolintraining 43, 138, 144 f.
–, Beschwerden beim 149
–, Wirkungen 44, 144 f.
–, Regeln 148
Trans-Fettsäuren 23, 51, 55, 101
Traubenzucker 59
Trinken 25, 72, 105 ff., 111 f., 126
Trinkregel 139
Trinktraining 111
Typen, Ess- 32 f.
Tyrosin 78, 83

Übergewicht 12 ff., 16 ff., 58
Überlastungstest 147
Übersäuerung des Körpers 105 ff.
Überzucker 60
Übungen:
– Antistress-Spurt 46
– für hilfreiche Glaubenssätze 116
– für schlanke Gedanken 115
– für schlanke Gefühle 117
– gegen Frust (Sonnenatem) 119
– gegen Stress (Drei-Minuten-Meditation) 122
– Lymphisator-Trick 45
– Trampolintraining 144 ff.

Unterzucker 60
Unverträglichkeiten 140

Vegetarier 79
Verdauung 34 f., 106,126
Verliebtsein 120
Verschlackung 105, 107
Verstopfung 63
Vision 131
Vitalstoffe 25, 35, 59, 66, 96 ff.
Vitalstoffpräparate 102 ff., 138
Vitamin B 84
Vitamin C 79, 97, 100
Vollwertige Ernährung 38
Vorbereitung auf die Diät 138
Vorrat 142, Rezepte 162 ff.

Waage 23, 143
Wachstumshormon 81, 97
Waist to Hip Ratio (WHR) 17
Waschbrettbauch 68
Wasser 72, 105 ff., 111 f., 126, 139
– -speicherung im Körper 18
– -struktur, energetische 112
Wechseldusche 139
Wein 72, 95, 107, 112
Weißmehl 14, 31, 36 ff., 59
Willet, Walter 13
Wirkung 8, 24 f., 44 ff., 65, 144 f.
Woche, Fatburner-GLYX- 135
Wohlbefinden 118 ff.
Wollen lernen 130
Wunschliste 128
Wurst 55, 77
Würzen 99

Zeit 10, 18, 25, 129, 141
– spartipps 129
Zellen 27, 42, 76, 105
Zellspülung 111
Ziel 9, 24, 112, 128 ff.
Zitrone 79, 84
Zöliakie 30
Zubereitungsmethoden 87
Zucker 14, 31, 35 ff., 58 ff., 111
– -genuss während der Diät 71
–, schnelle 37
Zusatzstoffe, Lebensmittel- 30, 101
Zwischenmahlzeiten 62 f., 70, 113, 141
–, Rezepte 183 ff.

Die Rezepte

Der »Slim«-Vorrat
Aglio e olio 165
Brot, GLYX- 162
Joghurtdressing 164
Marmelade, Fatburner- 163
Multivitamin-Drink 166
Müsli, GLYX- 162
Sugo all' arrabiata 165
Tofu-Fruchteis 166
Vinaigrette 164
Zitronen-Mixed-Pickles 165

Die Fatburner-Suppen
Gemüsesuppe, Bunte 168
Grüne Suppe 169
Gurken-Miso-Suppe 169
Kohlsuppe mit Pesto 167
Tomaten-Radieschen-Suppe 168

Gute-Laune-Frühstück
Beeren-Quarkcreme 171
Fatburner-Drink pikant 173
Fatburner-Drink süß 170
Fatburner-Marmelade-
   Brötchen 172
Fruchtiger GLYX-Salat 170
Grießporridge mit
   Nektarinen 172
Kräuterkäse mit Lachs 173
Papaya-Müsli 171
Powerpampe 112
Tofu-Gurken-Kornspitz 172
Tomatenbrot 172

Plus: Frühstücks-Ideen
für Eilige 173

Der schnelle Fatburner-Imbiss
Blumenkohl mit Kresse-
   dickmilch * 175
Chili-Putenschnitzel mit
   Rucolasalat * 178
Couscous-Salat mit Feta 176
Fisch-Spinat-Salat mit Kräuter-
   dressing 182
Forellenfilets mit Tomaten,
   Mariniertes * 183
Ingwer-Garnelen mit
   Asiasalat 181
Kalbsfilet mit Kapernsauce,
   Pochiertes 179
Kalbsschnitzel mit Koriander-
   paste 180
Kaninchen-Frikadellen mit
   Limetten-Senf-Dip 179
Linsensalat mit Ziegenkäse-
   joghurt 176
Matjes mit Tomaten-Salsa 180
Nudelsalat mit Tomaten 176
Pfeffer-Hähnchenfilet mit
   Orangen-Chicorée * 177
Putenröllchen mit Schnittlauch-
   Vinaigrette 178
Spinat auf Ei, Marinierter * 175
Thailändisches Edelfisch-
   Carpaccio * 181
Thunfisch-Cocktail mit Kiwi 180
Tofu auf Weißkohlsalat * 175
Tomate mit Curryreis,
   gefüllt 174
Wirsing-Sushi mit Hähnchen-
   brust 177
Zucchini-Räucherlachs-Salat 181

Plus: Imbiss-Ideen für Eilige 182

Kleine Zwischendurch-Snacks
Apfelfrischkäse 184
Beerensorbet 184
Erdbeer-Kokos-Joghurt 185
Feigen mit Zimt-dickmilch 185
Gemüsesticks mit
   zwei Dips * 184
Kohlrabi mit Basilikum-
   quark * 183
Nektarinenquark 185
Sprossensalat * 184
Tomaten-Mozzarella-
   Spießchen 183
Zwiebelfrischkäse 184

Plus: Schnelle Snack-Ideen 185

Die mit * gekennzeichneten
Rezepte passen in Ihre erste
Fatburner-Woche.

Lauter köstliche Hauptsachen
Brokkoli-Aprikosen-Curry * 188
Champignonkaninchen,
   Geschmortes 194
Chicorée, Gratinierter * 194
Dorade im Lauchbett 191
Fischfilet mariniert à la Kolja
   Kleeberg 95
Frühlingsgemüse,
   Gedämpftes 186
Garnelenreis 191
Gemüsespieße mit Roquefort-
   sauce * 189
Gurkenpfanne mit Sprossen 187
Hähnchenbrust mit Artischo-
   ckengemüse 193
Hähnchenspieße mit
   Apfelsalat 194
Heilbutt mit Orangen-Koriander-
   Sauce 192
Kalbsgulasch mit Zucchini 195
Karibisches Fischfilet mit Zitrus-
   früchten * 190
Lachsfilet mit grüner Sauce 190
Mangoldröllchen in Tomaten-
   sauce 188
Putenschnitzel mit Gemüse-
   sauce 195
Spinat-Hirse mit Shiitake 187
Thunfisch in Folie * 192
Tomaten-Bulgur mit
   Gremolata 187
Tomaten-Seelachs * 189
Zitronenschnitzel mit Linsen-
   gemüse 192

Plus: Hauptsachen für Eilige 196

Nix basta mit Pasta: Nudelsaucen
Asiatische Gemüsesauce 199
Basilikum-Pesto 198
Brokkoli-Mandel-Creme 198
Champignon-Fenchel-Sauce 198
Curry-Joghurt-Sauce 199
Grüne Tofusauce 197
Kohlrabi-Käse-Sauce 199
Paprika-Miso-Sauce 200
Spargel-Garnelen-Sauce 200
Tomatensauce 197

Rezeptregister

Zum Nachschlagen

Impressum

© 2003 Gräfe und Unzer Verlag GmbH, München

Alle Rechte vorbehalten. Nachdruck, auch auszugsweise, sowie Verbreitung durch Bild, Funk, Fernsehen und Internet, durch fotomechanische Wiedergabe, Tonträger und Datenverarbeitungssysteme jeder Art nur mit schriftlicher Genehmigung des Verlages.

Redaktion: Ilona Daiker
Lektorat: Felicitas Holdau
Umschlaggestaltung und Innenlayout: Independent Medien-Design
Gestaltung/Satz: Felicitas Holdau
Herstellung: Markus Plötz
Lithos: w & co., München
Druck: Appl, Wemding

ISBN: 3-7742-5785-X

Auflage 5.   4.   3.   2.   1.
         2007 06   05   04   03

Wichtiger Hinweis

Die Anregungen in diesem Buch stellen die Meinung beziehungsweise Erfahrung der Autorin dar und wurden von ihr nach bestem Wissen erstellt. Sie bieten jedoch keinen Ersatz für kompetenten medizinischen Rat. Jede Leserin, jeder Leser sollte für das eigene Tun auch weiterhin selbst verantwortlich sein. Weder Autorin noch Verlag können für eventuelle Nachteile oder Schäden, die aus den im Buch gegebenen praktischen Hinweisen resultieren, eine Haftung übernehmen.

Umwelthinweis:

Dieses Buch wurde auf chlorfrei gebleichtem Papier gedruckt. Um Rohstoffe zu sparen, haben wir auf Folienverpackung verzichtet.

Bildnachweis

Fotoproduktion Trampolin-Workout: Martin Wagenhan

Fotoproduktion Rezepte: Studio Reiner Schmitz

Weitere Fotos:
Artothek: Seite 17 (F. Botero); Corbis: 12; defd: Seite 19, 20; GU-Archiv: Seite 15 (B. Bonisolli), 19 (T. Roch), 25 (M. Wagenhan), 35 (Chr. Schneider), 42, 45 (M. Wagenhan), 50, 51, 57, 59, 63 (R. Schmitz), 66/67 (G. Wunsch), 73, 74, 75, 76, 78, 79, 80, 85 (R. Schmitz), 85 (T. Roch), 93 (R. Schmitz), 99 (M. Jahreiß), 99, 102, 104 (R. Schmitz), 105 (A. Hoernisch), 107 (R. Schmitz), 109 (T. Roch), 113 (R. Schmitz), 117 (T. Roch), 119, 122 (M. Wagenhan), 123, 126 (T. Roch), 127 (M. Wagenhan), 132, 135 (R. Schmitz), 135 (U. Kimmis), 139 (R. Schmitz/M. Wagenhan), 140, 141 (R. Schmitz), 143 (T. Roch), 144, 145 (M. Wagenhan), 146, 147 (M. Jahreiß), 147, 148, 150, 151, 152, 153, 154, 155, 156, 157, 158, 159, 160, 161 (M. Wagenhan), 162, 163, 164, 165, 166, 168, 170, 171, 172, 174, 177, 178, 179, 180, 181, 184, 185, 186, 187, 189, 190, 191, 193, 194, 197, 198, Innenklappe vorn (R. Schmitz), Innenklappe hinten (M. Wagenhan), Hosch, Andreas: Seite 30; IFA: 16, 27, 35, 49, 53, 74, 82; Image Bank: Seite 2, 6/7, 61, 68, 96, 113, 114, 124, 128, 131, 134; Jahreszeiten Verlag: Cover vorn (Ch. Dahl); Keitel, Hartmut: Seite 9, 46; Kleeberg, Kolja: Seite 91; Mauritius: Seite 8, 11, 23, 26, 29, 31, 33, 48, 53, 54, 55, 56, 58, 64, 73, 75, 85, 94, 101, 111, 113, 120, 121, 125; Picture Press: Seite 40/41 (Wartenberg); Stockfood: Seite 92, 95, 107, 167, 175, 183, 188, 200; Teubner: Seite 83, 86, 89, 90; Zefa: Seite 201

Das Original mit Garantie

IHRE MEINUNG IST UNS WICHTIG: Deshalb möchten wir Ihre Kritik, gerne aber auch Ihr Lob erfahren, um als führender Ratgeberverlag für Sie noch besser zu werden. Darum: Schreiben Sie uns! Wir freuen uns auf Ihre Post und wünschen Ihnen viel Spaß mit Ihrem GU-Ratgeber.

UNSERE GARANTIE: Sollte ein GU-Ratgeber einmal einen Fehler enthalten, schicken Sie uns bitte das Buch mit einem Hinweis und der Quittung innerhalb von sechs Monaten nach dem Kauf zurück. Wir tauschen Ihnen den GU-Ratgeber gegen einen anderen zum gleichen oder ähnlichen Thema um.

Ihr Gräfe und Unzer Verlag
Redaktion Gesundheit
Postfach 86 03 25, 81630 München
Fax: 0 89/4 19 81-1 13
e-mail: leserservice@graefe-und-unzer.de

Dank

Herzlich danken für die Unterstützung beim Erstellen des Manuskriptes möchte ich Kathrin Burger, Carola Engler, Martina Kittger, Stephan Sepp, Simon von Stengel – und der geduldigsten und besten Lektorin der Welt: Felicitas Holdau. Für fachlichen Rat danke ich Prof. Lothar Seiwert, Prof. Fritz Hoppichler, Dr. Ulrich Strunz und Holger Lynen. Ein ganz dickes Danke geht an meinen Mann Wolf, der mir immer mit Rat und Tat und liebevoll zubereitetem nächtlichem Notproviant zur Seite stand.